教育部高职高专公共事业类专业教学指导委员会推荐教材
国家级精品课教材

老年健康照护

Gerontism Nursing Care

主　编　卢桂珍

副主编　李映兰　黄岩松

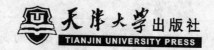

天津大学出版社
TIANJIN UNIVERSITY PRESS

图书在版编目(CIP)数据

老年健康照护/卢桂珍主编. —天津：天津大学出版社，2008.7（2021.7重印）
教育部高职高专公共事业类专业教学指导委员会推荐教材
ISBN 978-7-5618-2707-9

Ⅰ.老… Ⅱ.卢… Ⅲ.老年人–护理–基本知识 Ⅳ.R473

中国版本图书馆CIP数据核字（2008）第097874号

出版发行	天津大学出版社	
地　　址	天津市卫津路92号天津大学内(邮编:300072)	
电　　话	发行部: 022-27403647	
网　　址	publish.tju.edu.cn	
印　　刷	廊坊市海涛印刷有限公司	
经　　销	全国各地新华书店	
开　　本	169mm×239mm	
印　　张	17.25	
字　　数	368千	
版　　次	2008年7月第1版	
印　　次	2021年7月第4次	
印　　数	10 001-11 000	
定　　价	45.00元	

教育部高职高专公共事业类专业教学指导委员会推荐教材

编审委员会

《老年健康照护》编委会

总序

　　高等职业教育是我国高等教育体系的重要组成部分,也是职业教育体系的重要组成部分。近几年,高等职业教育呈现出前所未有的发展势头,高等职业院校数量、在校生和毕业生人数持续增长。1996 年,我国高等教育的毛入学率仅为 6%,2002 年达到高等教育大众化阶段的 15%,到 2007 年上升至 22%,这其中,高职高专教育的快速发展起到了不可或缺的作用。

　　20 世纪 80 年代以来,世界许多国家和地区都把职业教育确立为教育发展战略重点。伴随着经济一体化的要求,把发展职业教育作为提高国家竞争力的战略措施,成为世界各国教育政策调整的普遍做法。

　　我国从上世纪 80 年代初期建立职业大学至今,高职教育走过 20 多年的发展历程。随着我国社会经济体制的转型以及高等教育大众化的发展,高等职业教育得到快速发展,其中一个重要原因是国家政策的促进。1996 年,全国人大通过并颁布了《中华人民共和国职业教育法》,从法律上确定了高职教育在我国教育体系中的地位,由此我国的高职教育发展驶入了快车道;1999 年全国教育会议召开,中央提出"大力发展高等职业教育"的工作要求,我国高职教育进入了蓬勃发展的历史新阶段。2005 年,国务院印发《关于大力发展职业教育的决定》,召开全国职业教育工作会议,明确提出,推进我国走新型工业化道路,解决"三农"问题,促进就业再就业,必须大力发展职业教育。2005 年成为我国职业教育史上具有里程碑意义的一年。与此同时,各地纷纷出台新举措,加强对职业教育的统筹领导,加大财政投入,鼓励和支持民间资本举办职业教育,完善职业教育的管理体制和保障机制。

　　从目前我国高等教育发展的总体情况看,存在着由于各层次高等教育不谐调所造成的人才类型结构失衡现象。面对这一问题,中国人民大学校长纪宝成曾在 2005 年高等教育国际论坛上呼吁:"(高等教育) 结构调整的关键是发展高等职业技术教育。"①当前存在的社会需求与学校教育的供求矛盾,对高职高专院校而言无疑是一次发展的机遇。

截至2005年底,高职高专教育取得了规模性增长,基本形成了每个市(地)至少设置一所高职高专院校的格局。全国共设有高职高专院校1091所,占普通高等学校总数的60.9%。从招生情况看,2005年全国高职高专招生人数达到268.1万人,占全国本专科招生总数的53.1%。从在校生规模看,2005年全国高职高专在校生人数为713万,占本专科在校生总数的45.7%。根据国家对职业教育发展的规划,到2010年,高职高专招生规模将占高等教育招生规模的一半以上②。高职高专已经占据了高等教育的半壁江山。

2004年10月26日,教育部首次颁发了《普通高等学校高职高专教育指导性专业目录(试行)》(教高[2004]3号)(简称《目录》)、《普通高等学校高职高专教育专业设置管理办法(试行)》(教高[2004]4号),并印发《普通高等学校高职高专教育专业简介》,从2005年开始实施。这是我国第一次在专科层次颁布全面系统的专业目录,填补了我国缺少高职高专教育专业目录的空白。《目录》按职业门类分设包括公共事业大类在内的19大类,下设二级子类77个,专业556个。公共事业大类下设公共事业类、公共管理类、公共服务类3个二级子类,共设有24个专业。2005年12月,教育部发布《教育部关于成立2006—2010年教育部高等学校有关科类教学指导委员会的通知》(教高函[2005]25号),2006年,全国高职高专各专业类教学指导委员会相继成立。教育部高职高专公共事业类专业教学指导委员会于2006年6月在南开大学召开成立大会暨第一次工作会议,会议讨论并通过了《教育部高职高专公共事业类专业教学指导委员会工作章程》《教育部高职高专公共事业类专业教学指导委员会2006—2010年工作规划》以及2006年的工作计划,明确了该教学指导委员会2006年及其今后四年的总体工作目标与任务。

教材建设是专业建设的重要组成部分。高职高专公共事业类专业教学指导委员会成立以来,就把教材建设作为一项重要的工程来抓。为此,我们制定了针对高职高专公共事业类专业特点的人才培养目标,按教育部确定的必修课和专业课课程设置,动员和组织全国相关院校的专业教

---

① 沈祖芸,计琳:《一个统率高教发展的重要命题》,载《中国教育报》,2005-11-25(5)。
② 教育部发展规划司:《2005年高等教育事业统计主要结果与分析》,见《教育统计报告》,第一期。

师和研究人员,编写一套高水平的教材的计划。

我们组织编写这套教材的总体构想是:严格按照教育部高职高专公共事业类专业建设的基本要求,根据专业教学内容、教学发展要求、人才培养方案以及学生的基本素质情况,以职业岗位核心技能培养为目标,紧密结合学生未来工作实际,充分体现职业岗位核心技能要求和工学结合特点。同时,积极探索"专业标准"建设,并尝试建设"标准化"教材,力争对全国高职高专院校公共事业类专业的教材建设起到示范、引领和辐射的作用,鼓励高职高专双师型专业教师参与编写并积极推广使用,从而提高公共事业类专业的教学质量,面向行业,培养出更多高质量的应用型高级专业人才,为我国的社会主义建设服务。

我们期望这套教材应具有以下特点:

1. 教材以职业岗位核心能力需求为主线,按照职业岗位核心技能的要求制定教材编写大纲,设计教材体例和内容。教材中的知识点与职业岗位核心技能紧密对应,使理论知识学习、实践能力培养和可持续能力发展紧密结合起来,形成教材内容的三位一体,强化教材体系的职业性。

2. 教材内容突出对学生职业岗位能力的培养,把专业和职业结合起来,将核心技能的培养贯穿于教材全部内容。

3. 教材内容体现"基础理论适应、突出应用重点、强化实训内容,形式立体多元"的思想原则,教材内容设计以岗位技能需求为导向,以素质教育、创新教育为基础,以学生能力培养、技能训练为本位,使其真正成为为高职高专学生"量身定做"的教材。

4. 教材融入职业资格标准,体现职业素质培养。将双证书教育融入教材内容,使职业资格认证内容和教材教学内容有机衔接起来,让学生学习相关课程教材后可直接参加职业资格证书考试。

5. 将行业或国家的技术标准融入教材内容中,让学生在校期间接受"标准"教育,增强"标准"意识。

6. 将人才培养方案、专业标准、实训条件等放入教材内容中,在强化教材职业针对性的同时,体现教材实用性、创新性和前瞻性的特点。

7. 扩大教材的使用范围,使教材的功能多元化。既可以作为高职高专院校学生的教材,也可以作为一般本科院校相关专业的教学参考用书及行业的培训参考读物,还可以作为相关人员普及提高相关知识的应用性图书。

8. 教材的形式力争立体化,除纸质的主教材外,另辅以电子教案、教

4

学计划、CAI 课件、IP 课件(流媒体课件)、电子习题库、电子试卷库、影音资料等辅助教学资源,最终为学校专业建设、教师教学备课、学生自主学习提供完整的教学解决方案,最大限度地做好全方位的资源供给服务,从而提高教材选用的竞争力。

在确定教材编写目标和要求的基础上,我们教学指导委员会与天津大学出版社合作,按教育部规定的高职高专公共事业类专业的课程目标,选定一批主干课及专业必修课程,采取在全国范围内公开招标的方式,在编著者自愿申报的前提下,由本教学指导委员会成员组成的教材编审委员会从中遴选最优秀的教师担任既定教材的主编,并鼓励高职高专公共事业类专业有经验的一线教师与研究型大学的相关教师合作,由我们牵线搭桥,优化组合成一部教材的编写团队,共同完成一部教材的编写工作,以求达到理论与教学实践的有机结合。

然而,编写高水平的专业教材谈何容易。虽然参与编写这套课程教材的都是既有丰富教学经验,也有较高研究水平的教育工作者,但毕竟我国公共事业类专业开办的时间尚短,所以,这套教材肯定会有一些不尽如人意之处,敬请大家提出批评、改进的建议,使这套教材臻于完善,为我国公共事业类专业的发展做出应有的贡献。

教育部高等教育司高职高专处、教育部高职高专教学指导委员会协联办、天津大学出版社对出版这套教材给予了大力支持。在研讨设计和组织审定这套教材的过程中,天津大学出版社给予了部分经费支持,并对这套教材的编写方针提出了参考意见,为本教材的出版做出了大量推动和建设性工作。在此表示衷心的感谢。

教育部高职高专公共事业类
专业教学指导委员会主任　王处辉
2008 年 6 月于南开大学

前言

　　老年人患病后容易出现功能障碍,失去生活自理能力,进而导致焦虑、抑郁等精神问题。目前,我国已进入快速老龄化阶段。面对庞大的老龄群体,如何延缓衰老,满足老年人的健康需要,提供优质的老年健康照护,提高老年人的生活质量,使其快乐地度过余生,不仅是老年健康照护领域的重要课题,也是全球关注的重大公共卫生问题和社会问题,并被各国提到议事日程。

　　我国正在构建以家庭为基础、社区养老为依托、机构养老为补充的有中国特色的养老服务体系。老年健康照护人员一方面要学习老年照护的专业知识和技能,另一方面是转变照护观念。

　　本书以现行的《老年护理学》为蓝本,参考国内外权威著作和最新研究成果,将教材与辅导内容结合起来,以培养"实用型"专科老年服务及护理人才为目标,结合国内老年护理教育理念和课程设置特点,注重提高高职高专学生的基本知识和技能,为学生提供能够解决老年健康照护问题的各种能力。

　　我们在书中穿插了相关知识和图片,使初学者更易接受,同时遵循从简单到复杂、从健康到疾病、从自理到协助、从生活照护到专业护理的规律。以健康自理、健康促进为理念,并运用护理程序,在老年人的健康评估中提供大量的评估量表,在老年人常见问题及护理中为护理专业学生或临床护理人员提供最常见、最基础的老年健康问题及最实用的护理方法。

　　本教材共分12章,包括老年健康照护概述;老年人的健康评估方法;老年人日常生活照护;老年人心理健康照护;各种疾病老人的健康照护等。其中老年人日常生活照护主要针对老年服务与管理专业安排内容,而疾病老人的健康照护主要针对护理专业设计教学内容。

　　本书可供公共事业类专业的老年服务与管理专业和医药卫生类的护理专业的学生使用,也可作为养老机构老年健康照护和临床护理人员继续教育的参考用书。由于时间紧迫,书中难免有疏漏,敬请各位谅解和指正。

编　者

2008 年 1 月

目　　录

1

老年健康照护概述

随着社会和经济的快速发展，人们生活水平的不断提高，人类平均寿命普遍延长，世界各地的老年人口数绝对或相对地增加，目前我国 60 岁以上老龄人口已达1.45 亿，预计到 2026 年将达到 3 亿。随着老龄化社会的到来，老年人的医疗保健问题日益受到世界各国的重视。因此，研究老年人的健康问题，满足老年人的健康需要，提供优质的老年健康照护，提高老年人的生活质量，已成为护理领域的重要课题。

"老年健康照护"是研究、判断和处理老年人对自身健康问题的综合性课程。它与老年学、老年医学关系密切，与社会科学、自然科学相互渗透，它从生理、心理、社会文化等多方面对老年人的健康进行评估，针对老年人的健康问题进行照护。它是一门集老年服务与管理专业、护理专业于一体的实践性很强的课程。

在老年健康照护实践中，老年健康照护的最高目标是根据老年人个性化、多样化的需求，提供保持老年人人生的连续性和个体特征性的健康照护，最大限度地发挥老年人生理、心理、社会方面的潜在能力，尽量地以日常生活自理状态，保持其人性的尊严，最终迈向人生的终点。要达到此目标，老年服务与管理人员不但要学会老年健康问题的照护知识和技能，而且要掌握促进老年人健康的知识和方法。

1987 年美国护士协会(ANA)认为老年健康照护的范围包括老年人健康和功能状态的评估，计划并提供适当的护理和其他健康服务，评估这些照顾服务的有效性；强调增进日常活动的功能性能力；促进、维持和恢复健康，包括心理健康；预防和减少因急性或慢性疾病所造成的残障；维持生命的尊严与舒适直到死亡。

老年健康照护研究的重点是从老年人生理、心理、社会文化以及发展的角度出发，研究自然、社会、文化、生理、心理因素对老年人健康的影响，运用护理手段或措施解决老年人的健康问题。

由于老年人在生理、心理、社会适应能力等方面与其他年龄组的人群有不同之处,同时老年健康问题、老年健康照护也有其特殊性。老年人是一个庞大的弱势群体,由于年龄的增加,他们的心身功能会逐渐走向衰退,加上老年疾病病程长、合并症多、并发症多,有的甚至出现严重的生理功能障碍,护理人员便成为老年人护理领域中的主力军。因此,获得并增强老年人护理知识与技能成为全社会的需要,同时,"老年健康照护"已成为全球老年护理及服务类的必修之课。

1.1 老年人与人口老龄化

每个人都会经历童年、青年、中年和老年,在不同的年龄阶段,人体会发生一系列生理、心理变化。随着年龄的增长,人体在形态和功能上会发生不可逆的进行性、衰退性的变化。

1.1.1 老化的定义及特点

1.1.1.1 老化概念

所谓老化,是指身体结构或功能的一种减退或退化现象。从生物学角度来说,老化是指人体的各个器官达到某种成熟期之后功能逐渐衰退的现象。它是一种正常而不可逆转的持续性过程;生理性的老化始于器官组织成熟的阶段,而终于死亡。老化是一种正常发展的生理过程,与遗传、生物、心理和社会的各种因素有关。人一般于20~25岁发育成熟,有的器官(如脑)的发育一般至30岁左右成熟。以后,逐步出现生物衰老。最初20~30年老化速度很慢且为逐渐的,至一定年龄后老化速度明显加快。但老化的个体差异较大,同一个体的各个系统、各个器官的老化速度不同步,同一种改变在各器官的表现也不同,如在心、脑及肾内动脉硬化的程度并不完全同步。

1.1.1.2 老化特点

1. 累积性

累积性即老化是一些轻度或微量变化长期积累的表现,而非一朝一夕所致,且是不可逆转的。当然,从科技进步推测未来,逆转某些老化也许会成为可能。

2. 普遍性

普遍性老化是同种生物大致相同的时间范围内都可表现的现象,而且几乎所有生物都有老化的过程。

3. 渐进性

渐进性即老化是个持续渐进的演变过程。

4. 内生性

内生性即老化源于生物固有的特性(如遗传),而非环境所致,但不排除环境对它产生的影响。

5. 危害性

危害性即老化过程一般对生命不利,使功能下降乃至丧失,机体越来越容易感染疾病,终至死亡。

1.1.2 老年人的年龄划分标准

人体衰老是一个渐进的过程。影响衰老的因素很多,而且人体各器官的衰老进度不一,个体差异很大。因此,"老年"只是一个概括的含义,很难准确界定个体进入老年的时间。世界卫生组织(WHO)对老年人年龄的划分有两个标准:在发达国家将65岁以上的人群定义为老年人,而在发展中国家(特别是亚太地区)则将60岁以上人群称为老年人。

老年期是生命周期中的最后一个阶段,对老年期还可以再划分为不同阶段。世界卫生组织根据现代人生理、心理结构上的变化,将人的年龄界限又作了新的划分:44岁以下为青年人;45～59岁为中年人;60～74岁为年轻老年人;75～89岁为老老年人;90岁以上为非常老的老年人。中华医学会老年医学学会于1982年建议:我国以60岁以上为老年人;老年分期按45～59岁为老年前期(中老年人),60～89岁为老年期(老年人),90岁以上为长寿期(长寿老年人)。

1.1.3 人口老龄化

1.1.3.1 人口老龄化

人口老龄化简称人口老化,是人口年龄结构的老龄化。它是指老年人口占总人口的比例不断上升的一种动态过程。出生率和死亡率的下降、平均寿命的延长是世界人口趋向老龄化的直接原因。

1.1.3.2 老龄化社会

世界卫生组织对老龄化社会的划分有两个标准。(见表1-1)

表1-1 世界老龄化社会的两个标准

	发达国家	发展中国家
老年人年龄界限	65岁	60岁
青年型(老年人口系数)	<4%	<8%
成年型(老年人口系数)	4%～7%	8%～10%
老年型(老年人口系数)	>7%	>10%

(1)发达国家的标准65岁以上人口占总人口比例的7%以上定义为老龄化社会(老龄化国家或地区);

(2)发展中国家的标准60岁以上人口占总人口比例的10%以上定义为老龄化社会(老龄化国家或地区)。

1.1.3.3 人口老龄化的现状与趋势

人口老龄化是世界人口发展的普遍趋势,是科学与经济不断进步的标志。

1.世界人口老龄化趋势与特点

1)人口老龄化的速度加快 1950年全世界大约有2.0亿老年人,1990年则为4.8亿,2002年已达6.29亿,占全世界人口总数的10%。预计到2050年,老年人数量将增到 19.64 亿,占世界总人口的 21%,平均每年增长 9 000 万。

2)老年人口重心从发达国家向发展中国家转移 1950～2050 年的 100 年间,发达地区的老年人口将增加 3.8 倍,发展中国家的老年人口将增加 14.7 倍,因此世界老年人口日趋集中在发展中地区。1950～1975 年,老年人口比较均匀地分布在发展中地区和发达地区,2000 年发展中国家的老年人口数约占全球老年人总数的 60%。预计至 2050 年,世界老年人口约有 82% 的老年人,即 16.1 亿人将生活在发展中地区,3.6 亿老年人将生活在发达地区。

3)人口平均预期寿命不断延长 近半个世纪以来,世界各国人民的平均寿命都有不同程度的增加。19 世纪许多国家的平均寿命只有 40 岁左右,20 世纪末则达到60～70 岁,一些国家已经超过 80 岁。据统计,2002 年世界平均寿命为 66.7 岁,日本平均寿命接近 82 岁,至今保持着世界第一长寿国的地位。

4)高龄老年人(80 岁以上老年人)增长速度快 高龄老年人是老年人口中增长最快的群体。1950～2050 年间,80 岁以上人口以平均每年 3.8% 的速度增长,大大超过 60 岁以上人口的平均增长速度(2.6%)。2000 年,全球高龄老年人达 0.69 亿,大约占老年总人口的 1/3。预计至 2050 年,高龄老年人约 3.8 亿,占老年人总数的 1/5。

5)老年妇女占老年人口中的多数 多数国家老年人口中女性超过男性,其原因是老年男性死亡率高于女性,性别间的死亡差异使女性老年人成为老年人中的绝大多数。如美国女性老年人的平均预期寿命比男性老年人高 6.9 岁,日本为 5.9 岁,法国为 8.4 岁,中国为 3.8 岁。

2. 我国人口老龄化趋势与特点

全国老龄工作委员会办公室 2006 年 2 月 23 日发布的《中国人口老龄化趋势预测研究报告》指出,中国 1999 年进入了老龄社会,目前是世界上老年人口最多的国家,占全球老年人口总数的 1/5。与其他国家相比,中国的人口老龄化具有以下主要特征。

1)老年人口规模巨大 2004 年底,中国 60 岁及以上老年人口为 1.43 亿,占总人口数的 11%;2014 年将达到 2 亿,2026 年将达到 3 亿,2037 年将超过 4 亿,2051 年将达到最大值,之后将一直维持在 3～4 亿的规模。根据联合国预测,21 世纪上半叶,中国将一直是世界上老年人口最多的国家,占世界老年人口数量的 1/5,至 21 世纪下半叶,中国也将是仅次于印度的第二老年人口大国。

2)老龄化发展迅速 65 岁以上老年人占我国人口总数的比例从 7% 升到 14%,发达国家大多用了 45 年以上的时间才完成这个历程,而中国仅需 27 年,并且将长时间保持很高的递增速度,属于老龄化速度最快的国家之列。

3)地区发展不平衡 研究表明,中国人口老龄化发展具有明显的由东向西的区域梯次特征,东部沿海经济发达地区明显快于西部经济欠发达地区。其中,上海于1979 年最早进入人口老年型行列,与最迟 2012 年进入人口老年型行列的宁夏比较,时间跨度长达 33 年。

4)城乡老年人口数量倒置显著　我国农村老年人口为 8 557 万人,占老年人口总数的 65.82%,这种城乡倒置的状况将一直持续到 2040 年。到 21 世纪后半叶,城镇的老龄化水平才将超过农村,并逐渐拉开差距。这是中国人口老龄化不同于发达国家的重要特征之一。

5)女性老年人口数量多于男性　目前,老年人口中女性比男性多出 464 万人,2049 年将多出 2 645 万人,达到峰值。21 世纪下半叶,多出的女性老年人口基本稳定在 1 700 万~1 900 万人,多出的女性老年人口中 50%~70% 为高龄老年人。

6)老龄化超前于现代化　发达国家是在基本实现现代化的条件下进入老龄社会的,属于先富后老或富老同步,而中国则是在尚未实现现代化、经济尚不发达的情况下提前进入老龄社会的,属于未富先老。发达国家进入老龄社会时人均国内生产总值在 5 000~10 000 美元,而中国目前人均国内生产总值刚刚超过 1 000 美元,仍属于中等偏低收入国家,应对人口老龄化的经济实力还比较薄弱。《中国人口老龄化趋势预测研究报告》还认为,从 2001 年至 2100 年,中国的人口老龄化可以分为三个阶段:从 2001 年至 2020 年是快速老龄化阶段,到 2020 年,老年人口将达到 2.48 亿;从 2021 年至 2050 年是加速老龄化阶段,到 2050 年,老年人口总数将超过 4 亿;从 2051 年至 2100 年是稳定的重度老龄化阶段,老年人口规模将稳定在 3~4 亿。由此,可概括结论为:人口老龄化将伴随 21 世纪始终;2030 年至 2050 年是中国人口老龄化最严峻的时期;重度人口老龄化和高龄化将日益突出;中国将面临人口老龄化和人口总量过多双重压力。

1.1.3.4　人口老龄化的负面影响

社会人口老龄化所带来的负面影响,不仅牵涉到老年人自身的利益,还牵涉到政治、经济、文化和社会发展等诸多方面,带来一系列的问题。

1.社会负担加重

老年人口负担系数(60 岁以上人口/15~59 岁人口的比例)1999 年为 1:8.2,2000 年为 1:6,据联合国统计预测,2030 年为 1:2.2,即 2 个劳动人口就要供养 1 个老年人。另外,国家支付退休金的数额也逐年增加。

2.社会文化福利事业的发展不能满足人口老龄化的需求

我国目前经济尚欠发达,社会福利及社会保障体系尚不完善,远远不能满足老龄化社会中老年人日益增长的各项需求。

3.家庭养老功能减弱

随着人口老龄化、高龄化、家庭少子化,传统的家庭养老功能日趋减弱,养老负担越来越多地依赖社会。

4.老年人对医疗保健、生活服务的需求日益突出

由于老年人发病率高、生活不能自理的老年人日益增多,加之老年病又多为肿瘤、心脑血管病、糖尿病、老年精神障碍等慢性病,导致老年人对医疗保健、生活服务的需求日益突出。

【相关知识】人的寿命应该是 280 年

俄罗斯国家健康研究所生物节律研究室主任沃尔科夫不久前提出了一种地球生物钟的新理论,用以揭示人的生命过早丧失之谜。沃尔科夫认为,人的生命从孕育在母体的胚胎里算起,可以分为两个时期:子宫内的时期和子宫外的时期。从地球生物钟的观点看,人的生命从孕育到生产,是两个时期(即内部世界和外部世界)对立统一的结果。生命在母体内的时期一般为 280 个昼夜,而生命在子宫外的时期则因人而异,从一昼夜到 140 年不等。按照对立物的统一和斗争规律,一切统一的对立物都力求和应当达到平衡。既然生命在子宫内的孕育期是 280 个昼夜,那么生命诞生后,它在子宫外的时间则应该可以达到 280 年,也就是说,人的寿命应该是 280 年。

1.2 老年人的健康保健

1.2.1 养老新理念

国际老龄联合会 2002 年提出全球养老新理念:养老的概念已从满足物质需求向满足精神需求方面发展;养老的原则已从经验养生向科学养生发展;养老的目标已不再仅是长寿,健康才是现代养老的目标;养老的意义已实现从安身立命之本向情感心理依托转变。总之,进入 21 世纪后,养老将彻底摆脱功利色彩,走向感情联络和心理依托的殿堂。

1.2.2 老年保健的概念与目标

世界卫生组织老年卫生规划项目认为,老年保健是指在平等享用卫生资源的基础上,充分利用现有的人力、物力,以维护和促进老年人健康为目的,发展老年保健事业,使老年人得到基本的医疗、护理、康复、保健等服务。

老年保健是以维持和促进老年人健康为目标,为老年人提供疾病的预防、治疗、功能锻炼等综合性服务,同时促进老年保健和老年福利事业的发展。例如:建立健康手册、健康教育、健康咨询、健康体检、功能训练等保健活动,都属于老年保健范畴。目前,我国正在探索一种具有中国特色的老年保健模式:即将老年保健纳入三级预防保健网的工作中;医疗单位与社会福利机构密切结合;开展家庭医疗护理。

1.2.3 老年保健的原则

老年保健的原则是开展老年保健工作的行动准则,为今后的老年保健工作提供指导和保障。

1.2.3.1 全面性原则

老年人健康包括身体、心理和社会三方面的健康,故老年保健也应该是多维度、多层次的。全面性原则包括以下内容。

（1）老年保健是多层次的，不仅应从老年人的躯体疾病入手，还应关注心理、社会适应能力、生活质量等多方面的问题。

（2）老年保健是多阶段的，不仅包括疾病和功能障碍的治疗，还应包括预防、康复及健康促进。因此，建立一个统一的、全面的老年保健计划是非常有益的。许多国家已经把保健服务和计划纳入不同的保健组织机构。

1.2.3.2 区域性原则

老年保健的区域性原则是指为了使老年人能方便、快捷地获得保健服务，服务提供者提供以一定区域为单位的保健，也就是以社区为单位提供老年保健。社区老年保健的工作重点是针对老年人独特的需要，确保在特定的时间、地点，为真正需要服务的老年人提供社会援助。

1.2.3.3 费用分担原则

由于日益增长的老年保健需求和紧缺的财政支持，老年保健的费用应采取多渠道筹集社会保障基金的办法，即政府承担一部分、保险公司的保险金补偿一部分、老年人自付一部分。这种"风险共担"的原则越来越为大多数老年人所接受。

1.2.3.4 功能分化原则

老年保健的功能分化是随着老年保健的需求增加，在对老年保健的多层次性有充分认识的基础上，对老年保健的各个层面有足够的重视，在老年保健的计划、组织、实施及评价方面有所体现。例如，老年人可能会存在特殊的生理、心理和社会问题，因此，不仅要有从事老年医学研究的医护人员，还应当有精神病学家、心理学家和社会工作者参与老年保健，这在老年保健的人力配备上也显示明确的功能分化。

1.2.3.5 联合国老年政策原则

1. 独立性原则

（1）老年人应当借助收入、家庭和社区支持及自我储备去获得足够的食物、住宅及庇护场所。

（2）老年人应当有机会继续参加工作或其他有收入的事业。

（3）老年人应当能够参与决定何时及采取何种方式从劳动力队伍中退休。

（4）老年人应当有机会获得适宜的教育和培训。

（5）老年人应当能够生活在安全和与个人爱好和能力变化相适应以及丰富多彩的环境中。

（6）老年人应当能够尽可能地生活在家中。

2. 参与性原则

（1）老年人应当保持融入社会，积极参与制定和实施与其健康直接相关的政策，并与年轻人分享他们的知识和技能。

（2）老年人应当能够寻找和创造为社会服务的机会，在适合他们兴趣和能力的位置上做志愿者服务。

（3）老年人应当能够形成自己的协会或组织。

3.保健与照顾原则

(1)老年人应当得到与其社会文化背景相适应的家庭和社区的照顾保护。

(2)老年人应当能够获得卫生保健护理服务,以维持或重新获得最佳的生理、心理与情绪健康水平,预防或推迟疾病的发生。

(3)老年人应当能够获得社会和法律的服务,以加强其自治性、权益保障和照顾。

(4)老年人应当能够利用适宜的服务机构,在一个有人情味和安全的环境中获得政府提供的保障、康复、心理和社会性服务及精神支持。

(5)老年人在其所归属的任何一种庇护场所、保健和治疗机构中都能享受人权和基本自由,包括充分尊重他们的尊严、信仰、利益、需求、隐私以及对其自身保健和生活质量的决定权。

4.自我实现或自我成就原则

(1)老年人应当能够追求充分发展他们潜力的机会。

(2)老年人应当能够享受社会中的教育、文化、精神和娱乐资源。

5.尊严性原则

(1)老年人应当能够生活在尊严和安全中,避免受到剥削和身心虐待。

(2)老年人无论处于任何年龄、性别、种族背景、能力丧失或其他状态,都应当能够被公正对待,并应独立评价他们对社会的贡献。

1.2.4 老年保健的重点人群

1.2.4.1 高龄老年人

随着年龄的增长,老年人的身心健康逐步衰退,且老年群体中60%～70%的人有慢性疾病,常有多种疾病并发。因此,高龄老年人成为医疗、护理、健康保健的重点人群之一。

1.2.4.2 独居老年人

由于我国计划生育政策的实行,社会的快速发展,老龄化社会的到来,导致老年人独居的现象越来越多。尤其是在我国农村,年轻人外出打工的人数日益增多,致使农村独居老年人明显多于城市。独居老年人常感生活无助,自理能力较差,社区服务中心便成了他们的庇护所。因此,定期巡诊、送医送药上门,为独居老年人提供生活帮助、健康咨询、开展社区老年人保健具有十分重要的意义。

1.2.4.3 丧偶老年人

丧偶不仅给老年人的生活带来很大的不便,而且对老年人的心理也造成很大的影响,常会导致丧偶老年人感到生活无望、乏味,甚至积郁成疾。护理人员应更加关注丧偶老年人的身心健康,避免其原有疾病的复发和精神崩溃,维持并提高其生活质量。

1.2.4.4 患病的老年人

老年人患病后,日常生活自理能力下降,常需经过全面、系统、疗程较长的治疗和护理才可能恢复健康。有些老年人为了减轻经济负担,可能会自行购药、服药或不遵医嘱服药,最终导致延误诊断和治疗。护理人员应加强对患慢性病的老年人进行定期的健康体检、健康教育、保健咨询,从而维护和促进老年人的身心健康。

1.2.4.5 新近出院的老年人

新近出院的老年人因疾病身体尚未完全康复,机体抵抗力较差,需要继续接受家庭治疗及护理。但如新近出院的老年人遇到经济困难或家中无人照护等客观因素时,常会导致旧病复发或加重甚至导致死亡。因此,护理人员尤其是社区护士要根据老年人的具体情况,予以关爱,定期随访。

1.2.4.6 精神障碍的老年人

随着老年人口和高龄老年人的不断增多,血管性痴呆和老年性痴呆的老年人也越来越多。痴呆会使老年人对生活失去信心和自主性,严重者使老年人生活不能自理。如果伴有营养障碍,还将加重原有的躯体疾病。因此,全社会都应来关注痴呆老年人和有精神障碍老年人的身心健康,保证他们的医疗需要和护理服务质量。

1.2.5 老年自我保健

1.2.5.1 自我保健的概念

自我保健,是指人们为保护自身健康所采取的一些综合性的保健措施。老年自我保健,是指健康及罹患某些疾病的老年人,利用自己所掌握的医学知识和科学的养生保健方法、简单易行地康复治疗手段,依靠自己和家庭或周围的力量对身体进行自我观察、诊断、预防、治疗和护理等活动。通过不断地调节和恢复生理、心理的平衡,逐步养成良好的生活习惯,最终建立一套适合自身健康状况的养身方法,达到增进健康、防病治病、提高生活质量、延缓衰老和延年益寿的目标。

老年自我保健活动包括两部分:一是老年人不断地获得自我保健知识,并形成某种机体内在的自我保健机制,是老年人自我防卫的本能之一;二是老年人利用学习和掌握的保健知识,结合自己的健康保健需求自觉地、主动地进行自我保健活动。

1.2.5.2 老年人自我保健的具体措施

1. 自我观察

自我观察是通过"看"、"听"、"嗅"、"摸"等方法观察自身的健康状况,及时发现异常或危险信号,做到早发现、及时治疗疾病。自我观察的内容包括:与生命活动有关的重要生理指标;疼痛的部位、性质和特征;身体结构和功能的变化等。通过自我观察,掌握自身的健康状况及时寻求医疗保健服务。

2. 自我预防

建立健康的生活模式,养成良好的生活、饮食、卫生习惯,调整并保持最佳的心理状态,坚持运动。持之以恒的体育锻炼是预防疾病的重要措施。

3. 自我治疗

自我治疗是指对轻微损伤和慢性疾病病人的自我治疗,如患有心肺疾病的老年人可在家中用氧气袋、小氧气瓶等吸氧;糖尿病病人在家中可自己进行皮下注射胰岛素;常见慢性疾病的病人可遵医嘱自行服药等。

4.自我护理

自我护理可增强生活自理能力,运用家庭护理知识进行自我照料、自我调节、自我参与及自我保护等护理。

1.2.5.3 在自我保健中应注意的问题

(1)老年人要根据自我保健的目的、身体情况来选择适当的自我保健方法。常用的自我保健方法有:精神心理卫生保健、膳食营养保健、运动保健、生活调理保健、传统医学保健、物理疗法保健、药物疗法保健等。

(2)自我保健中应采用非药物疗法和药物疗法相结合,以非药物疗法为主。如老人的一些慢性病可先予以生活调理、营养、运动、物理、心理治疗等,效果不明显时再采用药物疗法进行治疗。

(3)使用药物进行自我保健时应慎重,应在医生的指导下,根据自身的健康状况、个体的耐受性及肝肾功能情况合理使用,正确服药。同时,需注意掌握所服药物的适应症、禁忌症、剂量、用法和疗程,以免不良反应的发生。

【相关知识】中国老年保健协会简介

中国老年保健协会是中华人民共和国民政部批准,国家卫生部主管的全国性社会团体,于 1995 年成立。会长由卫生部原部长钱信忠同志担任。本协会是由一批从事老年保健事业的医学保健专家、学者、热心老年保健工作的社会活动家、企业家和有识之士组成。协会的宗旨是:弘扬中华民族尊老、敬老、爱老的传统美德,全心全意为全社会老年人身心健康服务。协会本着"以人为本,诚信至上"的原则,树立服务意识、发展意识、协作意识和品牌意识,通过长期的不懈努力,把协会办成知名社会团体。协会的会徽:以三片绿色银杏叶为主题,象征健康与长寿,人与自然的和谐,也代表着老年保健事业充满了生机与活力。

1.3 老年健康照护概论

1.3.1 老年健康照护的发展

1.3.1.1 国外老年健康照护的发展

世界各国老年健康照护发展状况不尽相同,这与人口老龄化程度、国家经济水平、各国国情、护理教育水平等有关。老年健康照护作为一门学科最早出现于美国,故以美国为例简要介绍:20 世纪 60 年代,美国已经形成了较为成熟的老年护理专业;1961 年护理协会设立了老年护理专科小组;1966 年晋升为"老年病护理分会",确立了老年护理专科委员会,使老年护理真正成为护理学中的一个独立的分支;1970 年首次正式公布老年病护理分会执业标准;1975 年起颁发老年护理专科证书,同年《老年护理杂志》诞生,"老年病护理分会"更名为"老年护理分会",服务范围由老年病人扩大至老年人群;1990 年,美国老年护理(老年健康照护的前身)作为一个独立的专业被确定下来。

自 20 世纪 70 年代以来,美国老年护理教育发展迅速,开展了老年护理实践的高等教育和训练,培养了高级执业护士(包括老年病开业护士、老年病学临床护理专家)。老年开业护士在各种场合为老年人提供初级保健,管理老年社区卫生服务;老年病学临床护理专家具有十分丰富的临床护理经验,具有设计卫生和社会政策的专业知识,作为多科医疗协作组的咨询顾问。

在美国老年护理发展的影响下,许多国家的护理院校开设了老年健康照护的课程,并培养了一批老年护理学硕士和博士。

1.3.1.2 我国老年健康照护的发展

随着中华老年医学会和老年医学的发展,我国政府对老龄事业十分关注,先后颁布了《关于加强老龄工作的决定》、《中国老龄事业发展"十五"计划纲要(2001—2005)》等,有力地促进了老龄事业的发展。我国老年健康照护的雏形是医院的老年病人的护理,如综合医院成立老年病科,开设老年门诊与老年病房;一些大城市建立了老年病专科医院,为老年病人提供医疗护理、生活护理、心理护理和临终关怀;有的城市还成立了老年护理中心,为社区内的高龄病残、孤寡老人提供医疗服务和家庭病床。总之,我国的老年健康照护于 20 世纪 80 年代以后逐渐发展,我国台湾的老年健康照护发展较快,1996 年成功召开了"台湾社区周全性老年健康照护"研讨会,2006 年举办"健康老化与长期照护"国际学术研讨会。

我国老年人医院、老年病房、老年门诊在整个医疗服务机构中所占比例极低,尤其在农村。传统的老年福利机构如敬老院、养老院、社会福利院等数量有限、形式单一;社区护理刚刚起步,尚处于试点摸索阶段,组织和功能仍不健全,而且未在全国普及。目前全国仅有家庭病床 500 万张、临终关怀医院病房 40 余个。由于物质水平的提高,老年人对医疗卫生服务的需求也日趋增高。我国现有的老年医疗服务设施远远不能满足老年人的需要,且出现了尖锐的供求矛盾。因此,培养一大批老年护理专科护士来满足我国老龄人口的健康需求是十分必要的。国家正在加大护理教育规模,开设"老年健康照护"课程,加快护理专业人才的培养和老年人常见疾病的防治护理研究,逐步建立以"居家养老为基础、社区服务为依托、机构养老为补充"的养老服务体系,真正满足老年人在疾病、日常生活、心理等方面日益增长的需求,不断推动我国老年护理事业向前发展。

1.3.2 老年健康照护的范畴

1.3.2.1 各种养老机构

1.老年公寓

适应于日常生活能自理的老年人,根据老年人的健康状况,机构提供诸如外出时的交通工具、代购物品、家居清洁等,由于公寓作为养护管理机构,他们能得到更为直接、快捷的服务,患病时得到及时的救治,健康状况衰退致生活不能自理时则转到养老院。

2. 养老院

较大型的养老院通常根据老人的健康状况和所需护理的程度,分为若干个区域,进行分类管理和人力配备。

3. 日间护理院

日间护理院适应于日常生活基本能自理的老人,也为轻度认知能力减退的老人。日间护理院提供简单的体格检查、餐饮及照料,给老人以一个安全、舒适的环境。在日间护理院里,各种专门为老人设计的集体活动有利于防止其功能的退化,同时日间照护使老人的主要照顾者能从事其他的工作或得到休息。

4. 临时托老所

让居家而日常生活需要照料的老人在临时托老所住一段时间,以使其主要照顾者得到短时间的休息。

5. 临终关怀机构

目前,中国包括香港、澳门、台湾地区的临终关怀服务机构主要有以下三种形式:

(1)独立病院,如北京松堂关怀病院、上海闸北区红十字老年护理院、香港白普里宁养中心等。

(2)综合医院内的专科病房,如中国医学科学院肿瘤医院的"温馨病房"、北京市朝阳门医院的老年临终关怀病区、宁夏银川市妇幼保健院的老年临终关怀病房等。

(3)家庭临终关怀服务机构,一般是以社区为基础、以家庭为单位开展临终关怀服务的机构,如香港新港临终关怀居家服务部、台湾忠孝医院社会服务部等。在临终关怀机构里,照护人员应结合老年人对宗教信仰的看法及其心理承受能力,决定在老人临终前是否将真实的病情告知。同时,应重视老年人的心理护理,鼓励亲友探视和陪伴,尽量满足老人的需要,为其提供良好的环境,让老人愉快地走完人生旅程。

1.3.2.2 老年人家庭和社区

1. 居家养老概述

在较早进入老年型社会的西方国家,曾提倡和推行机构养老,但由于其昂贵的费用使国家不堪重负以及并不是所有的老人都愿意接受这一居住安排,促使人们重新评价居家养老的价值。

许多研究者指出,居家养老是以家庭及社区为主的老年照护,不仅节省开支,而且有利于提高老年人的生活质量。

老年人愿意留在家中的原因是多方面的。既有经济上的考虑,又有亲情难舍,难以适应养护机构的环境条件和集体生活等原因。同时,已有大量文献报道老年人因搬迁而意外事故发生率增高,日常生活自理能力不可逆性下降,归因于老年人特别是高龄或认知能力受损的老人对陌生环境的适应能力减退。因而居家养老的优点还在于让老人防止丧失原有的日常生活自理能力。

2.居家养老照护的主要内容

(1)综合性评估老人健康与功能状况,以确定老人所需的服务项目。

(2)提供治疗、药疗及生活上的护理等。

(3)对老人和家属做保健及护理指导。

(4)根据老人的活动能力调整家居环境,使之适应老人的生活起居;提供进行日常生活自理的辅助性工具,例如助行器、沐浴椅等以提高老人的日常生活自理能力。

(5)检查和改进家居安全,安装烟火探测装置、配备急症呼救系统等。

(6)协调安排购物、供餐及家居清洁等服务。

(7)对长期照顾生活不能自理的老年人的家属给予心理、技术、经济上的支持,必要时安排老人短期入住养护机构,以使其主要照顾者得到一定的休息。

3.社区老年护理概述

老年人退休以后,社区成为他们生活和活动的基本场所。根据世界发达国家的成功经验,发展社区卫生服务,以社区为单位组织区域性老年保健和服务工作,强化家庭和社区的养老功能,能为老年人提供方便、经济、及时、优质的保健与照护服务,是应对人口老龄化行之有效的举措。社区医疗机构是做好老年人医疗预防保健服务的基本医疗机构。社区护理是社区保健工作的重要组成部分。现在我国许多医院都开展了多种形式的社区老年人护理,如家庭护理、护理专家门诊、社区卫生服务等。有的地区还为 60 岁以上的老年人建立健康档案,定期上门服务。

4.社区老年护理服务体系内容

(1)建立早期发现老年病人不良健康行为的方案。

(2)确立切实可行的个案治疗方案。

(3)设计和制定老年保健方案。

(4)进行老年病保健及护理人员培训。

(5)为老年人提供自助教育方案。

(6)为老年人提供支持服务系统。

(7)对老年人进行健康生活质量评估。

1.3.3 老年健康照护的特点

1.3.3.1 健康老年人的照护

1.理解和尊重老人

即使老人理解能力差,行动缓慢,也应鼓励而不应埋怨,更不能批评,以免伤害老人的自尊心和自信心。

2.把握每个老人的个性

每位老年人的社会经历、生活习惯、健康和功能状况、家庭环境、经济条件都有很大的差异,因而老年人护理没有标准的、固定的模式,应遵循个体化的原则,因人而异、因地制宜地开展工作。

3.持之以恒的原则

老年人常患有各种慢性病和功能障碍,健康状况随着年龄的增长而减退,因而老年人护理必须持之以恒。

4.避免老人对护理的过分依赖

依赖的发生受多种因素影响,但多由患病、功能减退、废用等引起。护理人员应着重寻找、分析老人生活中发生依赖的原因;正确评价丧失的功能、残存的功能;鼓励老人最大限度地发挥残存功能,尽可能不依赖家属,达到延长独立生活和生活自理时限的目的。

1.3.3.2　患病老年人的照护

1.老年人的安全照护

主要目标是预防老年人意外情况的发生,老年患者在病房或家中易发生的意外有跌倒、误吸、坠床等,常可引起骨折、外伤、窒息,诱发脑血管意外等,甚至可危及生命。在安全照护中,照护人员应提醒老年病人注意环境中的危险因素,纠正不恰当的生活习惯,在配套设施方面,重点强调地面平坦、防滑,走廊、过道、墙壁上设有扶手,卫生间配备坐式便器,洗手间及床头配备报警装置,夜间有地灯照明,床边配有床栏等,但照护人员仍需加强巡视。对于新入院的老年病人,护士需运用健康功能评价的日常生活活动功能(ADL)量表对其进行测定,包括洗澡、穿衣、进食、走路等基本功能。照护人员还可运用操作性日常生活活动功能(IADL)量表进行测定,以了解老年患者维持社会活动的情况,并运用奥瑞姆(Orem)自护理论为其提供护理。此外,还应注意老年人安全服药的问题。由于老年人全身各器官功能减退,在服药时要注意评估老年人服药的能力,包括视力、听力、理解力、阅读能力、打开药瓶的能力、准时服药的能力等;评估病人的用药史,建立完整的用药记录,评估各系统的老化程度,以判断药物使用的合理性,加强药疗的健康指导。

2.老年病人的心理护理

据研究报道,老年病人常感到孤独、寂寞,在他们中间,普遍存在着怕衰老、怕疾病不愈、怕病死的心理,对自身和病情关注多,对外界关注少,但非常期望得到亲人的尊敬和关心。研究还发现,要提高老年病人的治疗效果,医护人员必须重视他们的心理,排除老年病人的孤独寂寞,重点是发挥言语环境的作用,与老年人进行有效的沟通交流。住院病人新入院时,护士应全面评估病人,通过与病人交谈,及时发现病人存在的心理问题,针对个体差异,因人施护,坚定他们治疗的信心,这样做护理效果常是显著的。当护士运用罗伊(Roy)适应模式护理老年病人时,可使其消除害怕、恐惧心理。在运用非语言交流中护理人员可适宜运用触摸疗法,减轻老年病人的心理压力,被触摸者能感受到自己的存在和被照顾,有利于增进护患的交流、沟通。当老年患者出现病情变化和情绪波动时,通过交流可防止不良情绪导致病情波动,此外,鼓励家属适当的陪伴也是消除寂寞的好方法。临床研究发现,精心的生活护理,解决患者的实际需求,能够增进他们对护士的信任感,在病情允许的情况下,安排一些适合老年人的活动,也可调整他们的情绪,缓解心理压力。出院时针对老年病人健忘的特点,在出院前做好出院指导,向病人及家属交待病人的情况,使院内外的心理护理不间断。

老年病人中的高干病人是老年病人中的一个特殊的群体,他们曾经工作在领导岗位上,在工作中是决策者、带头人,为国家、社会做出了很大的贡献。由于疾病的原因住院,身份、地位的改变使他们往往不能很快适应,便产生了一些心理问题,有的自尊心、优越感强,对医生护士的要求高,对于一些治疗措施有抵触情绪,有的轻视疾病,有的有失落感。这些心理问题都不利于疾病的治疗和健康的恢复。护理人员必须做到善于沟通、耐心细致,服务热情、技术过硬,加强健康宣教,做好心理护理,使高干病人尽快进入病人角色,更好地配合治疗护理。

照护人员应该在心理护理方面做到如下要求。

1)掌握心理学知识与技能　从事老年健康照护的护士不仅要有系统的专业知识和娴熟的护理技术,还要掌握必要的心理学知识,特别是护理老年人心理学知识。同时要不断地提高自身素质,尤其要培养良好的人格品质,通过自己的态度、语言、行为等有意识地影响老年人的感受和认知,改变老年人不良的心理状态和行为。

2)建立心理档案　建立比较系统的老年病人的心理档案,为心理护理提供客观依据,同时根据老年人不同的心理状态制定不同的、科学的护理措施。

3)采用多元文化措施因人施护　对孤独、失落、空虚等情绪类型的老年患者,根据其心理不平衡的特点,可采用满足法;对焦虑、急躁等情绪类型的老年患者,应用行为文化尽快消除其对医院的陌生感和对医护人员的距离感;对多疑、多虑等情绪类型的患者,应以良好的职业道德和心理素养去影响他们。

4)为老年人寻求社会支持　社会、社区、家庭、单位要多关心老年人的生活,尤其是丧偶老年人的生活。老年人的身体健康与否直接影响其生活质量。心理健康和躯体健康是相互关联的,身心健康才是真正的健康。一些老年人往往只重视自己的躯体健康,忽视了躯体不适造成的心理压力,引发了更多的心理问题,故社会和家庭都应为老年人创造一个良好的生活环境,减弱或抑制产生消极情绪的环境因素,让老年人根据自己的特长和身体状况,适当参加社会活动。

5)建立良好的护患关系　建立良好的护患关系不仅是护士的职业需要,也是老年患者康复的关键。

6)实施心理护理　心理护理的方式包括:①沟通,有两种形式,即言语性沟通和非言语性沟通,面对不同患者,采取不同的沟通方式,包括询问式交谈、理解式交谈、鼓励式交谈、批评式交谈、访问式交谈等;②安抚,在进行心理护理时,对久病者要进行安抚,如对长期卧床患者可予以局部轻度按摩等,使患者感到亲切、温暖,体会到护士的关心和体贴,从而达到心理满足;③支持,采用劝导、启发、理解、同情、支持,提供保证和消除顾虑的方法,帮助患者认识疾病,改善心境,增强信心,从而促进身心康复。

1.3.3.3 养老机构老人的照护

养老机构首先是老人的生活场所,同时考虑到多数老人患有一种或多种慢性病并伴有不同程度的功能性残疾,故养老机构的基本功能应包括如下内容:

(1)满足老人的生理所需;

(2)保证老人人身和环境的安全;

(3)让患病老人可得到适当的医治,以恢复或稳定健康状况;

(4)让有活动能力的老人尽量参与社会活动,建立有意义的生活方式,达到生物、心理、社会和精神等多方面和谐及最佳功能状态;

(5)重点照护对象是体力和认知能力日渐减退的老人,应帮助他们尽最大可能保持日常生活自理能力,积极预防因废用而导致功能丧失和发生并发症,以提高生活质量;

(6)帮助老人树立信心,鼓励他们最大限度地发挥残存功能;

(7)采用辅助手段,例如提供特制的用具,帮助老人提高日常生活自理能力;

(8)提供环境条件的支持,例如充分的照明、卫生间安装扶手等,补偿老人机体功能的缺失,消除、减少自理缺陷;

(9)对于老人无法自理的日常生活活动,则应帮助或代替其进行;

(10)对于生活自理困难的老人,应注意预防诸如褥疮、脱水、营养不良等问题。

1.3.4 老年健康照护人员的素质要求

1.3.4.1 职业素质

1.具有"五心"

"五心"即责任心、爱心、细心、耐心、关心。老年人尤其是高龄老年人,对于日常生活照料、精神安慰和医疗保健三个基本方面的服务需求显得越来越迫切。护理人员应本着"五心",将尊老、爱老、助老的工作落到实处,为老年人排忧解难,扶病解困,为他们争取各种伦理和法律权利。

2.认真恪守"慎独"精神

老年人反应不太灵敏,许多疾病的症状和体征容易被掩盖。当护理人员在独自护理那些感觉较迟钝或昏迷的老年病人时,要认真恪守"慎独"精神,在任何情况下都应忠实于老人的健康利益,忠实于自己神圣的职责,不做任何有损老人健康的事,绝不因为工作的疏忽而贻误了老人的治疗最终危及生命。

1.3.4.2 业务素质

护理人员必须通过学校教育、在职教育、继续教育和岗前培训等方式增加老年护理的知识和技能,使其具有良好的基础护理水平和精湛的护理操作技能。只有熟悉老年疾病的医学知识,掌握常见的老年疾病的护理知识,才能及时准确地发现和判断复杂的病情变化,谨慎、高效地处理各种问题,最大限度地减轻病人的痛苦。在老年健康照护的工作中,护士应履行以下基本职责:

(1)评估老人的健康状况;

(2)制定照护计划；

(3)持续监测、及时发现问题并采取恰当的措施；

(4)评价照护措施的有效性和适当性；

(5)协调各种服务以保证服务质量；

(6)维护老人的权益。

在养护机构中，护理工作内容的跨度很大，从指导老人做保健体操、对功能障碍者进行康复训练、生活护理、慢性病护理，直到急重症抢救。由于日常生活护理多由护理员执行，但护士必须监督、管理他们的工作，并需承担员工在职培训、工作评价和纠正存在的问题等工作。就工作岗位而言，护士承担着从护士长到护理部主任的各级管理工作，还充当着质量保证协调人、感染控制协调人、老年科专科护士、康复护士等角色。

【相关知识】老年护理服务的责任

1987年美国护士学会重新制定老年护理执业标准，这个标准奠定专业护理人员在提供老年护理服务时应负的责任。

(1)所有的老年护理服务是有计划、有组织的，且由护理人员执行、管理。

(2)护理人员参与理论的研究以作为临床决定的基础。护理人员利用护理理论指导老人的护理工作。

(3)老年人的健康状况需要定期做完整的、精确的和系统的评估，在健康评估中所获得的数据可以和健康护理小组的成员分享，包括老年人和其家属。

(4)护理人员使用健康评估数据决定护理诊断。

(5)护理人员与老年人共同制定护理计划。

(6)护理人员依据护理计划，采取护理措施，帮助恢复老年人的功能性能力，并且预防合并症和残障的发生。

(7)护理人员要经常听取老年人和家属对护理措施的意见，以改进护理工作。

(8)护理人员与健康小组成员合作，在任何情况下对老年人给予照顾和服务。

(9)护理人员参与研究设计，以发展老年人护理组织，宣传并在临床运用。

(10)护理人员以美国护理学会制定的"护理人员守则"作为临床护理的执行规范。

(11)护理人员负有专业发展的责任，这样作对健康护理小组成员的成长有利，护理人员参与团体的评论和其他方式的评价，以确保护理工作的质量。

【思考与练习】

1. 养老新理念对开展老年保健工作有何启示和帮助？
2. 具备什么样的素质才能适应现代老年健康照护工作？
3. 作为老年服务与管理专业的毕业生，在养老机构中应开展什么活动才能满足老年人的精神生活？
4. 目前我国养老的模式有哪几种？
5. 请分析，在社区中老年照护人员的工作范围和内容。
6. 结合国内外情况，分析我国养老模式的发展趋势。

2

老年人的健康评估

　　老年人的健康评估是系统地、有计划地收集老年人的健康资料,并对资料进行判断的过程。老年人的健康评估过程基本同成年人,但由于老化和疾病的影响,老年人听觉、视觉功能衰退,接收外界信息能力下降,认知功能也出现不同程度的改变,这些均会影响老年人与照护人员的交流,故评估者应注意正确使用语言和非语言沟通交流技巧,通过观察、询问、体检获得准确、全面和客观的资料,从而正确地判断老年人的健康状况。

2.1　躯体健康的评估

　　对老年人的躯体健康评估不仅仅要评估其生理功能,还应评估其日常生活功能,具体而言,包括健康史、身体状况评估、功能状况评估、辅助检查等四方面的内容。

2.1.1　健康史的采集

　　健康史是有关被评估老年人目前和既往健康状况、影响健康状况的有关因素以及对其自己健康状况认识与反应等方面的资料。健康史的采集是健康评估的基础。采集内容如下。

2.1.1.1　一般资料

　　一般资料包括姓名、性别、年龄、民族、职业、籍贯、婚姻状况、文化程度、家庭住址及联系方式、宗教信仰、医疗费支付形式等。另外,对于住院老人,还应包括入院时间及记录时间、入院方式、病史叙述人及可靠程度、疾病诊断等等。

2.1.1.2　生理健康状况

　　评估老年人目前最突出、最明显的健康问题(症状或体征)是评估老年人健康问题的发生、发展及应对的全过程,即健康问题的发生情况、主要症状及特点、伴随症状、健康问题的发展演变过程、处理措施及效果。除此之外,还应了解健康问题对老年人的影响,如对睡眠、排泄、活动、性生活、日常生活能力、心理情绪的影响。

2.1.1.3 既往健康状况

老年人既往病史可影响目前健康状况,因此,应详细追问老年人的既往疾病史,包括既往患病史(含传染病)、住院史、手术史、外伤史、用药史、过敏史等。

2.1.1.4 目前用药史

评估目前用药的药物名称、时间、用法、剂量、效果和不良反应,评估老年人的健康用药知识和自我保健能力。

2.1.1.5 成长发育史

根据成长发育的相关理论,老年人面临的成长发育任务有适应衰老、适应退休、适应丧偶等。对老年人进行成长发育史的评估时,除了询问其生长发育史、月经史、婚姻史及生育史之外,还应了解老年人是否面临退休、丧偶等问题,能否正确应对。

2.1.1.6 家族健康史

了解被评估老年人直系亲属及其配偶的健康状况,以明确遗传、家庭及环境等相关因素对其健康状况的影响。

2.1.1.7 日常生活活动能力

评估老年人的日常生活能力、生活(行为)方式和兴趣爱好,如生活能否自理,日常活动状况等,帮助了解老年人的功能状况及其危险因素。

【相关知识】采集老年人健康史的技巧

受老化的影响,老年人常常出现记忆力下降、反应迟缓、表述不清等现象,为我们收集其健康资料造成很大的困难,因此,对老年人健康史的采集应结合观察和交谈法,主要技巧包括以下几个方面。

1.建立良好的护患关系

向老年人作自我介绍,说明采集目的,取得老年人的配合;保持尊重、友善和诚恳的交谈态度,询问确实需要了解的健康内容;有足够的耐心,仔细询问、倾听,适时反馈;避免与老人争辩,防其沉默不语或趋向自卫等。

2.创造合适的沟通环境

选择安静、舒适,光线柔和,温度适宜的环境与老人面对面交谈。

3.谈话方法

交谈一般按收集资料的内容有目的、有顺序地进行。提问一般选择易于回答的开放性问题,然后耐心倾听。

(1)展开话题:如:"您近来感到哪儿不舒服?""这样的情况持续多长时间了?"

(2)引导出老人的感受:"您对这件事有什么看法?觉得如何?您为何这样想?您是否觉得?……"

(3)打破沉默:当老人讲完时,答以"唔唔",然后等待老人继续下去。也可重复老人最后讲的话或其中几个字,然后等老人继续下去。

(4)避免使用命令式、说教式、争辩式、批评式、分析式、逃避式、责问式等令老年人反感的语气。

4.注意倾听

说话简短得体,多倾听老人诉说,鼓励老人畅所欲言;保持耐心,为了解老人而倾听,而非为回答问题而倾听;适当引导。

5.运用非语言沟通

非语言沟通,如通过拍拍老人的肩膀、点头认同、握住老人的手传递支持、认同、关心等情绪,但应考虑到不同文化的差异。

6.核实

对含糊不清、存有疑问或矛盾的内容应进行核实。

7.求助家属或照顾者

对记忆功能障碍或语言表达功能障碍的老年人,可向家属或照顾者了解详细情况;对有语言表达障碍而思维功能正常的老年人可采用文字或图画等书面形式沟通。

2.1.2 身体评估

对老年人进行身体评估时,应充分考虑到其生理、心理的特点,避免在检查时受凉、过度疲劳和意外损伤。评估内容如下。

2.1.2.1 生命体征

1.体温

老年人基础体温和最高体温均较年轻人低,如果其午后体温比清晨体温高 1 ℃以上,应考虑有无发热。

2.血压

老年人高血压和体位性低血压很常见,因此为老年人测血压应测卧位血压和直立位血压。测定方法:先平卧 10 min 后测血压,然后在直立后 1、3、5 min 时各测血压一次,如直立时任何一次收缩压降低的范围大于等于 30 mmHg 和舒张压降低的范围大于等于 15 mmHg,可诊断为体位性低血压。

2.1.2.2 一般状况

1.身高、体重

老年人从 50 岁开始,身高逐渐缩短。由于肌肉和脂肪组织的减少,80～90 岁,体重明显减轻。

2.意识状态

通过评估老年人对周围环境的认识和对自身所处状况的自我识别能力,判断有无颅内病变。

2.1.2.3 体表

1.皮肤

老年人皮肤干燥,变薄,弹性丧失,毛发稀少,出现皱纹、色素沉着(老年斑)。对于活动受限的老年人,应评估皮肤的完整性,注意检查有无褥疮。

2.头发

头发变灰、白,发丝变细,稀少,脱发。

3.指甲

指甲变厚、变黄、变硬,并出现灰甲。

2.1.2.4 头面部

1.眼与视力

由于脂肪组织的减少,老年人眼睛呈凹陷状,眼睑皮肤松弛、下垂,皱纹增多;泪腺分泌减少,出现眼干;角膜缘因脂质沉积而形成一灰白色的环,即角膜老年环,角膜出现白灰色云翳;眼睑结膜常因慢性炎症而充血,应注意其掩盖贫血的程度;晶状体韧性下降,睫状肌肌力减弱,眼的调节能力下降,出现老花;瞳孔缩小、视网膜视紫质再生能力减退致使暗适应能力低下,暗适应、色觉的衰退和障碍,辨色能力减退;晶状体增厚,前房中心变浅,房角关闭影响房水回流,导致眼内压升高。随着年龄增加,老年人多发生玻璃体混浊、老年性白内障、青光眼、眼底动脉硬化、眼底出血等,严重影响老年人的视功能。

2.耳与听力

老年人的耳廓增大,皮肤干燥,失去弹性,耳垢干燥。老年人的听觉随年龄增加逐渐减退,出现老年性耳聋,甚至听力丧失(以高频听力损失为主),常伴有耳鸣。

3.鼻与嗅觉

鼻腔黏膜萎缩变薄、干燥。嗅神经减少、萎缩、变性,对气味的分辨力减退。

4.口腔

唾液分泌减少,口腔干燥;味蕾萎缩,数量减少,功能退化,对食物的敏感性降低,常使老年人食而无味,影响老年人的食欲;牙龈萎缩,出现牙周疾病;由于长期的磨损及衰老的影响,多有牙齿颜色改变和缺失,常有义齿。

2.1.2.5 颈部

评估颈部的外形与活动情况、有无颈部包块、颈静脉充盈度及颈部血管杂音、甲状腺有无肿大、气管有无移位。老年人颈部强直可能与脑血管病、颈椎病、颈部肌损伤、帕金森病、脑膜刺激症等多种疾病有关。颈部血管杂音可以是颈动脉硬化狭窄所致,也可以是心脏杂音传向颈部。

2.1.2.6 胸部

1.胸肺部

检查过程同成年人。老年人,尤其是慢性支气管炎患者,其胸廓常呈桶状改变;胸廓弹性降低,扩张受限;由于生理性死腔增多,肺部叩诊常为过清音;呼吸音减弱,常可闻及少量湿啰音。

2.心前区

由于老年人肩部狭窄,脊柱后凸,心脏下移,心尖搏动可出现在锁骨中线旁;心尖搏动幅度减小;第一及第二心音减弱,心室顺应性减低可闻及第四心音,主动脉瓣、二尖瓣钙化、纤维化,脂质堆积,导致瓣膜僵硬和关闭不全,听诊可闻及异常的收缩期杂音。

3.乳房

女性老年人乳房常变长、平坦,乳腺组织萎缩。检查的重点在于发现有无肿块。

2.1.2.7　腹部

老年人腹部皮下脂肪堆积隆起,腹肌松弛,肠蠕动减少,肠鸣音常常减少。

2.1.2.8　会阴部

女性老年人由于体内雌激素的缺乏,阴毛呈灰色,稀疏;外阴萎缩;阴道黏膜干燥;子宫、卵巢缩小,常出现外阴瘙痒、外阴炎、老年性阴道炎。男性阴茎、睾丸变小,前列腺增生,膀胱容量减少,常出现排尿障碍。

2.1.2.9　脊柱四肢

检查内容包括脊柱的弯曲度、活动度以及关节活动范围。老年人常有以下改变:上部脊柱和头部前倾,脊柱后凸,脊柱变短,身高降低;肌张力下降;关节活动受限等。

2.1.2.10　神经系统

老年人由于神经冲动传导速度的减慢,反应变慢,动作协调能力下降;小脑纹状体系统缺血萎缩,常导致前庭平衡紊乱,出现步态蹒跚、震颤;躯体感觉神经功能衰退导致立体判断能力下降,出现位置分辨能力障碍;感觉功能减退,视、听、嗅、味、触、压痛、冷热感觉普遍减低。

2.1.3　功能状况的评估

老年人功能状况的评估包括评估其日常生活活动功能、工具性日常生活活动功能以及高级日常生活活动能力等。由于老化和长期慢性疾病的影响,老年人常有部分功能的丧失,极大影响其生活质量。评估老年人的功能状况,有助于了解老年人的生活起居、判断功能缺失,并以此制定照护措施,帮助老年人完善功能并满足其独立生活的需求,提高其生活质量。

2.1.3.1　评估方法

常用的评估方法有观察法和自述法。

2.1.3.2　评估工具

1.日常生活能力量表(Activity of Daily Living Scale,ADL)

该量表由美国的 Lawton 和 Brody 于 1969 年制定,用来评定被试者的日常生活能力。

1)量表结构和内容　由躯体生活自理量表和工具性日常生活能力量表两部分共14 个项目组成,其中躯体生活自理量表包含上厕所、行走、洗澡、穿衣、梳头、刷牙、进食等6个项目,工具性日常生活能力量表包括做家务、服药、洗衣、做饭菜、购物、使用公共车辆、打电话、处理自己钱财等8项(表2-1)。

表2-1 日常生活能力量表(ADL)

请圈上最合适的情况										
1.定时上厕所	①	②	③	④	8.服药	①	②	③	④
2.行走	①	②	③	④	9.洗衣	①	②	③	④
3.洗澡	①	②	③	④	10.做饭菜	①	②	③	④
4.穿衣	①	②	③	④	11.购物	①	②	③	④
5.梳头、刷牙等	①	②	③	④	12.使用公共车辆	①	②	③	④
6.进食	①	②	③	④	13.打电话	①	②	③	④
7.做家务	①	②	③	④	14.处理自己钱财	①	②	③	④

备注:表中①表示自己完全可以做;②有些困难;③需要帮助;④自己完全不能做。

2)评分方法 采用计分法评定。评定时按表格逐条询问,不能回答者可根据观察评定。评分分为4级:①自己完全可以做;②有些困难;③需要帮助;④完全不能做。

3)结果解释 评分结果分析包括总分分析和单项分分析。总分<16分为完全正常,>16分表示有不同程度的功能下降;单项分1分为正常,2~4分为功能下降;若有2项或2项以上≥3或总分≥22,提示有明显的功能障碍。

2.日常生活功能指数

是由Katz等人设计制定语义评定量表。

1)量表结构和内容 包括洗澡、更衣、入厕、移动、控制大小便、进食等6项ADL功能评分(表2-2)。

表2-2 Katz日常生活功能指数评价表

姓名_____		评估日期_____
每个功能项目中,帮助是指监护、指导、亲自协助。		
评估下列各项功能,在相应的□内打"√"。		
1.洗澡——擦浴、盆浴或淋浴		
独立完成(洗盆浴时进浴缸自如)□	仅需要部分帮助(如背部或一条腿)□	需要帮助(不能自行洗浴)□
2.更衣——从衣柜或抽屉内取衣、穿衣(内衣、外套)以及扣扣、系带。		
取衣、穿衣完全独立完成 □	只需要帮助系鞋带 □	取衣、穿衣要协助 □
3.进厕所排尿、排便自如,排泄后能自洁及整理衣裤		

续表

无须帮助,或能借助辅助器具进入厕所 □	进出厕所需要帮助(需要帮助便后清洁或整理衣裤,或夜间用便盆、尿壶) □	不能自行进出厕所完成排泄过程 □
4.移动——起床,卧床;从椅子上站立或坐下		
自如(包括使用手杖等辅助器具) □	需要帮助 □	不能起床 □
5.控制大、小便		
完全能控制 □	偶尔有失禁 □	排尿、排便需要别人观察控制,需使用导尿管或失禁 □
6.进食		
进食自理无需帮助 □	需帮助备餐能自己吃食物 □	需帮助进食,部分或全部通过胃管进食,或需要静脉输液 □

2)评分方法　通过观察,确定 6 个 ADL 功能评分,总分值和活动范围与认知功能相关。

3)结果解释　Katz 认为评估对象功能活动的分级如下:A 能独立完成上面 6 项;B 能完成以上 6 项中的 5 项;C 除洗澡和另一项活动外,能独立完成其余 4 项;D 不能洗澡、更衣和另 1 项活动,能够独立完成其余的 3 项;E 不能完成洗澡、更衣、入厕、移动和另外 1 项活动,余项能够独立完成;F 只能独立完成控制大、小便和进食,余项不能完成;G6 项都不能独立完成;其他至少两项功能不能独立完成,但不能用 C、D、E、F 的分类来区分。通过对评估对象的功能分级进行评估,描述疾病的严重程度与治疗效果,还可用来预测某些疾病的发展。

3. Pfeffer 功能活动问卷(Functional Activities Questionnaire,FAQ)

该问卷于 1982 年编制,主要适用于更好地筛选和评价功能障碍不太严重的老年病人,即早期或轻度痴呆病人。由于操作方便,所需时间短,常常在社区调查和门诊应用。

1)量表结构　包含 10 个反映老人活动能力的问题(表 2-3)。

表 2-3　功能活动调查表(FAQ)

请圈上最合适的情况				
1.使用各种票证(正确使用,不过期)	0	1	2	9
2.按时支付各种票据(如房租、水电费等)	0	1	2	9
3.自行购物(如购买衣、食及家庭用品)	0	1	2	9
4.参加需技巧性的游戏或活动(下棋、打麻将、绘画、摄影)	0	1	2	9
5.使用炉子(包括生炉子、熄灭炉子)	0	1	2	9
6.准备和烧 1 顿饭(包括饭、菜、汤)	0	1	2	9
7.关心和了解新鲜事物(国家大事或邻居中发生的重要事情)	0	1	2	9

请圈上最合适的情况				
8.持续1 h以上注意力集中地看电视或小说,或听收音机并能理解、评论或讨论其内容	0	1	2	9
9.记得重要的约定(如领退休金、朋友约会、接送幼儿等)	0	1	2	9
10.独自外出活动或走亲访友(指较远距离,相当于三站公共汽车的距离)	0	1	2	9

总分:□□

2)评分方法　由访问员或被试者家属完成,做出最适合地反映老年人活动能力的评分。评分采用0~2的三级评分:0表示没有任何困难,能独立完成;1表示有困难,需要他人指导或帮助;2表示本人无法完成,完全或几乎完全由他人代替完成;9表示该项目不适用,该老人不从事该项活动。

3)结果解释　单项分范围为0~2,总分范围为0~20。临界值:FAQ总分≥20,或有2个或2个以上单项功能丧失(2分)或1项功能丧失,2项以上有功能缺损(1分)。FAQ≥5分,说明老年人社会功能有问题,尚需临床进一步确诊。

4.高级日常生活活动

高级日常生活活动指与生活质量相关的一些活动,如娱乐、职业工作、社会活动等,而不包括满足个体保持独立生活的活动。老年人高级日常生活活动能力的缺失一般比日常生活活动和工具性日常生活活动能力缺失较早出现。高级日常生活活动能力的下降,预示有更严重的功能下降,需进一步进行其他功能状态的评估。

应该注意,以上有关老年人功能状态的评估往往受年龄、躯体健康状况、运动功能和心理因素的影响,对评估结果的解释应慎重。

2.1.3.3　评估的注意事项

1.客观评价

老年人往往高估或低估自己的能力,照护人员应尽量避免受此干扰,通过观察作出客观评价。

2.避免环境干扰,防止主观判断的偏差

一般是直接观察老年人的进食、穿衣、入厕等日常活动进行评估。

3.避免霍桑效应

"霍桑效应"是管理学中的一种现象,是指人们由于受到额外的关注而引起工作绩效上升的情况。老年人在有评估人员在场时,往往会竭力表现自己的能力而掩盖其日常功能下降或丧失的事实,评估时应尽量避免。

2.1.4　辅助检查

由于老化的影响,老年人身体辅助检查与成年人有一定差异,评估时应注意区分生理性老化和病理性改变。

2.1.4.1 实验室检查

1.常规检查

1)血常规　老年人外周血液中红细胞、血红蛋白和血细胞比容随着年龄的增加而略有下降,但仍在成年的正常范围内,男女性别差异消失。

2)尿常规　由于肾排糖阈值升高,老年人会出现血糖升高,而尿糖阴性的现象。另外,老年人泌尿系统对感染的防御能力降低,出现尿中白细胞增多或菌尿的现象。一般认为,老年人尿沉渣白细胞计数大于 20 个/HP 才有临床意义。

2.生化检查

1)电解质　主要表现为血清钙和磷的差异。具体而言,男性血清钙随年龄增长逐渐下降,女性血清钙则逐年升高;血清磷随增龄增高而降低。

2)血脂　大量流行病学调查结果表明,进入成年期后,随着年龄的增加,个体体内血清总胆固醇和甘油三酯水平逐渐升高,男性在 40～50 岁达高峰,女性在 50～60 岁达高峰,随后逐渐下降;低密度脂蛋白随增龄而增高,40～50 岁达高峰,随后逐渐降低;高密度脂蛋白随增龄而降低。

3)血糖　老年人空腹血糖随年龄上升而增加,葡萄糖耐量则随年龄增长而下降。老年糖尿病患者很常见,应注意监测其空腹和餐后血糖。

3.功能检查

1)肝功能　随着年龄的增加,老年人清蛋白下降,α_1、α_2、β、γ 球蛋白增高,A/G 降低。另外,肝脏酶活性降低,解毒功能减弱,容易出现药物性肝损伤。

2)肾功能　随年龄增长,老年人肾小球滤过率降低,导致尿素氮、肌酐和尿酸发生改变。另外,肾小管功能减退,再吸收和浓缩能力降低,尿比重下降。

3)肺功能检查　肺泡数目减少,弹性下降,肺通气不足;肺毛细血管黏膜表面积减少,肺灌注量减少,肺换气能力下降。

4)内分泌功能检查　老年人甲状腺功能下降,甲状腺素代谢降低,T_4 转化为 T_3 的比率降低,T_4 略高,反 T_3(rT_3)水平有所增高。基础代谢[131] 及 I 吸收率减低。女性老年人绝经后,雌激素水平下降,骨质丧失加速;男性老年人睾丸功能下降,性功能下降。另外,由于抗利尿激素分泌的改变,易出现体位性低血压与体液平衡失调。

2.1.4.2 心电图检查

老年人的心电图常有轻度非特异性改变,包括 P 波轻度平坦、T 波变平、P—R 间期延长、ST—T 段非特异性改变、电轴左偏倾向和低电压等。

2.2　心理健康的评估

心理健康是老年人健康的一个重要方面。进入老年期后,老年人会表现出老年人特有的个性心理特征,在面对离退休、社会地位失落、患各种慢性疾病、身体功能受限、丧偶、亲朋好友去世、经济收入减少、空巢现象等生活事件过程中,常因适应不良出现自尊低下、生活满意度低、焦虑、抑郁等心理问题,从而影响其老化进程、健康状况及疾病预后,因此,正确评估老年人的心理健康状况,有针对性地对其进行心理健康指导、预防心理疾病和促进身心健康是十分必要的。

【相关知识】老年人心理健康的标准

老年人怎样的心理状况才算是健康呢? 有关学者制定了10条心理健康的标准。

(1)充分的安全感。安全感需要多层次的环境条件,其中家庭环境对安全感的影响最为重要。

(2)充分地了解自己。能够客观地分析自己的能力,并做出恰如其分的判断。

(3)生活目标切合实际。根据自己的经济能力、家庭条件及相应的社会环境来制定生活目标。

(4)与外界环境保持接触。通过与自然、社会和人的接触,调整老年人的行为,丰富精神生活。

(5)保持个性的完整与和谐。个性中的能力、兴趣、性格与气质等各个心理特征和谐而统一,生活中充满幸福感和满足感。

(6)具有一定的学习能力。通过不断学习,锻炼记忆和思维能力,适应新的生活方式。

(7)保持良好的人际关系。

(8)能适度地表达与控制自己的情绪。

(9)有限度地发挥自己的才能与兴趣爱好。

(10)在不违背社会道德规范的情况下,个人的基本需要应得到一定程度的满足。

2.2.1 老年人认知状况的评估

2.2.1.1 老年人认知的特点

认知是人脑对客观事物的特性与联系的反映,是在过去的经验及对有关线索进行分析的基础上形成的对信息的理解、分类、归纳、演绎及计算。认知过程包括感觉、知觉、注意、记忆、智力、思维和言语等。受老化和疾病的影响,老年人的认知状态常有以下改变。

1.感觉

包括视觉、听觉、味觉、嗅觉、皮肤觉和平衡觉等。受感觉器官敏感性降低的影响,老年人多出现感觉反应异常,如对视、听、嗅、味、触、压痛、冷热感觉反应普遍减低,平衡能力下降等等。

2.知觉

知觉是人脑对当前直接作用于感觉器官的客观事物的各种属性及其外部相互关系的综合反应,或是感觉器官与大脑对外界刺激所做出的解释、分析和整合。由于人们对当前周围事物知觉的形成依赖于过去的经验基础,因此,老年人的知觉仍保持较高水平的正确性,只不过受感觉器官敏感性的影响,其反应速度相对减慢。老年人常见的知觉问题是定向力障碍,进而影响其对时间、地点、人物的判断。

3.注意力

注意力是个体将焦点或意志集中在某一件事物上持续一段时间而不被外界刺激所干扰的能力。老年人常有注意力不集中或难以集中的现象,表现为看书、看报时间不长久,听他人发言不能专心致志,思想易开小差,甚至打牌、下棋精力也会逐渐分散。

4.记忆

记忆是指人脑对过去经历过的事物的反映,包括识记、保持、再认和回忆。在老化过程中,记忆的变化是较敏感和易于发现的指标。老年人的记忆改变常有如下特征。

1)初级记忆和次级记忆 初级记忆是指对刚听过或看过、当时还在脑子里留有印象的事物的一类记忆。次级记忆是指对已听过或看过一段时间的事物,经过编码储存在记忆仓库,以后需要时加以提取的记忆。老年人初级记忆保持得较好,而次级记忆减退比较明显。

2)再认和回忆 再认是对以前感知过的事物或场景重新呈现时,能够辨认出曾经感知过。回忆是指以前感知过的事物或场景不在眼前,而要求将此重新呈现出来。老年人再认能力的保持远比回忆能力好。

3)机械记忆和逻辑记忆 机械记忆指依照识记材料的外部联系,采用重复方法的识记。逻辑记忆指对概念、公式、判断和推理等抽象内容的记忆。老年人机械记忆明显比逻辑记忆差。

4)远事记忆和近事记忆 远事记忆指对数年前或数十年前发生事物的记忆。近事记忆指对最近几年或几个月发生事物的记忆。大多数老年人的远事记忆良好而近事记忆衰退明显。

5.智力

智力是一种整体的、综合的能力,主要包括注意、记忆、想象、思维、观察、实践操作和环境适应等方面。霍恩(Horn)和卡特尔(Cattell)认为将智力分为液态智力和晶态智力两类,前者主要与人的神经系统的生理结构和功能有关,如知觉整合能力、近事记忆力及注意力等;后者与后天的知识、文化及经验的积累有关,如词汇、理解力和常识等。总的来说,老年期液态智力减退较早,下降明显,而晶态智力往往在70~80岁才开始下降,且减退速度缓慢。

6.思维能力

思维是人类最复杂的心理活动,是在分析、综合、比较、抽象、概括各种感知信息后,对客观事物所进行的间接、概括的反映过程。老年人思维能力的生理性老化出现较晚,但是由于感知和记忆衰退的影响,其概念、逻辑推理和问题解决能力减退,尤其表现在思维的敏捷度、流畅性、灵活性、独特性以及创造性等方面。老年人思维的病理改变主要表现为思维迟钝、贫乏；思维奔逸；强制性思维和逻辑障碍等。

7.言语能力

部分老年人出现言语能力的下降，这不仅仅是因为其听觉系统对不同频率声音感受性降低，同时，其听懂言语的能力也在下降。

老年人认知的衰退受生理老化和疾病的双重影响，存在很大的个体差异性。应该指出的是，其记忆、智力、思维、言语等能力仍然存在一定的可塑性，坚持适当的脑力锻炼和认知训练，保持积极的生活态度，维持稳定的情绪，可延缓衰退进程。

2.2.1.2 老年人认知的评估

1.评估的内容

1)外观行为　意识状态、姿势、穿着、打扮等。

2)语言　音量、速度、流畅性、理解力、复述能力等。

3)思考知觉　判断力、思考内容、知觉等。

4)记忆力和注意力　短期记忆、长期记忆、学习新事物的能力、定向力等。

5)高等认知功能　知识、计算能力、抽象思维能力、结构能力等。

2.简易智力状态检查(Mini-Mental State Examination，MMSE)

简易智力状态检查由佛斯丹(Folsten)于1975年编制，是最有影响的认知缺损筛选工具之一。

1)量表结构和内容　MMSE共包含19个大项，30个小项，如表2-4所示。项目1~5为时间定向感；6~10为地点定向感；项目11为语言即刻记忆能力，包括3个小项；项目14为物品命名能力，包括2个小项；项目15为语言复述能力；项目16为阅读理解能力；项目17为语言理解能力，包括3个小项；项目18为表达能力；项目19为描图能力。

表 2-4　简易智力状态检查(MMSE)表

	正确	错误
1.今年的年份	1	5
2.现在是什么季节	1	5
3.今天是几号	1	5
4.今天是星期几	1	5
5.现在是几月份	1	5
6.告诉我我们现在在哪里	1	5
7.你住在什么区(县)	1	5
8.你住在什么街道	1	5
9.我们现在在第几楼	1	5
10.这里是什么地方	1	5

11.现在我要说三样东西的名称，在我讲完之后，请你复述一遍(请仔细说清楚，每一样东西一秒钟)

"皮球"　"国旗"　"树木"

	对	错	拒绝回答
皮球——	1	5	9

		1	5	9
国旗——		1	5	9
树木——		1	5	9

12.现在请你从100减去7,然后将听到的数目再减去7,如此一直计算,把每个答案告诉我,直到我说"停"为止(若错了,但下一个答案是对的,只记一次错误)

	对	错	说不会做	其他原因不做
93——	1	5	7	9
86——	1	5	7	9
79——	1	5	7	9
72——	1	5	7	9
65——	1	5	7	9
停止				

13.现在请你告诉我,刚才我要你记住的三样东西是什么

	对	错	说不会做	拒绝回答
皮球——	1	5	7	9
国旗——	1	5	7	9
树木——	1	5	7	9

14.请问这是什么(评估者指手表)

	对	错	拒绝
手表——	1	5	9

	对	错	拒绝
请问这是什么(评估者手指铅笔)	1	5	9

15.现在我说句话,请你清楚地复述一遍,"四十四只石狮子"(只说一遍,咬字清楚的记1分)

	正确	不清楚	拒绝
四十四只石狮子——	1	5	9

16.请照卡片上的要求做(评估者把写有"闭上你的眼睛"大字的卡片交给被评估者)

	有	没有	说不会做	拒绝	文盲
闭眼睛——	1	5	9	9	8

17.请用右手拿这张纸,再用双手把纸对折,然后将纸放在你的大腿上。

	对	错	说不会做	拒绝
用右手拿纸——	1	5	7	9
把纸对折——	1	5	7	9
放在大腿上——	1	5	7	9

18.请你说一句完整的有意义的句子(句子必须有主语,动词)

	句子合乎标准	句子不合乎标准	不会做	拒绝
记录所述句子的全文—	1	5	7	9

19.照这张纸把它画出来(对:两个五边形的图案,交叉处形成个小四边形)

	对	不对	说不会做	拒绝
	1	5	7	9

2)评分方法 选择安静无干扰的地方进行,由测试者直接询问被试者,一般5~10 min可完成。多用于社区和基层普查中筛检需进一步检查的对象。

3)结果解释 回答或操作正确得"1",错误得"5",拒绝或不会得"9"或"7";总分范围为0~30,指回答或操作正确的项目及小项目数;根据总分判断被测试者的认知功能应结合其受教育情况划分为:未受教育者17分,教育年限小于等于6年20分,

教育年限大于 6 年 24 分,低于分界值认为有认知功能缺损。

3.痴呆简易筛查量表

痴呆简易筛查量表(Brief Screening Scale for Dementia,BSSD)由量表协作研究组张明园(中华医学会精神卫生学会主任委员)于 1987 年编制。具有易于掌握、操作简便、可接受性高等特点,是较为有效、更适合国情的痴呆筛查量表。(见表 2-5)

表 2-5　痴呆简易筛查量表

指导语:老年人常有记忆和注意等方面问题,下面有一些问题检查您的记忆和注意能力,都很简单,请听清楚再回答。

	正确	错误
1.请问现在是哪一年		
2.几月份		
3.几日		
4.星期几		
5.这里是什么市(省)		
6.这里是什么区(县)		
7.这里是什么街道(乡、镇)		
8.这里是什么路(村)		
9.取出五分硬币,请说出其名称		
10.取出钢笔套,请说出其名称		
11.取出钥匙圈,请说出其名称		
12.移去物品,问"刚才您看过哪些东西"(五分硬币)		
13.移去物品,问"刚才您看过哪些东西"(钢笔套)		
14.移去物品,问"刚才您看过哪些东西"(钥匙圈)		
15.一元钱用去 7 分,还剩多少		
16.再加 7 分,等于多少		
17.再加 7 分,等于多少		
18.请您用右手拿纸(取)		
19.请将纸对折(折)		
20.请把纸放在桌子上(放)		
21.请再想一下,让您看过什么东西(五分硬币)		
22.请再想一下,让您看过什么东西(钢笔套)		
23.请再想一下,让您看过什么东西(钥匙圈)		
24.取出图片(孙中山或其他名人),问"请看这是谁的相片"		
25.取出图片(毛泽东或其他名人),问"请看这是谁的相片"		
26.取出图片,让被试者说出图的主题(送伞)		
27.取出图片,让被试者说出图的主题(买油)		
28.我国的总理是谁		
29.一年有多少天		
30.新中国是哪一年成立的		

1)项目及评定标准　BSSD 有 30 个项目,包括常识/图片理解(4 项)、短时记忆(3 项)、语言/命令理解(3 项)、计算/注意(3 项)、地点定向(5 项)、时间定向(4 项)、即刻

记忆(3项)、物体命名(3项)等诸项认知功能。

评分方法简便,每题答对得1分,答错为0分。

2)结果分析　统计量为BSSD的总分,范围为0~30分;分界值,文盲组为16分,小学组(教育年限≤6年)为19分,中学或以上组(教育年限>6年)为22分。

3)评定注意事项　年、月、日(第1、2、3题),按照阳历纪年或阴历纪年回答均可。五分分币、钢笔套、钥匙圈,回忆时(第12~14、21~23题)无须按照顺序。连续减数(第15、16、17题),上一个计算错误得0分,而下一个计算正确,后者可得1分。命令理解(第18、19、20题),要按指导语,将三个命令说完后,请被试者执行。

4.哈金斯基缺血指数量表

哈金斯基缺血指数量表(Hachinski Inchemic Score,HIS)是1975年由Hachinski制定的血管性痴呆简易检查量表,常作为对血管性痴呆与老年性痴呆的鉴别工具,能简单、有效地鉴别血管性痴呆。以后,Rosen等人对量表的计分法作了修改,称为"改良的局部缺血性量表"。哈金斯基缺血指数量表见表2-6。

表2-6　Hachinski 缺血指数量表

项　目	圈出一项	
	是	否
1.急性起病	2	0
※2.阶梯式恶化	1	0
3.波动性病程	2	0
4.夜间意识模糊	1	0
※5.人格相对保持完整	1	0
6.情绪低落	1	0
※7.躯体诉述	1	0
※8.情感失禁	1	0
※9.有高血压或高血压史	1	0
※10.中风史	2	0
11.动脉硬化	1	0
※12.局灶神经系症状	2	0
※13.局灶神经系体征	2	0
Hachinski 指数	□	□
Rosen 指数	□	□

※构成 Rosen 指数的项目

1)项目及评定标准　HIS由13个项目组成,有Hachinski和Rosen两种记分法。阴性计分均为0分,阳性计分各项不等,第2、4、5、6、7、8、9、11项为1分,第1、3、10、12、13项为2分。

项目2(阶梯式恶化):指疾病或痴呆发生后,病情停留在一个水平上,然后病情又加重,接着又停留在一个水平上,多见于梗死时。

项目3(波动性病程):指病情好转后又恶化的情况。

项目7(躯体诉述)：病人有任何躯体不适的诉述，如头痛、耳鸣、眩晕等。

项目8(情感失禁)：指情感的控制能力减弱，易哭、易笑、易怒，但情感的维持时间很短。

项目10(中风史)：包括"短暂性脑缺血发作"。

项目11(动脉硬化)：主要指冠状动脉、肾动脉、眼底动脉的硬化，ECG、眼底检查或脑血流图检查的证据等。

项目12(局灶神经系症状)：指提示定位、定性的神经系症状。

2)统计分析　主要统计指标包括：①Hachinski 法总分，是全部13项的累计总分，满分为18分，得分在4分以下的属老年性痴呆，7分及以上的则属血管性痴呆；②Rosen 法总分，仅取第2、5、7、8、9、10、12、13等8个项目，各项计分同上，最高13分，大于等于4分属血管性痴呆；③所有13个项目的单项分。

3)评定注意事项　HIS 仅用于血管性痴呆和老年性痴呆的鉴别诊断。评定须在痴呆诊断确认后进行。无论是 Hachinski 法还是 Rosen 法，主要依据仍然来源于病史收集、体格检查和精神检查。

5.简易操作智力状况问卷(Short Portable Mental Status Questionnaire，SPMSQ)

此表由 Pfeiffer 于1975年编制，主要注重老年人定向力的测验，多用于评估老年人认知状态改变的前后比较。

1)评估内容　包括定向、短期记忆、长期记忆和注意力等4个方面共10个问题，如"今天星期几?""今天几号?""你在哪儿出生?""你家的电话号码是多少?""你今年几岁?""你的家庭地址?"以及20减3，再减3，一直减下去的计算。

2)评分方法　根据老年人的回答评分，满分为10分。

3)结果解释　错0~2项表示认知功能完整，错3~4项为轻度认知功能损害，错5~7项为中度认知功能损害，错8~10项为严重的认知功能损害。同时，应考虑被评估者的教育背景，受过初等教育者可允许错一项以上，受过高中以上教育者只能错一项。

6.生活满意度的评估

生活满意度是指个人对生活总的观点、实际情况与希望之间及与他人之间的差距，用来反映老年人心情、兴趣、心理、生理等主观状态。常用的量表有生活满意度指数(The Life Satisfaction Index，LSI)等。

1)量表结构和内容　包括对生活的兴趣、决心和毅力、知足感、自我概念及情绪等5个方面共20个问题，其中12项为正向指标，8项为负向指标。(表2-7)

表 2-7 生活满意度指数 A (LSIA)

指导语:下面的一些陈述涉及人们对生活的不同感受。请阅读下列每一个问题的陈述,如果你同意该观点,请在"同意"下面画"√";如果你不同意该观点,请在"不同意"下面画"√";如果无法肯定是否同意,请在"?"下面画"√"。请务必回答所有问题。

	同意	不同意	?
1.当我老了以后发现事情似乎要比原来想象得好			
2.与我所认识的多数人相比,我更好地把握了生活的机遇			
*3.现在是我一生中最沉闷的时期			
4.我现在和青年一样幸福			
*5.我的生活原本应该更好些			
6.现在是我一生中最美好的时光			
*7.我所做的事情多半是令人厌烦和单调乏味的			
8.我估计最近能遇到一些有趣的和令人愉快的事			
9.我现在做的事情和以前做的事一样有趣			
*10.我感到老了,有些累			
11.我感到自己确实上了年纪,但并不为此烦恼			
12.回首往事,我相当满足			
13.即使能改变自己的过去,我也不愿意有所改变			
*14.与其他同龄人相比,我曾做出较多愚蠢的决定			
15.与其他同龄人相比,我的外表较年轻			
16.我已经为一个月甚至一年后该做的事制定了计划			
*17.回首往事,我有许多想得到的东西未得到			
*18.与其他人相比,我惨遭失败的次数太多了			
19.我在生活中得到了相当多我所期望的东西			
*20.不管人们怎么说,许多普通人是越过越糟			

2)评分方法 同意得 2 分,不能确定得 1 分,不同意得 0 分。有"＊"号为反序计分。

3)结果解释 分数越高,满意度越高。

2.2.2 老年人情感状态的评估

情感和情绪是指个体对客观事物是否符合自身需要的内心体验及其相应的行为反应,是人精神活动的重要组成部分。进入老年期,老年人的情绪往往变得不太稳定,常常有容易动情、反复无常、固执、焦虑、抑郁等表现,极大地影响其人际关系和身心健康。

2.2.2.1 焦虑的评估

焦虑是人们对环境中一些即将面临的、可能会造成危险和威胁的重大事件,或者预示着要在做出重大努力的情况中进行适应时,心理出现紧张、焦急、忧虑、担心和恐惧等不愉快的情绪反应。老年人常因为疾病、下岗或退休、丧偶等事件而充满焦虑情绪。常用的评估工具有汉密顿焦虑量表和状态特质焦虑问卷。

1.汉密顿焦虑量表(Hamilton Anxiety Scale,HAMA)

此表由 Hamilton 于 20 世纪 50 年代编制,是一个评定量表,广泛应用于评定焦虑的严重程度。

1)量表结构和内容 包括精神性和躯体性两大类,共 14 个条目。(表 2-8)

表 2-8 汉密顿焦虑量表(HAMA)

项目	主要症状
1.焦虑心境	担心、担忧,感到有最坏的事情将要发生,容易激怒
2.紧张	紧张感、易疲劳、不能放松,易哭、颤抖、感到不安
3.害怕	害怕黑暗、陌生人、一人独处、动物、乘车或旅行、公共场合
4.失眠	难以入睡、易醒、睡眠浅、多梦、夜惊、醒后疲倦
5.认知功能	注意力不集中、注意障碍、记忆力差
6.抑郁心境	丧失兴趣、抑郁、对以往爱好缺乏快感
7.躯体性焦虑(肌系统)	肌酸痛、活动不灵活、肌肉和肢体抽动、牙齿打颤、声音发抖
8.躯体性焦虑(感觉系统)	视物模糊、发冷发热、软弱无力、浑身刺痛
9.心血管系统	心动过速、心悸、胸痛、血管跳动感、晕厥感、心搏脱漏
10.呼吸系统	胸闷、窒息感、叹息、呼吸困难
11.消化系统	吞咽困难、嗳气、消化不良(进食后腹痛、腹胀、恶心、胃部饱胀)、肠动感、肠鸣、腹泻、体重减轻、便秘
12.泌尿生殖系统	尿频、尿急、停经、性冷淡、早泄、阳痿
13.自主神经系统	口干、潮红、苍白、易出汗、紧张性头痛、毛发竖起
14.会谈时行为表现	①一般表现:紧张、不能松弛、忐忑不安、咬手指、紧握拳、面肌抽动、手发抖、皱眉、表情僵硬、肌张力高、叹息样呼吸、面色苍白 ②生理表现:吞咽、打呃、安静时心率快、呼吸快、腱反射亢进、震颤、瞳孔放大、眼睑跳动、易出汗、眼球突出

2)评分方法 由经过训练的两名专业人员对老年人进行联合检查,分别评定。采取 5 级评分法,0 = 无症状;1 = 轻度;2 = 中等,有肯定的症状,但不影响生活与活动;3 = 重度,症状重,需进行处理或已影响生活和劳动;4 = 极重,症状重,影响生活。除第 14 项需要结合观察外,其他所有项目可根据老年人的口头叙述进行评分,同时特别强调受检者的主观体验。

3)结果解释 分界值:总分 > 29 为严重焦虑;总分 > 21 为明显焦虑;总分 > 14 为有肯定的焦虑;总分 > 7 为可能有焦虑;总分 < 7 为无焦虑。

因子分:精神性焦虑因子分为第 1 ~ 6 项及第 14 项分数相加,除以 7;躯体性焦虑因子分为第 7 ~ 13 项分数相加,除以 7。因子分反映病人焦虑症状的特点。

2.状态-特质焦虑问卷(State-Trait Anxiety Inventory,STAI)

此问卷由 Charles Spielberger 等人编制,是一种自我评价问卷,能直观反映老年焦虑病人的主观感受。该量表的编制基于有关理论,认为焦虑分为状态焦虑和特质焦虑,前者指短暂性、当前性的不愉快情绪体验,而后者指相对稳定的焦虑性特质。

1)量表结构和内容 由焦虑状态评价(第 1 ~ 20 项)和焦虑特质评价(第 21 ~ 40 项)两部分共 40 项问题组成。(表 2-9)

表 2-9　状态-特质量表(STAI)

指导语:下面列出的是人们常常用来描述自己的陈述,请阅读每一个陈述,然后在右边适当的圈上打钩,来表示你现在最恰当的感觉。没有对或错的回答,不要对任何一个陈述花太多的时间去考虑,但所给的回答应该是你现在最恰当的感觉。

项目	程度计分			
	几乎没有	有些	中等程度	非常
*1.我感到心情平静	①	②	③	④
*2.我感到安全	①	②	③	④
3.我是紧张的	①	②	③	④
4.我感到被限制	①	②	③	④
*5.我感到安逸	①	②	③	④
6.我感到烦乱	①	②	③	④
7.我现在正在为可能发生的不幸而烦恼	①	②	③	④
*8.我感到满意	①	②	③	④
9.我感到害怕	①	②	③	④
*10.我感到舒适	①	②	③	④
*11.我有自信心	①	②	③	④
12.我觉得神经过敏	①	②	③	④
13.我极度紧张不安	①	②	③	④
14.我优柔寡断	①	②	③	④
*15.我是轻松的	①	②	③	④
*16.我感到心满意足	①	②	③	④
17.我是烦恼的	①	②	③	④
18.我感到慌乱	①	②	③	④
*19.我感到镇定	①	②	③	④
*20.我感到愉快	①	②	③	④

指导语:下面列出的是人们常常用来描述自己的陈述,请阅读每一个陈述,然后在右边适当的圈上打钩,来表示你经常的感觉。没有对或错的回答,不要对任何一个陈述花太多的时间去考虑,但所给的回答应该是你平常所感觉到的。

	几乎没有	有些	经常	几乎总是如此
*21.我感到愉快	①	②	③	④
22.我感到神经过敏和不安	①	②	③	④
*23.我感到自我满足	①	②	③	④
*24.我希望像别人那样高兴	①	②	③	④
25.我感到像个失败者	①	②	③	④

指导语:下面列出的是人们常常用来描述自己的陈述,请阅读每一个陈述,然后在右边适当的圈上打钩,来表示你现在最恰当的感觉。没有对或错的回答,不要对任何一个陈述花太多的时间去考虑,但所给的回答应该是你现在最恰当的感觉。

*26.我感到宁静	①	②	③	④
*27.我是平静、冷静和镇静自若的	①	②	③	④
28.我感到困难成堆,无法克服	①	②	③	④
29.我过分忧虑那些无关紧要的事情	①	②	③	④
*30.我是高兴的	①	②	③	④
31.我的思想处于混乱状态	①	②	③	④
32.我缺乏自信	①	②	③	④
*33.我感到安全	①	②	③	④
*34.我容易做出决定	①	②	③	④
35.我感到不太好	①	②	③	④
*36.我是满足的	①	②	③	④
37.一些不重要的想法缠绕着我,并打扰我	①	②	③	④
38.我如此沮丧,无法摆脱	①	②	③	④
*39.我是个稳定的人	①	②	③	④
40.一想到当前的事情和利益,我就陷入紧张状态	①	②	③	④

注:标"*"表示反向计分。

2)评分方法　自评,采取4级计分。1=几乎没有;2=有些;3=经常;4=几乎总是如此。量表半数为正性情绪条目,半数为负性情绪条目,前者需反序计分,后者为正序计分。1~20项的得分相加计为状态焦虑总分(20~80分);21~40项的得分相加计为特质焦虑总分(20~80分)。

3)结果解释　分数越高,说明焦虑越严重。目前在国内尚无常模。

2.2.2.2 抑郁的评估

抑郁是个体失去某种重视或追求的东西时产生的情绪体验。老年抑郁者常表现为情绪低落、失眠、悲哀、自责、性欲减退,严重者甚至出现自杀行为。统计结果表明,老年性抑郁症的发生率在逐年上升,因此,在老年人情绪状态的评估中,抑郁的评估是重要内容之一。常用评估工具有抑郁自评量表、90项症状自评量表等。

抑郁自评量表(Self-Rating Depression Scale,SDS)。由 Zung 于 1965 年编制,操作方便,能相当直观地反映抑郁病人的主观感受。

1.量表结构和内容

抑郁自评量表由 20 个陈述句或相应的问题条目组成,反映抑郁的相关症状(表2-10)。

表 2-10 抑郁自评量表(SDS)

	没有或 很少时间	小部分 时间	相当多 时间	绝大部分时间 或全部时间
1.我觉得闷闷不乐、情绪低沉(抑郁)	☐	☐	☐	☐
*2.我觉得一天中早晨最好	☐	☐	☐	☐
3.我一阵阵哭出来或觉得想哭(易哭)	☐	☐	☐	☐
4.我晚上睡眠不好(睡眠障碍)	☐	☐	☐	☐
*5.我吃得跟平常一样多(食欲减退)	☐	☐	☐	☐
*6.我与异性朋友亲密接触时和以往一样感到愉快(性兴趣减退)	☐	☐	☐	☐
7.我发觉我的体重在下降(体重减轻)	☐	☐	☐	☐
8.我有便秘的苦恼(便秘)	☐	☐	☐	☐
9.我心跳比平常快(心悸)	☐	☐	☐	☐
10.我无缘无故地感到疲乏(易倦)	☐	☐	☐	☐
*11.我的头脑跟平常一样清楚(思考困难)	☐	☐	☐	☐
*12.我觉得经常做的事情并没有困难(能力减退)	☐	☐	☐	☐
13.我觉得不安而平静不下来(不安)	☐	☐	☐	☐
*14.我对将来抱有希望(绝望)	☐	☐	☐	☐
*15.我比平时容易生气激动(易激惹)	☐	☐	☐	☐
16.我觉得做出决定是容易的(决断困难)	☐	☐	☐	☐
*17.我觉得自己是个有用的人,有人需要我(无用感)	☐	☐	☐	☐
*18.我的生活过得很有意思(生活空虚感)	☐	☐	☐	☐
19.我认为如果我死了,别人会生活好些(无价值感)	☐	☐	☐	☐
*20.平常感兴趣的事情我仍感兴趣(兴趣丧失)	☐	☐	☐	☐

2.评分方法

由评定对象根据自己最近一周的实际情况做出独立的、不受任何人影响的自我评定。采取 4 级计分。1 = 没有或很少时间;2 = 小部分时间;3 = 相当多时间;4 = 绝大部分或全部时间。有"*"号为反序计分。

3.结果解释

SDS 的主要统计指标是转换后的总分。将 20 个项目的各项得分相加,得到粗分 x,然后通过公式 y(标准分) $= 1.25x$ 转换。中国常模结果:正常人 SDS 总粗分的分界值为 41 分,标准分为 51 分。

2.2.2.3 老年临床评定量表

老年临床评定量表(Sandoz Clincal Assessment Geriatric, SCAG),由 Shader 编制于 1974 年。它是为 Sandoz 药厂设计,主要目的是用来评定老年精神病人治疗的前后变化。

评定应由熟悉病人情况、经过训练的精神科医师担任。评定依据包括精神检查、病史记录及其他有关资料。

1.项目及评分标准

SCAG 由 18 个项目组成,加上总体印象共 19 项,分 7 级评分,1～7 分。作者规定了量表的各项定义和评定线索。(见表 2-11)

表 2-11　老年临床评定量表(SCAG)

	无	很轻	轻	中	偏重	重	极重
1.情绪抑郁	1	2	3	4	5	6	7
2.意识模糊	1	2	3	4	5	6	7
3.警觉性	1	2	3	4	5	6	7
4.始动性	1	2	3	4	5	6	7
5.易激惹	1	2	3	4	5	6	7
6.敌对性	1	2	3	4	5	6	7
7.干扰他人	1	2	3	4	5	6	7
8.不关心环境	1	2	3	4	5	6	7
9.社交能力减退		2	3	4	5	6	7
10.疲乏	1	2	3	4	5	6	7
11.不合作	1	2	3	4	5	6	7
12.情绪不稳	1	2	3	4	5	6	7
13.生活自理	1	2	3	4	5	6	7
14.食欲	1	2	3	4	5	6	7
15.头昏	1	2	3	4	5	6	7
16.焦虑	1	2	3	4	5	6	7
17.近记忆缺损	1	2	3	4	5	6	7
18.定向障碍	1	2	3	4	5	6	7
19.总体印象	1	2	3	4	5	6	7

1)情绪抑郁　指沮丧、悲观、无能为力、绝望、疑病、被家庭和亲友弃之不顾感、早醒等。按病人主诉、态度和行为评定。

2)意识模糊　指对环境、人物和时间的关系不确切(似乎"并非身历此时此地"),思维缓慢,理解、铭记和操作困难,思维不连贯。按病人在检查时的反应和行为及上次检查后档案中的意识模糊发作情况评定。

3)警觉水平　指注意和集中困难,反应性差。按检查所得评定。

4)始动性　对开始或完成工作任务、日常活动、甚至是个人必需的事,缺乏自发性兴趣。按观察评定。

5)易激惹　指心神不宁、易怒、易受挫折,对应激或挑战情景耐受性差。按检查时的一般态度和反应评估。

6)敌对性　指有攻击性言语、憎恶、怨恨、易争吵、攻击行为。按检查印象及观察到的病人对他人的态度和行为评定。

7)干扰他人 频繁地不必要地要求指导和帮助,打扰他人。根据检查及平时的行为评定。

8)不关心环境 对日常事情、以往关注的娱乐或环境(如新闻、电视、冷热、噪声等)缺乏兴趣。按检查时的诉述和平时行为的观察评定。

9)社交能力减退 与他人关系差、不友好,对社交活动和交流性娱乐活动态度消极,孤单离群。按平时观察而不按老人诉述评定。

10)疲乏 指懒散、无精打采、委靡不振和倦怠乏力。按老人诉述及日常观察评定。

11)不合作 指不服从指导、不能按照要求参加活动,即使参加也是心怀不满、怨恨或不考虑他人。按检查和平时观察评定。

12)情绪不稳 指情感反应的不持久和不确切,如易哭、易笑、易对非激发性情景产生明显的反应。按观察评定。

13)生活自理 指照料个人卫生、修饰、梳洗、进食的能力减退。不按老人自述,而按观察结果评定。

14)食欲 指不愿进食、进食减少、挑食或偏食,体重减轻,需补充额外饮食。按其进食行为、需否鼓励及体重变化评定。

15)头昏 包括真正的眩晕、不明确的失去平衡或失去运动能力的发作、头部的非头痛性主观感觉(如头晕)。结合体验和主诉评定。

16)焦虑 指担忧、忧虑、对目前和未来过分关注、害怕以及某些功能性主诉,如头痛、口干等。按其主观体验及体验时发现的颤抖、叹息、多汗等体征评定。

17)近记忆缺损 指记不起来新近发生的、对老人具有一定重要性的事件或经历,如亲人访视、进食内容、环境明显变化和个人活动。按一套规定问题询问并评定。

18)定向障碍 指地点、时间定向差,错认,甚至搞不清自己是谁。仅按检查所得评定。

19)总体印象 综合检查、观察及全部临床资料,评定老人的生理和心理功能状况。

2.施测时间建议

一项评定需 20 min 左右。

3.适用人员的范围

老年临床评定量表适合于所有老年精神病人,特别是住院者。

4.结果评定

老年临床评定该量表的统计指标,包括总分和单项分,其中最重要的是总分和总体印象分。

5.评定注意事项

评定应由熟悉老人情况、经过训练的精神科医师进行。评定依据包括精神检查、病史记录及其他有关资料。

6.应用评价

SCAG曾多次用于药理学研究,如痴呆病人的药物治疗,认为它能较敏感地反映治疗前后的症状和行为的改变。本量表覆盖面广,具有一定通用性。但如果就特殊症状群而言,针对性较差。

2.2.2.4 家庭情感表达量表

情感表达是指家属对精神分裂症患者的过多指责、过分的介入。有研究发现,高情感表达与精神分裂症复发及幻觉、妄想症状的出现有关。因此,对精神病老人家庭的帮助,不仅有利于其家人,也有利于老人本身。那么,怎样客观地、数量化地评估家庭情感表达这一实际问题呢? 这是国内外学者较重视的热点课题,目前国外的报道由于受东西方文化背景、风俗习惯的影响,不能为我国使用,为此,我国专家结合国情研制了简便易行、实用的"中国家庭情感表达量表"。(见表2-12)

1.问卷内容

表 2-12 家庭情感表达量表

	是	可疑	否
1.家庭批评太多	☐	☐	☐
2.父母亲有神经官能症	☐	☐	☐
3.父母亲性格古怪	☐	☐	☐
4.经常被家庭批评指责	☐	☐	☐
5.家庭平时对一些事包办代替,多无自主权	☐	☐	☐
6.家庭成员对你常有敌对态度	☐	☐	☐
7.家庭对你缺少温暖和热情	☐	☐	☐
8.亲人很少与你谈心	☐	☐	☐
9.夫妻感情不和(已婚者)或失恋(未婚者)	☐	☐	☐
10.夫妻间缺少信任及理解	☐	☐	☐
11.家庭成员之间发生争执或吵架	☐	☐	☐
12.家庭很少有宁静的环境	☐	☐	☐
13.家庭很少有正常的生活	☐	☐	☐
14.家里人的言行使我无法接受	☐	☐	☐
15.父母亲对我太严厉	☐	☐	☐
16.家里经济困难	☐	☐	☐

2.计分方法

共16个条目,为三级评分,即回答"是"计2分,"可疑"计1分,"否"计0分。

3.结果评价

主要统计指标为项目总分,正常值可根据总分为划界分,总分 > 25 分可视为异常,分值越高,说明其家庭情感表达越高,精神分裂症的复发机会越多。

【相关知识】老年人应如何控制情绪变化

心理学家将人的情绪归纳为两大类:一类是愉快的情绪,另一类是不愉快的情绪。为了健康,不论是愉快的或是不愉快的情绪都应控制在适度的范围内。老年人该如何控制情绪? 具体要求如下:

(1)愤怒时要制怒、宽容;

(2)过喜时要收敛、抑制;

(3)悲伤时要转移;

(4)忧愁时要释放;

(5)焦虑时要分散;

(6)惊慌时要镇静。

2.2.3　老年人人格的评估

2.2.3.1　人格

人格是指个体在社会化过程中,经遗传与环境交互作用形成的、具有一定倾向的、比较稳定的心理特征的总和。一般而言,老年人的人格总体上是稳定连续的,只是由于欲望和要求日趋减少、动机和精神逐渐减退,出现以自我为中心、性格内向、适应能力下降、缺乏灵活性、猜疑与妒忌心理、谨小慎微等改变。人格评估的方法有投射法和问卷法。

2.2.3.2　老年人人格评估方法

1.投射法

投射法是指观察个体对一些模糊的或者无结构材料所做出的反应,通过被试者的想象而将其心理活动从内心深处暴露或投射出来的一种测验,从而使检查者得以了解被试者的人格特征和心理冲突。洛夏克墨迹测验是现代心理测验中最主要的投射测验,也是研究人格的一种重要方法。

评估方法是:使用10张结构模棱两可的墨迹图,在第一阶段(联想阶段)由测验者向被测者顺序出示每一张图片,询问被测者在图中看到了什么,联想到什么,让被测试者按照自己所想象的内容进行自由描述,测验者记下被测者的反应时间和所述的每一句话;第二阶段(询问阶段)由测验者询问被测者的答案是根据墨迹的哪一部分做出反应的以及引起反应的因素有哪些;最后进行结果分析和评分。

2.问卷法

问卷法包括自陈式人格问卷和人格测量量表。常用的评估工具包括明尼苏达多相人格调查(The Minnesota Multiphasic Personality Inventory, MMPI)和艾森克人格问卷(Eysenck Personality Questionnaire, EPQ)。

以上介绍的有关人格的评估方法实际应用十分广泛,但其记分和解释方法复杂,需要丰富的经验,主试者应该由经过长期训练的专业人员担任。

2.2.4　压力与压力应对评估

压力也称应激,是指各种刺激引起的一种生理和心理反应。应对是一种适应过程,是通过改变认知和行为,解决已存在的问题。老年人的压力主要源于老化、疾病、退休、丧偶、经济状况低下、空巢等生活事件,其应对能力的强弱取决于所应对的环境、个性特征、社会角色功能等。压力及压力应对的评估方法有交谈法、观察法、量表测验法。常用的测量量表有生活事件量表(Life Event Scale,LES)、应付方式问卷等。

2.3　社会健康的评估

随着社会经济的迅速发展,物质文明和科学技术的不断进步,人们对健康的需求也不断地增加,逐渐意识到影响健康的不仅有生理因素,更重要的还有心理因素和社会因素。因此,要全面了解老年人的健康状况,除了要评估老年人的生理、心理健康外,还应评估其社会健康。评估的重点在于了解老年人的角色适应特点、家庭关系和社会支持系统,以帮助老年人适应社会环境。

2.3.1　角色评估

2.3.1.1　角色

在社会心理学中,角色是指与人们某种社会地位、身份相一致的一整套权力、义务的规范与行为模式。角色不能独立存在,必须存在于与他人的相互关系中。随着年龄的增长和社会地位的转变,人在一生中要经历多种角色的转换,而每个特定的角色,都有其特定的权利、义务和行为准则,每个人都应该努力去适应这些变更。

2.3.1.2　老年角色

1.社会角色的变更

社会角色变更主要指社会政治、经济地位的变化所带来的角色改变。进入老年后,人都将面临由社会主宰者变成社会依赖者,由社会财富创造者变为社会财富消费者的角色转换问题。

2.家庭角色的变更

老年人在离开劳动工作岗位后,生活的重心放在家庭,其角色由原来的父母转换为祖父母,主要担当照料第三代的责任。另外,对于老年丧偶者,则应考虑到部分角色的丧失。

3.角色期望的变更

角色期望是指一个人对自己的角色所规定的行为和性质的认识理解和希望。随着社会的进步和观念的转换,老年人对其角色的期望也随之改变。他们不仅仅要接受和理解当代社会对老年人角色的要求和期望,同时他们还倾向于去创造和建立当代老年人的典型角色,比如更加独立、发挥余热等等,这种角色期望的变更具有重要的行为意义。

2.3.1.3 老年人角色适应不良的常见类型

1.角色冲突

由于角色期望与角色表现间差距太大,或突然离开熟悉的角色来到一个要求不同的新环境,个体难以适应而发生心理冲突与行为矛盾。如原本身体健康的老年人突遇交通事故而受伤住院,刹那间变成老年患者并要求履行患者角色义务,就会感到难以适应,产生角色冲突。

2.角色模糊

对老年角色期望不明确,不知道承担这个角色应该如何行动,如新退休老人不适应脱离工作岗位的改变,不知该怎样安排日常生活。

3.角色行为异常

在适应角色改变的过程中出现情绪低落、悲观、失望,自暴自弃,漫骂攻击他人,破坏公物、家具,自虐、自残行为。

4.角色行为强化

老年人因老化、患病而导致自信心减弱,对他人的依赖性过强。

5.角色缺如

进入老年期后,不服老,不注意保养,未能进入老年角色。

2.3.1.4 角色评估的内容

对老年人的角色评估是为了了解其角色行为是否正常,有无角色适应不良和冲突,并对其原因和影响因素进行干预,以便更好地帮助老年人适应角色。角色评估一般采用开放式的问题进行,包括以下几个方面的内容。

(1)影响老年人角色适应的个体因素。如性别、年龄、文化背景、过去从事的职业和担任的职务、退休时间、经济状况等。

(2)承担角色情况。了解老年人目前在家庭或社会中所承担的角色。

(3)角色的感知情况。评估老年人是否了解自己角色的权利和义务。

(4)角色满意度。评估老年人对自己承担的角色是否满意以及与自己的角色期望是否相符;目前的角色改变对其生活方式、人际关系有无影响,有无角色适应不良等。

评估时,应关注他人对其角色期望是否认同。

2.3.2 家庭评估

2.3.2.1 家庭

家庭是指由婚姻、血缘或收养而产生的亲属间共同生活的组织。由于退休、老化、疾病等因素的影响,老年人失去了原有的社会生活环境,家庭成为其主要的、甚至是唯一的生活环境。家庭生活环境的优劣极大地影响着老年人的健康。因此,对其家庭生活环境的评估是其社会健康评估中不可缺少的部分。

2.3.2.2　家庭评估的内容

1.家庭基本资料

家庭基本资料主要包括老年人家庭成员的基本情况(如姓名、性别、年龄、受教育程度、职业)、家庭经济状况、家庭健康状况。

2.家庭结构

家庭结构是指以夫妻、血缘亲属等为标志的家庭成员的组合状况,它受当时社会经济发展与传统观念的影响,也为人们的心理关系所制约。包括人口结构和内在结构。

(1)人口结构,即家庭规模及类型。一般分为主干型(一对夫妇与父母、祖父母及子女一起生活)、联合型(不同代中有两对或两对以上夫妇共同生活)、核心型(一对夫妇与其婚生或领养子女一起生活)、单身型(一人生活)四种类型。我国传统的家庭结构以主干型和联合型为主,在这些家庭中,老年人地位较高,生活、精神较充实。随着社会的发展,涌现出越来越多的核心型家庭,他们都将面临着人老后家庭无人照顾的现状,给社会养老带来巨大的挑战。

(2)内在结构,包括家庭的权力结构、角色结构、沟通方式、价值观等等,影响着家庭成员间的相互关系。家庭成员的关系在主干型和联合型家庭中较复杂,而在核心型家庭主要表现为赡养矛盾。照护人员在评估时,除了要了解家庭矛盾及其产生原因,还应广泛宣传敬老、爱老、养老的传统美德,对老年人做到在物质上赡养、生活上照顾、精神上安慰,保持良好的家庭关系。

3.家庭功能

家庭功能的健全与否与老年人的身心健康密切相关,其对老年人的作用主要有以下几个方面。

1)提供经济支持　经济支持是老年人能安度晚年的物质基础。

2)提供日常生活照顾　就当前而言,大部分老人仍在家庭养老。

3)提供精神支持　与家人建立并维持彼此亲近关系是老年人维持心理健康必不可少的精神良药。

4.家庭压力

家庭压力指家庭中所发生的重大生活改变,包括家庭状况的改变、家庭成员关系的改变和终结、家庭成员的角色改变和冲突、家庭成员道德颓废等。当压力作用于家庭后,会对个体及家庭产生影响而陷入危机。

【相关知识】生活质量

生活质量是生活等级的代名词,这种等级由高到低,由较好到较差排列,是人们对各种需要满足程度的一种感受,包括人们生活的客观方面(居住、环境等)和主观方面(态度、情感等),它将随着人们需要层次逐渐上升而提高。

2.3.2.3　家庭评估方法

1.问询法

问询法是通过与问询对象交谈了解家庭成员的基本资料、家庭结构、家庭成员的关系。

2.问卷法

在评估家庭功能时常常用到问卷法。常用的评估表为 APGAR 家庭功能评估表。

1)量表结构和内容　包括家庭功能的五个重要部分:适应度 A(adaptation)、合作度 P(partner-ship)、成熟度 G(growth)、情感度 A(affection)和亲密度 R(resolve)。(表2-13)

表 2-13　APGAR 家庭功能评估表

项　　目	经常	有时	很少
1.适应度(A)			
当我遇到困难时,可以从家人处得到满意的帮助 补充说明	□	□	□
2.合作度(P)			
我很满意家人与我讨论各种事情以及分担问题的方式 补充说明	□	□	□
3.成熟度(G)			
当我希望从事新的活动或发展时,家人能接受并给予支持 补充说明	□	□	□
4.情感度(A)			
我很满意家人对我表达情感的方式以及对我的愤怒、悲伤等情绪的反应 补充说明	□	□	□
5.亲密度(R)			
我很满意家人与我共度美好时光的方式 补充说明	□	□	□

2)评分方法　根据老年人的实际感受评分,经常 = 2 分;有时 = 1 分;很少 = 0分。

3)结果解释　总分在 7~10 分为家庭功能无障碍;4~6 分为家庭功能中度障碍;0~3 分为重度家庭功能不足。

2.3.3　环境评估

2.3.3.1　环境

环境是指以人为主体的外部世界,是人类赖以生存和发展的社会与物质条件的综合。环境中不利因素对人的健康产生着极大的影响,因此,在对老年人进行健康评估时,应评估其生活环境,以减少阻碍其生活的物理因素,让其有一个安全的生活环境。

2.3.3.2 老年人的生活环境

由于老年人的生活中心在家庭,因此其生活环境主要表现为居住环境。老年人对其环境的要求为安全、省力、方便、适用、舒适、美观。

2.3.3.3 环境评估的内容

1.物理环境评估

物理环境评估主要通过询问被评估老年人及实地观察、取样检测等方法进行评估。评估的内容包括以下几点。

1)居家温度和湿度 有无取暖及降温设备;取暖设备是否安全;居住环境是否过于干燥或潮湿等。

2)居家环境 是否明亮整洁;空气洁净程度;有无灰尘、蜘蛛网、昆虫;有无饮用水污染;有无环境噪声等。

3)居家安全 是否有妨碍与不安全的因素,如地面是否平坦、厨房设置是否安全、浴室是否防滑、电源线是否妥善等。

2.社会环境

1)社区环境 社区是否便利,医院、商店、餐馆、银行、交通、车站、邮电局、娱乐场所、公园等配套是否齐全;社区是否提供医疗保健服务、家务照护的社会服务等。

2)社会关系 社会关系指与个体有直接或间接关系的人群关系,反映个体在社会环境中的主观良好状态、社交应对方式以及与环境的适应程度,是判断其社会功能的主要指标。

对老年人而言,其社会关系主要是指邻里和亲戚朋友关系。评估时应了解老年人与邻里间的关系、与亲戚朋友的接触频度、参与社会团体情况、参与社会活动频度以及有无社会孤立的倾向等。

3.社会支持自评量表

研究表明,社会心理因素对人的心理和躯体健康有明显的影响,同时也发现,社会心理刺激与健康的关系非常复杂,并受许多因素的调节和影响。如在同样性质、同样大小刺激作用下,有的人可出现严重的身体损害,有的人产生较轻的适应困难,有的人则安然无恙。在对社会心理刺激致病的调节因素中,最受重视的是社会支持、应付方式等。就社会支持而言,有很多研究发现社会支持可缓冲社会心理压力,从而起到预防或减轻疾病的作用。我国专家于1991年研制了简便易行、实用的"社会支持自评量表"。该量表适用于小学以上文化程度、15岁以上的各种人群。

1)量表内容 见表2-14。

表2-14 社会支持自评表

	没有	有时	经常
1.我受到家人或同事的冷落	0	1	2
2.遇到困难时,得到领导、亲人或同事的关心太少	0	1	2

续表

	没有	有时	经常
3.我远离家人或朋友	0	1	2
4.遇到烦恼时很少有人帮助	0	1	2
5.领导、家人或同事对我的工作或做事放心不下	0	1	2
6.从家庭成员中得不到支持和照顾	0	1	2
7.与同事之间只是点头之交	0	1	2
8.夫妻感情不和(已婚者)	0	1	2
9.遇到烦恼时不向别人诉述	0	1	2
10.遇到困难时得不到领导或同事、家人感情上的支持	0	1	2
11.亲人或朋友与我疏远	0	1	2
12.家人很少找我商量一些事	0	1	2
13.亲友或同事待我缺少同情心	0	1	2
14.我与邻居相互之间不关心,只是点头之交	0	1	2
15.我不参加群众团体(党团、公会、学生会等)组织活动	0	1	2
16.遇到困难时,得不到别人经济上的支持	0	1	2
17.朋友冷落我	0	1	2
18.觉得我是社会或家庭的负担	0	1	2

2)计分方法　受试者回答"没有"记0分,"有时"记1分,"经常"记2分。

3)结果判断　累计总分>26的视为异常,分值越高,说明其社会支持越缺乏。

2.3.4　文化评估

2.3.4.1　文化

广义的文化是指一个社会及其成员所特有的物质和精神财富的总和;狭义的文化则指精神文化,包括知识、艺术、价值观、宗教信仰、习俗、道德、法律规范等。文化因素通过干扰人们的心理过程和精神生活而影响人们的健康。因此,对老年人进行健康评估时,应充分考虑到老年人在生活习惯、健康观念、寻求健康行为上的文化差异,从而制定出符合老年人文化背景的、切合实际的照护措施。

2.3.4.2　文化评估的内容

1.文化评估的内容

1)价值观　指一个人对周围的客观事物的意义、重要性的总评价和总看法。包括个体所认同的生活目标以及目标指导下的个体行为方式。个体通常根据自身的价值观去认识、决策自身的健康问题并选择治疗手段。

价值观存在于潜意识中,不能直接观察,又难言表,评估起来比较困难,目前尚无现成的评估工具,一般可以通过谈话来了解老年人的价值观。如:你认为自己健康吗? 你对自己所患的疾病是如何认识的? 你认为你的生活受到疾病的影响了吗? 一般情况下,哪些问题对您是最重要?

2)信念与信仰　信念是个体认为可以确信的看法。信仰是人们对某种事物或思想、主义的极度尊崇与信服,并把它作为自己的精神寄托和行为准则。信念、信仰与健康,尤其是精神健康有着密切的联系。对老年人信念的评估,主要是评估其有关疾病、健康的信念以及所处文化背景对其健康信念的影响等。

3)习俗 指历代相传从而形成的风尚,是一种无形的力量,约束着人们衣、食、住、行、娱乐、卫生等各方面的行为,从而对健康产生重大影响。照护人员对老年人的习俗进行评估,其内容应包括饮食、礼节、家庭习惯、民间疗法等与健康相关的各个方面。

2.3.4.3 文化评估的方法

1.克莱曼(Kleinman)评估模式

克莱曼评估方法是应用最广泛的方法,包括以下 10 个问题。

(1)对你来说,健康指什么? 不健康又是指什么?

(2)通常你在什么情况下才认为自己有病并就医?

(3)你认为引起你的健康问题是什么原因?

(4)你是如何发现有该健康问题的?

(5)你的健康问题对你产生了哪些影响?

(6)该健康问题的严重程度如何? 发作时持续多长时间?

(7)你认为你该接受何种治疗?

(8)你希望通过该项治疗达到哪些效果?

(9)你的病给你带来的主要问题有哪些?

(10)你对这种病最害怕什么?

2.对老人及其亲属的评估

人的信仰中与健康关系最为密切的为宗教信仰。对老年人宗教信仰的评估也可通过询问被评估老年人和其亲属提出下列问题来进行:

(1)你有宗教信仰吗? 何种类型的宗教信仰?

(2)平日你参加哪些宗教活动?

(3)宗教信仰对你来说有多重要?

(4)你是否因宗教信仰而禁食某种食物?

(5)你有无因宗教信仰而必须禁做的事情?

(6)在你的家庭中谁与你有相同的宗教信仰?

(7)老化和疾病对你的宗教活动有何影响? 内心感受如何? 需要别人为你做什么?

【思考与练习】

1.老年人的躯体健康评估包括哪些内容? 评估时应该注意哪些问题?

2.刘某,女,65岁,老伴去世5年,儿女均在外地工作。退休后终日在家,与外界接触较少。近来性格出现明显改变,对周围事物不感兴趣、悲观厌世,伴食欲下降、失眠。请问:

(1)刘老出现了什么问题?

(2)如何对刘老进行评估?

3

老年人日常生活照护

【相关知识】日常生活功能

　　日常生活功能主要包括三个层次的内容:一是基本的日常生活活动,丧失这一层的功能,即失去生活自理能力;二是工具使用的生活活动,丧失这一层的功能,则不能进行正常的社会活动;三是高级日常生活功能,反映老年人的智能能动性和社会角色功能,丧失这一层的功能,将失去维持社会活动的基础。老年人的日常生活护理就是从这三个层面上给予帮助、补充、维持或提高老年人的日常生活功能,从而提高老年人的生活质量。

3.1　老年人生活环境的照护

3.1.1　营造照护环境

　　老年人的生活环境要求是"健康、安全、便利、整洁"四个方面。

3.1.1.1　老年人的住宅要求

　　1.合理的室内温湿度

　　老年人居室应保持适宜的温湿度,室内温度应为 24 ± 2 ℃,湿度为 $50 \pm 10\%$,室内应有冷暖设备,室内湿度过低,会出现口干舌燥,甚至咽喉痛,可通过气窗通气、摆放花盆或清水来调节湿度。使用电风扇或空调降温时,时间不宜过长。

　　2.合理的照明

　　选择采光好的住宅,室内宽敞明亮。若居室光线太暗,对老年人视力、精神都有很大的影响,合理的照明,可使老人精神振奋,心胸开朗。室内应安装夜间照明设备。

3.安静的环境

安静的环境利于老人居住,医学研究证明,家庭中噪声超过 60 dB,就会对听觉、视觉、心血管系统、消化系统、内分泌系统和神经系统产生损害作用。长期处于强噪声的家庭环境中,老人可出现听力减退、头晕、耳鸣、失眠、记忆力减退及全身乏力,甚至可导致耳聋、注意力不集中、烦躁不安、心跳过速、血压升高、消化功能紊乱等,故噪声高会给老人健康带来危害。

4.安全的住宅

老人的家具摆放有讲究。床、躺椅、沙发等一些供老人长时间休息、坐卧的家具,不要放在正对门窗的位置,以防老人在休息时受风寒。老年人居室的地面应防滑,最好在老人的居室中铺地毯,以防老人因腿脚不便摔倒或突然晕倒时摔伤。家具简单,摆放整齐,尽量减少障碍物。备有必备生活用品,如床、衣物等,特别注意要放置日历、时钟、拐杖等。厕所和浴室设计适应老年人的需要。门口及走廊等处安装扶手。另外,人在睡眠时身体的方向和地球的南北极方向一致则有益于健康。因此,老年人卧床的摆放,宜和南北极方向一致。

5.保持新鲜的室内空气

采取开窗换气的方法使室内通风。通风不但能调节室内温度,还可清除室内污浊的空气,增加室内空气的清洁度。清晨或雨后,空气新鲜,含氧量较高,污染物和尘埃较少,是理想的通风时机。冬天可在中午温度较高时开窗通风,时间可减少。

3.1.1.2 老年人住宅周围要求

老年人住宅周围应有公园或活动广场,方便老年人运动;住宅在商场附近,方便购买生活用品;住宅还应距医疗机构较近,方便就医;住宅应远离公路和闹市,以保持安静的环境。

【相关知识】理想的住宅

房子不超过六楼,既能保持同外面世界的联系,又能使心理上产生安全感,且选择自然景色优美,一边是公园,另一边是秀水,树和水都是极好的过滤器,不让尘土通过。城建生态学专家认为,超过 30 m 以上的高层空气中集结了有害物质。

3.1.2 老年人家具的选择

3.1.2.1 照护床的使用

1.医院病床

由于病人多需卧床,为了便于医护人员检查和护理病人,医院的病床一般高为 60 cm,宽为 90 cm。两侧安装床栏,有三折床、两折床等,有的配有输液架。(见图 3-1)

2.合理的照护床

选择床主要依据高度、宽度和床垫硬度等,其中最重要的是床的高度,即地面距

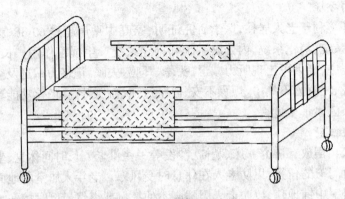

图 3-1 病床两侧加床栏

床垫的高度。老人的床不宜过高,以免上下床不方便。南丁格尔曾说过:"若病人的床比沙发还高则不好。"因此,床高的标准是以坐在床上足底能完全着地为宜,最好大腿与小腿呈 90°。床的宽度最好在 100～120 cm,这样有利于老年人自行坐起。床垫的硬度以易于活动不陷身体为宜,不选择松软的床垫。床的两侧应安装扶手,便于老年人自床上移至轮椅或便具等处。此外,床下应有一定空间,使老人从椅子或床上站起时,脚向后有空间,利于老年人站起来。弹簧床等软床对老人不合适,对于患有腰肌劳损、骨质增生的老人尤其不利,这常常会使他们的症状加重。不少老年人喜欢席梦思、钢丝床、棕绷床,认为这些床柔软舒适,可减少疲劳。其实不然。这些床透气性差,长期睡卧,还会使人脊柱呈弧形,劳损症状加重,腰部发生疼痛。为了预防和治疗腰部疼痛,最好选择木板床。床以硬床垫或硬床板加厚褥子为好。使用时,可在铺板上加一层厚一些的棉垫,使之松软,这样不仅可使老人躺得更加舒服,而且可使脊柱保持正直的状态。床上用品要选择保暖性好的,床单、被罩应选购全棉等天然材料制作的。

3.1.2.2 对桌子的要求

老年人用的桌子,既不宜过高,也不能太低。过高的桌子容易导致老年人的肌肉疲劳,脊柱侧弯,视力下降等弊病。长期伏案的老年人,还会因为颈椎骨唇样增生,而患颈椎肥大等疾病。过低的桌子则会使老年人感到书写不适,肩部疲劳、胸闷、起坐吃力等。

3.1.2.3 对椅凳的要求

老年人使用的椅子、板凳,最好能带靠背,以托住人体脊柱,保持全身肌肉用力平衡,减轻劳累。椅凳的靠背板和椅面的宽度也要适中,否则久坐后由于血液循环受阻而使足部温度下降,对身体健康不利。

3.1.2.4 沙发的选择

老年人在选购沙发时座位不能过低,否则坐下去和站立时就会感到困难。有腰痛病的老人,应选购带枕头的,坐卧时感到舒服,有助于消除疲劳。同样,供老人使用的沙发也不宜选择过于柔软的。那种人一坐上去,就深陷里面,感觉仿佛整个人被拥抱住了的沙发,也不适宜老人使用。这种沙发往往令他们起立时感觉吃力。

3.1.3 助行器的使用

3.1.3.1 手杖的使用

1.手杖的种类及适应对象

手杖的种类有以下四种(图3-2)。

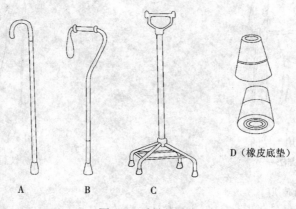

图3-2 手杖的种类

1)普通手杖 特点是整体呈f形,轻便简单,携带方便。适用于一般行走不便的老人。

2)支架式手杖 特点是上端有支撑手腕的装置,可固定腕部和前臂。适用于腕部支撑力弱或腕部关节强直的老人。

3)T字形手杖 特点是上端呈T字形。有些带软环,加大了手杖与手的接触面积,从而增加了行走时的稳定性。

4)四脚式手杖 特点是手杖下端有四个支点,进一步增加了稳定性。适用于稳定性和平衡能力差的老人。

2.指导老人使用手杖

手杖的长度应是手臂下垂时从手腕至地面的高度,拄手杖时,肘弯曲角度以150°为宜。行走时,两脚并拢,重心移到健侧脚上,将手杖向前拄出一步远,然后向前迈出患侧脚,放平在地上,再用手杖支撑,健侧脚前移,两脚并拢。依次行进。上下台阶时,先将手杖放在上一个台阶上,先上健侧脚,移动重心在健侧脚上,再上患侧脚;下台阶时,手杖先放在下一个台阶,先下患侧脚,然后跟下健侧脚。过障碍物时,手杖先拄到障碍物的前方,迈出患侧腿,调整重心后,再跟着迈出健侧腿,与患侧腿并拢。

3.协助使用手杖的老人行走法

1)方法一 嘱老人健侧持手杖,照护人员从后方将手伸到老人腋下,拇指放到腋窝后,用手支托老人腋下,手背按住老人的患侧上肢,以防老人向患侧或后方跌倒。

行走方法同手杖使用法。(见图3-3)

2)方法二 嘱老人健侧持手杖,照护人员一手扶住老人肩部,另一手提拉老人腰带,防止老人身体向前方或两侧倾倒。行走方法同手杖使用法。(见图3-4)

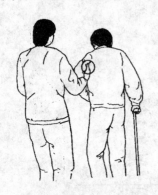

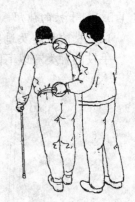

图3-3 协助使用手杖的
老人行走法(方法一)

图3-4 协助老人使用手
杖行走法(方法二)

3.1.3.2 拐杖的使用

1.拐杖的种类

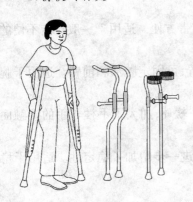

图3-5 拐杖的种类及使用

拐杖可分为固定式和可调试两种。可调式拐杖可根据老人要求调整高度和扶手位置。拐杖的高度以老人身高的77%最佳,下端着地点为同侧足前外方10 cm处。(见图3-5)

2.拐杖的特点和适用对象

拐杖由于有腋下和手腕两处支撑,稳定性比手杖好,适用于下肢肌张力弱、关节变形或下肢骨折不能支撑体重且臂力较好的老人。

3.指导使用拐杖的老人行走法

1)4点步行法 右侧拐杖向前移动,迈出左脚,左侧拐杖向前移动,与右侧拐杖平行;右脚跟上左脚,与左脚平行。

2)2点步行法 右侧拐杖和左脚同时向前移,稳定后,左侧拐杖和右脚同时向前移。

3)甩动下肢步行法 两侧拐杖同时伸向前方,身体重心移向前方,用拐杖支撑,悬空身体,借人体重力两腿向前甩动约30 cm,着地平稳后,再同时移动两拐到身体两侧。(见图3-6)

4)协助使用拐杖老人的行走法 参照手杖使用方法。

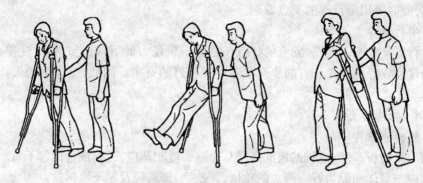

图 3-6　指导老人甩动下肢行走

3.1.3.3　步行器的使用

1.步行器的种类及使用方法

步行器的种类大体有以下三种(见图 3-7)。

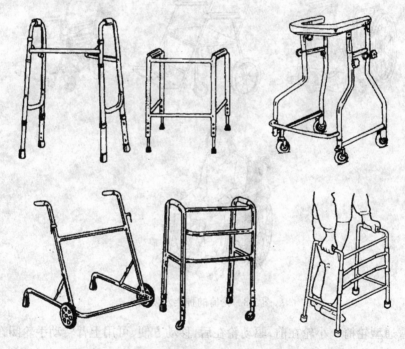

图 3-7　步行器的种类及使用

1)四轮式步行器　特点是有四个轮子,可随时拉动,适用于迈步有困难的老人。但由于轮子易滑动,用力方向不准时,易发生危险,因此,应慎重使用。

2)提抬式步行器　特点是稳定性好,但行走时需将步行器提起放到正前方后,再向前移动身体,故站立时稳定性较好的老人可选用此种步行器。

3)两轮式步行器　特点是稳定性好,移动方便。行走时应先将轮子移向前,再移动身体,此时需用步行器的支点着地。

2.步行器的适用对象

步行器具有稳定性强、安全的特点。适用于肌张力低下、行走时稳定性差,但判断力和视力较好的老人。有的步行器需要有较好的臂力。因此,应根据老人具体情况选择。

3.1.3.4 轮椅的使用

1.轮椅的结构

调节脚踏板高度,使脚踏板的高度与小腿长度相适应,过高或过低都不宜。轮椅的宽度应与身体相配为好。理想的轮椅,其扶手、脚踏板及轮子可拆换。

2.轮椅的种类

轮的种类有以下三种。(图3-8)

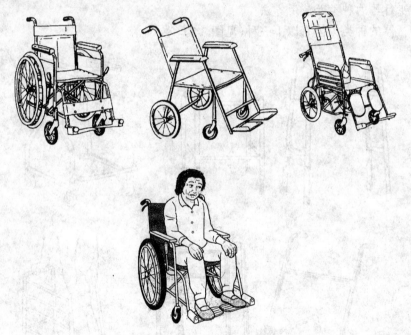

图3-8 轮椅的种类及使用

1)普通型轮椅 小轮在前,驱动轮在后,移动方便,可用上臂转动手轮圈,自己控制行走。

2)可调型轮椅 轮椅背部能抬起和放平,有固定头颈部的软槽。适用于身体虚弱无力,难于支撑的老人。

3)照护型轮椅 简单轻便且造价低。适用于照护人员运送老人时使用。

3.轮椅的功能

轮椅具有三大功能,一是为老年人提供"坐"的工具;二是成为老年人的"代步"工具;三是成为"挪动"的工具。

　　4.轮椅使用技巧

　　移动时老人应靠后坐,脚置于脚踏板上。上台阶时,扶助人员应将把手朝后拉,用一只脚踩轮椅的后脚蹬,抬起脚轮,将脚轮抬到台阶上,握住把手可使车轮向前滚动。下坡时,注意控制速度,不可过快。当道路凹凸不平时,不可使老年人感到振动,应下压把手向前行,保持平衡。(见图3-9)

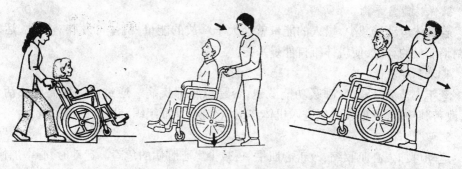

图3-9　上下台阶及下坡时轮椅的使用方法

【相关知识】导致卧床不起的原因

　　卧床不起的原因有:一是老化及障碍,虽然老化及障碍是不可避免的事,但老人很难接受这个现实;二是丧失生活热情,部分瘫痪的老人认为瘫痪的手足不能做任何事情,于是不知所措,陷入迷茫状态;三是丧失自主性,由于身体功能逐渐下降,对什么事都不感兴趣,什么事也不想做,甚至觉得活着没意思;四是废用综合征,没有瘫痪的手足也减少使用,全身慢慢衰弱;五是卧床不起,因为不活动而使肌力下降、产生挛缩、机体功能低下,最终导致卧床不起。

3.2　老年人活动的照护

3.2.1　老年人活动的意义

3.2.1.1　老年人活动的生理意义

　　生命在于运动。运动是生命之本,所有长寿者都离不开有规律的体育运动或生活劳动。经常运动可以保持体力不衰;适当用脑可以保持脑力不衰。老年人保持运动对于延缓衰老、防病抗病、延年益寿具有非常重要的生理意义。

　　1.增强新陈代谢

　　运动可促进血液循环,加快呼吸,增高体温,加速体内生化反应,增强组织、细胞代谢功能,促进体内储存物质的利用,增强汗腺排泄,提高消化系统消化、吸收、利用和排泄功能,刺激组织更新,提高抗病能力等。

2.强化组织功能

运动可使肌纤维变粗,肌张力增强,使肌肉的血液供应、蛋白质合成、糖的合成与储备能力增加。运动还可使骨质密度增加,坚韧性及弹性增大,促进钙的吸收和储存,改善骨骼血液循环,延缓骨骼老化过程,同时可延缓骨质疏松,加固关节,增加关节灵活性,预防和减少老年性关节炎的发生。

3.保持能量平衡

若机体运动量减少,摄入的能量就会大于释放的能量,机体可发胖。因此,运动可调整能量的释放,使机体维持能量平衡。

4.改善肺功能

老年人肺活量减少,呼吸功能减退,容易患肺部疾病。通过活动提高胸廓活动度,改善肺功能,使更多的氧进入机体与组织交换,保证组织和脏器的需氧量。

5.增强内脏功能

运动可加强心肌收缩,改善心肌供氧,减少患心脏病的危险。运动时,心率加快,血压上升,心搏出量增多,血管扩张,血流加快等。

3.2.1.2　老年人活动的心理意义

1.运动能改善老年人的心理状态

运动可引起大脑运动中枢的兴奋,有利于消除烦恼、抑郁、焦虑、强迫症。运动可不断增强体质、祛病延年,老年人就会豁达乐观、知天乐命,消除孤独、寂寞、悲观等不良情绪,增加生活情趣。运动还有利于培养老年人的信心、勇气和毅力。

2.运动可提高老年人大脑功能

运动时,肢体的活动可兴奋大脑,经常运动可提高用脑的效力,提高记忆力。

3.2.2　老年人活动的照护

3.2.2.1　老年人活动能力的评估

1.老年人身体评估

老年人身体评估包括心血管系统、骨骼系统、神经系统。特别是老年人的步态、协调情况及对活动产生的影响。

2.老年人现存的活动能力

(略)

3.老年人的活动史

活动史包括活动程度、活动习惯、活动态度等。

4.老年人用药状况

为活动后用药提供参考资料。

5.老年人活动耐受性

评估老年人目前的活动耐受力,并与老年人共同制定活动计划;在增加新的活动内容时,及时评估老年人对该项活动的耐受性,观察是否出现异常情况。

6.老年人活动前后情况

活动前后情况包括活动前的准备,活动后的停止过程等。

7.老年人活动环境

活动环境是否安全、便利等。

3.2.2.2　老年人的活动量

老年人的活动量,应根据个人的能力及身体状况来选择。专家认为:每天活动消耗的能量如果在 4 180 kJ(1 000 kcal)以上,可以预防多种疾病,起到强身健体的作用。老年人的活动量参考:可消耗 335 kJ(80 kcal)能量的活动有体操 20～30 min、沐浴 20～30 min、扫除 20 min、投球 10 min、洗衣服 50 min、爬楼梯 5～10 min、跳绳 10～15 min、跑步 10～15 min、读书 6 h、写作 40～50 min、游泳 5 min。

3.2.2.3　老年人的活动种类及项目

1.老年人活动种类

日常生活活动(Daily Living Activities)、家务活动(Household Avtvities)、职业活动(Occupational Activities)、娱乐活动(Recreational Activities)。对于老年人自己来说,日常生活活动和家务活动是生活的基本;职业活动是属于发展自己潜能的有益活动;娱乐活动则可以促进老年人的身心健康。老年人要选择合适的体育锻炼,掌握运动的强度和时间,只有科学锻炼,才能增进健康。

2.老年人活动的项目

1)散步　散步是最简单、最适合老年人的活动方式,运动量适中。散步可使下肢肌肉、关节得到锻炼,防止肌肉萎缩,保持关节灵活,有助于血液循环,脉络畅通。一般散步速度每小时可消耗 200 kcal 能量,消耗 3500 kcol 能量可使人体内的脂肪减少450 g。因此,散步适合老年人。

2)慢跑和跳舞　慢跑和跳舞比散步活动量大,锻炼效果好。坚持长跑锻炼的老年人,肺活量可增加 10%～20%。由于消耗的能量多于散步,是防止身体超重和治疗肥胖的有效方法。

3)球类运动　老年人适合进行的球类运动有门球、乒乓球等,可增加心率、活动关节。

(4)倒行步,又称"逆步术"　倒行可减轻腰酸背痛、降低血压,使平时不活动的肌肉得到锻炼。倒走时要留意运动方向、掌握平衡,防摔倒,因此,能锻炼老人对空间的感知能力,能训练小脑的平衡功能,有利于提高反应能力。倒走时腰身要挺直,使脊椎和腰背肌得到锻炼,有利于气血通畅。倒走时膝盖不要弯曲,两腿要用力挺直,靠踝关节和足跟骨用力,以使膝关节周围的肌肉、韧带、踝关节及足部得到锻炼。

5)爬楼梯　爬楼梯能锻炼心肌,增加心脏的搏出量,起到预防冠心病的作用,并能使呼吸系统的功能得到锻炼,同时能增强腿部的力量。方法有三种:一是住高层的老人可"顺路"爬,并有意识地多上下几次;二是先上几级然后下来,反复数次,速度可由慢到快再到慢;三是先一步一级,再一步两级,如此交替进行。

6)保健按摩　对患有恶性肿瘤、毒血症、肺结核、精神病、皮肤病等以外的老年人,用双手在身体不同的部位按摩,可促进血液循环,对神经和穴位都起到良好的刺激作用。

7)医疗体育　按照一定的顺序,有目的地进行运动,具有保健作用。

8)拳操与气功　进行各种拳操时,可涉及全身主要关节和肌群,长期坚持可增加关节灵活性,增强韧带的功能,促进血液循环和胃肠蠕动。气功是现代心理疗法、体育疗法、自然疗法、信息疗法的综合运用,可发挥人的主观能动性,提高人体对自然与社会环境的适应能力,达到"身"与"心"的高度和谐发展。

【相关知识】老年人宜搓手球

搓手球是一种老年人日常锻炼手劲、臂力的活动,能促进血液循环,清心静脑,排除杂念,是中国传统的生活锻炼方法。手球的选择应是夏季用铁球,冬季用木球和核桃。

3.2.2.4　老年人活动的原则

1.交替原则

生命现象是动和静、兴奋和抑制、紧张和松弛的交替,老年人运动也应遵循这一原则。交替是指不同运动形式的交替,包括动与静这个特殊的交替。交替既是休息也是保护,脑力劳动累了,做些体力活动能使大脑得到很好的休息和保护。坐久了感到累了,站起来走走能很好地解除疲劳。老年人疲劳恢复较慢,更要注意休息。

2.非用则退原则

在生命的进化过程中,组织器官或机体功能是非用则退的,要强化机体的各种功能,就要经常使用。大脑不用则呆,肌肉不活动则萎缩。因此,老年人要常用脑,常运动。

3.持之以恒原则

俗话说:"要想身体好,坚持天天跑。"科学研究证实,心肌的收缩性功能对运动锻炼发生适应性变化是可逆的,若停止3个月,其状态又可退回到锻炼前的水平。因此,老年人的运动,必须持之以恒,才可达到健身长寿祛病延年的目的。

4.脑体并健原则

健脑和健体不可分割,相互促进。脑的健康与否直接影响身体健康,与身体重要器官有相互依赖的关系,故脑的健康对身体其他器官也有很大的影响。

5.循序渐进原则

根据老年人的身体情况,有目的、有计划、有步骤地进行,掌握适合自己的锻炼规律。本着先易后难、由浅到深、由简到繁、由慢到快,由弱到强,运动量由小量到大,持续一段时间后逐步增加,逐渐适应、逐渐过渡,以防劳损或意外事故。若老年人感到疲劳,出现心慌、食欲下降、失眠等,应及时调整运动计划。

6.因人而异原则

老年人应根据自身的具体情况选择适合自己的运动方式。不同的身体素质或一个人不同的时期,适应不同的运动量和运动形式。身体状况适应于运动方式,身体内部器官、组织之间的高度协调是健康运动的保证,而这种适应可通过锻炼来强化。

【相关知识】观察运动量是否适合的方法

(1)运动后的心率达到最宜心率;

(2)运动结束后在3 min内心率恢复到运动前水平,表明运动量较小,应加大运动量;在3~5 min之内恢复到运动前水平表明运动适宜;而在10 min以上才能恢复者表明运动量太大,应减少运动量。

3.2.2.5 老年人活动的注意事项

1.运动量要适度

运动后最宜的心率(次/分) = 170 - 年龄,运动后3 - 5 min之内恢复到运动前水平表明运动适宜。

2.运动前的准备

老年人运动前应作适当的准备工作,特别是进行较剧烈的运动和新的运动前,要作一定的预备活动,使神经兴奋性和敏感性提高,增加肌肉关节的灵活性。可采取走、跑、跳、体操等练习。

3.运动后的保健

老年人运动后应做些放松的整理活动,使紧张状态逐步恢复到松弛安静状态。如步行、自我按摩肌肉等。运动后及时擦干汗液,穿好衣服,补充营养等。

4.运动时间适宜

老年人的运动的时间以每天1~2次,每次半个小时左右,一天运动总时间不超过2 h为宜。早晨运动应在太阳出来后进行,此时植物开始进行光合作用,吸进二氧化碳,呼出氧气,使空气变得新鲜。下午或晚上活动时间可按个人情况确定,最好安排在下午5~8点为宜。饥饿时不宜进行运动,在体内能量不够用时勉强运动对身体有害。饭后不宜立即运动,因为胃肠道充血,正进行消化过程,若此时运动,可使血液重新分布,影响胃肠的工作,不利于消化吸收,甚至损伤胃肠。运动后不宜立即入睡,因为运动后机体处在兴奋状态,可影响睡眠。

5.运动适应季节

大自然是人类赖以生存的条件,运动要适应气候的变化,趋利弊害,提高健身效果。老年人对气候的适应调节能力较差,夏季高温炎热,户外运动要防止中暑,冬季严寒冰冷,户外活动要防跌倒和伤风感冒。

6.运动场地适宜

运动场地尽可能选择空气新鲜、安静清幽的公园、树林、操场、庭院、湖畔、疗养院

(所)等地。不宜在硬马路、石板上跑步和步行。

7.运动项目恰当

老年人选择运动项目应采取弥补的办法,即常站立者要多找机会坐坐、走走,久坐者应尽量多走走、多做操等。老年人的运动项目也可根据个人兴趣爱好选择,使运动得以持久并可陶冶情操。

8.运动要确保安全

老年人不宜选择有憋气动作的运动。注意防止跌倒,跌倒不只对老年人的身体带来严重影响,还会影响到老人的心理和社会层面,经常跌倒的老年人很可能丧失自信心,害怕单独生活,特别是那些跌倒后要靠别人帮助才能爬起来的老年人,由于害怕再跌倒而尽可能少活动,这样常常导致骨骼肌萎缩,走路更加不稳,更易导致跌倒从而形成恶性循环。年老体弱、患有多种慢性病或平时有气喘、心慌、胸闷或全身不适者,应请医生检查,并根据医嘱实施运动,以免发生意外。患有急性疾病,平时有心绞痛或呼吸困难,精神受刺激,情绪激动或悲伤时应暂停运动锻炼。

【相关知识】老年人忌久坐

久坐等于把一个人放在一个固定少动的位置上,一是会使全身血液循环减慢,引起肌肉萎缩无力,腰背痛或因长时间压迫肛门而发生痔疮,也可使前列腺肥大加重或引起前列腺发炎;二是久坐看书写字,因颈部低垂少动,也会引起颈部血管受压。颈椎骨质增生和动脉硬化压迫颈部神经和血管的机会大大增加,往往因此造成一时性脑部供血不全,引起缺血性脑病,出现眩晕、恶心、呕吐、身体失去平衡,严重者还可出现晕倒或一时意识不清;三是久坐不动会使体内脂肪堆积在腹部、臀部,造成腹部凸出,臀部松垂,体态臃肿难看,并易引发高血压、冠心病、动脉硬化、心血管病等;四是人体免疫细胞的数量随着活动量的增加而增加,这些免疫细胞可以防止疾病及癌瘤的生成,久坐则无法产生足够的免疫细胞。故久坐不动患癌症的机率大大增加。

3.3 老年人休息与睡眠的照护

3.3.1 老年人的睡眠照护

3.3.3.1 睡眠对老年人的意义

一个人的一生中,有1/3多的时间是在睡眠中度过的。正常的良好睡眠,可调节生理机能,维持神经系统的平衡,是生命中重要的一环。睡眠不良、不足,第二天就会头昏脑胀、全身无力。睡眠与健康、工作和学习的关系甚为密切。充分合理的睡眠对老年人的身体健康是十分重要的。随着年龄的增高,老年人的脑动脉逐渐硬化,血管壁弹性减低,管腔越来越狭窄,脑血流量相对减少,使得脑组织呈慢性缺血缺氧状态。一旦疲劳或睡眠不足,就极易出现打呵欠、爱瞌睡现象,这是人体衰老的一种表现。

老年人睡眠和年轻人的不同表现在以下几方面：老年人在夜间睡眠时经历多次的短暂觉醒；随着年龄的增长，非 REM 相的深睡眠减少；老年人白天瞌睡增多；老年人在睡眠时体温无明显下降；老年人喜欢早睡早起。

【相关知识】睡眠的五个误区

(1)晚上不睡觉，白天睡个够。

(2)早早上床等"睡虫"。

(3)睡足八小时，睡眠才算好。

(4)睡觉多梦没睡好，做梦大脑没休息。

(5)睡的时间越长越能解除疲倦，体力恢复得越好。

3.3.1.2 老年人睡眠时间

睡眠是一种使人们的精力和体力疲劳恢复正常的最佳方式。老年人随着年龄的增长，身体各部分机能逐渐老化，更容易出现疲劳，因此，睡觉显得更为重要。然而，是不是老年人睡觉越多越好呢？

科学研究发现，一个人的睡眠不足或过多，对健康都是不利因素。有文献报告指出：每日睡眠不足 4 h 的人，其死亡率要比每日睡 7~8 h 的人高出 180% 以上；相反，如果睡眠时间过长，每日 10 h 以上，其死亡率亦要高出 80% 以上。生理学家认为：人类合理的睡眠时间，学龄前儿童每日 10 h 左右；学龄儿童每日应睡 9~10 h；20 岁以下青年每日可睡 9 h 左右；成人每日睡 8 h 足矣。一般情况下，老年人每天睡 5~7 h 即可，也有些长寿老人，每天睡 8~10 h。可见，一个人每天需睡多长时间，不可一概而论，应因人、因性别(一般来说，女性比男性好睡)、因具体情况不同而有所差异。

能取得较好的睡眠质量的入睡时间是晚上 9 点到 11 点，中午 12 点到 1 点半，凌晨 2 点到 3 点半，这时人体精力下降，反应迟缓，思维减慢，情绪低下，利于人体转入慢波睡眠，以进入甜美的梦乡。老年人离退休之后，没有了在工作岗位上的那种紧张节奏，睡眠时间就可以自由安排了，不管白天或是晚上，什么时候想睡都可以去睡，但过多的睡眠，对老年人身体健康是有害无益，这一点应引起老年人的注意。

老年人睡眠过多，会引起四肢无力、全身酸懒、精神不振，而且睡眠过多，血流速度减慢，血液黏稠度增加，容易引起脑血栓形成、心肌梗塞、食欲不振、神经衰弱等。此外，睡眠过多，还会引起机体免疫功能低下，从而诱发许多疾病，所以老年人应根据自己的情况，合理安排睡眠。

3.3.1.3 老年人睡眠习惯

1.定时睡眠

无论是每晚的睡眠还是白天的小睡都要尽量保持在同一个时间上床和起床，节假日也不例外。要进行有规律的适度的行动。

2.坚持午睡

不少老人有午睡的习惯,但如果睡不好,反而觉得难受;午餐后要休息 15 ~ 30 min 再睡,饭后不要立即躺下。午睡时间也不宜过长,以 30 ~ 60 min 为宜。避免睡在风口上,胸腹部要盖点东西,以免受风寒。现在有种新的看法,认为饭前午睡好,只睡半小时甚至比饭后睡两小时消除疲劳的作用还大。

3.必要瞌睡

打瞌睡乃正常生理现象,人完全苏醒状态只能维持 4 h,打瞌睡可以为生命充电。老年人如果呵欠连连,就不得不考虑是否为脑血管病的前奏,要及时去医院诊治。

3.3.1.4　老年人睡眠姿势

宋蔡季通《睡诀》指出:觉侧而屈,觉正而伸,早晚以时,先睡心,后睡眼。睡眠姿势与睡眠效果有很大关系。老年人左右侧卧位睡眠区别不大,多主张右侧卧位,这样全身骨骼、肌肉都处于自然放松状态,呼吸舒畅,心脏不受压迫,胃也易于蠕动、排空,使睡眠安稳、舒适、自然,容易入睡,也容易消除疲劳(见图 3-10)。俯卧睡眠压迫胸部,使呼吸不畅;仰卧睡眠易使手置于胸前,压住心窝,造成梦呓;左侧卧睡眠也容易压迫心脏和胃,并可听到心音,影响入睡。冬日切不可用被子蒙头睡,因大量吸入自己呼出的二氧化碳,而又缺乏必要的氧气补充,对身体极为不利。

什么样的睡眠才是最好? 睡眠应该是一种无意识的愉快状态。就算睡的时间短,而第二天起床能够很有精神,就表示有好的睡眠"品质",但是如果在睡了很久之后仍然觉得很累,就表示睡眠质量很差。

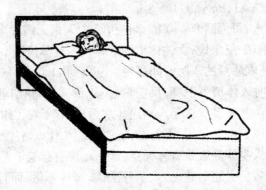

图 3-10　老年人的睡眠姿势

【相关知识】几种病人应有的睡姿

(1)脑血栓老人应采取仰睡,以免血流速度减慢,防动脉内膜损伤处逐渐聚集而形成血栓。

(2)肺气肿老人应仰卧,且抬高头部,同时双手向上微伸,以保持呼吸通畅。

(3)高血压老人应高枕(15 cm)仰卧位睡姿。

(4)心脏病老人,可采取右侧睡姿,以减轻躯体及血流对心脏的压迫;心衰者最好采取半卧位,以减轻呼吸困难,忌左侧卧或俯卧位睡姿。

3.3.1.5 老年人枕头的选择

老年人颈椎病发病率高,枕头高低、软硬要适中,以免加重病情。人的颈部是由颈椎、肌肉、血管、神经和皮肤等组织构成的,有着一定的自然弯曲度,高枕会加大颈部的弯度,使它处于前屈位,并使颈后部肌肉牵拉过紧。因此,枕头科学的高度应为6~9 cm,即人的颈至肩外侧的宽度。

3.3.1.6 老年人醒后照护

老年人睡觉醒来之后,发生中风较多,其原因是老年人机体逐渐衰退,血管壁硬化,弹性减弱,当从睡眠的卧位迅速变为起床后的直立位,由静态到动态,血液动力学发生突变,而生理功能不能很好调节,引致血压急剧起伏,容易导致老化的脑血管血栓形成或破裂出血。这是最主要的因素,还有血小板因素。老年人睡觉醒后不宜立即起床,动作要慢,要做到"三个半分钟",即清晨或夜间醒来后,平躺半分钟,在床上坐半分钟,双腿下垂床沿坐半分钟,然后再下地活动,以免血压骤变发生不测。(见图3-11)

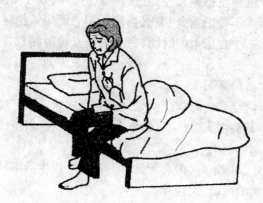

图3-11　老年人缓慢起床

【相关知识】老人睡眠三原则

(1)睡足。老年人应该每天睡多长时间?因人而异。但一般可根据季节进行有规律的调节:春夏迟睡早起,秋时早睡早起,冬日早睡迟起,并以坐卧假寐、午睡、闭目养神等弥补有效睡眠时间的不足。

(2)睡安。可采取睡前温水洗脚,思想入静等安神措施。

(3)睡暖。可以用棉布兜肚护脐,内装一些温性药物如干姜、肉桂、麝香,即使夏日睡时也不必解下。还可置一保暖坎肩,保护肩颈项背,可预防肩关节、颈椎病等。

3.3.2 老年人的睡眠问题

3.3.2.1 睡眠质量的评价标准

1.良好的睡眠标准

(1)入睡顺利,入睡时间在 10~15 min 之内。

(2)整个睡眠过程中从不觉醒。

(3)觉醒后清爽、舒服。

2.睡眠不良标准

(1)入睡困难,入睡时间长达 30~60 min。

(2)睡眠中至少觉醒 1 次以上。

(3)觉醒后仍有疲惫不快,头昏沉等不适感。

3.3.2.2 老年人睡眠障碍

1.老年人睡眠障碍的表现

进入老年期以后,睡眠问题是一个普遍存在的问题,老年人睡眠经常出现的问题有:老年人易出现失眠,表现为不易入睡,睡眠过浅,容易惊醒,醒后不易再睡,清晨醒来过早,白天常显得昏昏沉沉,总打瞌睡,这些情况几乎是老年人共同的苦衷。

美国斯坦福大学的佛里德曼教授经过研究以后,对老年人的睡眠问题,提出了一个全新的观点:"老年人不要把觉少、失眠当成负担。而应该把睡眠少而浅看成是生理现象。晚睡、早起,减少在床上的时间,完全打消安睡时间长才算养老那种陈腐观念"。

2.老年人睡眠障碍的原因

(1)有潜在的躯体疾病时,睡眠障碍是病的先导症状。

(2)不良的睡眠习惯:白天卧床多、睡眠多、入睡前过于兴奋,如看紧张性电视等,应该入睡时,困意则飘然消失。

(3)心理性因素致情绪不好、内心矛盾、冲突、不愉快生活事件等等。

(4)生活缺乏充实的内容,无规律。

(5)晚饭后尤以入睡前过多的吸烟和饮用浓茶。

3.3.2.3 改善老人睡眠的方法

(1)每天有固定的时间运动,睡前做 2~4 h 的轻微体力劳动,对睡眠有利。

(2)调节好自己的睡眠时针,按时睡觉、起床。

(3)每天下午能有足够的户外活动时间,欣赏一下大自然的景色。

(4)晚饭不饮酒,睡前数小时内不喝咖啡、浓茶,可以少吃点零食或喝杯温牛奶。

(5)应戒烟,尤其不要在睡前或失眠时吸烟,尼古丁是刺激剂,会扰乱正常睡眠。

(6)最好每晚睡前做同样的事情。

(7)睡前要回忆愉快的往事或编撰一个幻想的故事,在愉悦的心情中入睡。

【相关知识】老年人睡眠的 12 禁忌

(1)忌临睡前吃东西。人进入睡眠状态后,机体部分活动节奏便放慢,进入休息状态。若临睡前吃东西,可加重肠胃负担,这样身体其他部分也无法得到良好休息,不但影响入睡,还有损于健康。

(2)忌睡前用脑过度。如有工作和学习习惯的老人,要把较伤脑筋的事先做完,临睡前则做些较轻松的事,使脑子放松,这样便容易入睡。否则,大脑处于兴奋状态,即使躺在床上也难以入睡,时间长了,还容易失眠。

(3)忌睡前情绪激动。人的喜怒哀乐都容易引起神经中枢的兴奋或紊乱,使人难以入睡,甚至造成失眠。故睡前要尽量避免大喜大怒或忧思恼怒,使情绪平稳。

(4)忌睡前说话。因为说话容易使大脑兴奋,思想活跃,从而影响睡眠。

(5)忌睡前饮浓茶、喝咖啡。浓茶、咖啡属刺激性饮料,含有能使人精神处于亢奋状态的咖啡因等物质。睡前喝了易造成入睡困难。

(6)忌仰面而睡。仰卧则使全身骨骼、肌肉仍处于紧张状态,不利于消除疲劳,而且还容易造成因手搭胸部而产生恶梦,影响睡眠质量。

(7)忌张口而睡。张口入睡,空气中的病毒和细菌容易乘虚而入,造成"病从口入",而且也容易使肺部和胃部受到冷空气和灰尘的刺激,引起疾病。

(8)忌蒙头而睡。老人怕冷,尤其是冬天,喜欢蒙头而睡。这样会吸入过多二氧化碳损害健康,影响老年人睡眠质量。

(9)忌久卧不起。中医认为"久卧伤气",睡眠太多会出现头昏无力,精神委靡,食欲减退。

(10)忌当风而睡。房间要保持空气流通,但不要让风直接吹到身上。因为人睡熟后,身体对外界环境的适应能力降低,如果当风而睡,时间长了,冷空气就会从毛细管侵入,引起感冒风寒等疾病。

(11)忌眼对灯光而睡。人睡着时,眼睛虽然闭着,但仍能感觉光亮。对着光亮而睡,容易使人心神不安,难以入睡,而且即使睡着也容易惊醒。

(12)忌靠着火炉或暖气睡。这样做,人体过热,容易引起疖疮等热症。另外,夜间因大小便起床时,离开温暖的环境也容易受凉感冒。

3.4 老年人进食的照护

3.4.1 进食前的准备

3.4.1.1 整理室内环境

1.室内通风

室内通风的目的是排除令人不快的气味。

2.适宜的照明

一定的室内光线有利于进食,研究表明,最适宜进食的颜色是黄色,故进食时打开黄色灯光。

3.打扫卫生

进食前半小时打扫卫生,清除垃圾、尿布、污物等,征求老人同意后,将与进食无关的物品收拾起来。

3.4.1.2　用物准备

1.准备餐具

根据老人需要准备碗、盘、筷子或勺子等。

2.对餐桌、椅的要求

除配置一般高度(40 cm)的餐桌外,还应准备较低的餐桌,以方便身材矮小的老年人使用。有老年人的家庭或养老机构应配置不同高度的椅子,使每个人都能选择合适的椅子进食,椅子应有椅背,必要时还应有扶手。

【相关知识】慎用"卫生筷"

卫生筷的保存期一般冬季为 4 个月,夏季为 3 个月,过期的筷子易产生金黄色葡萄菌、肝炎病毒、大肠杆菌、痢疾杆菌等。因此,使用卫生筷应慎重。

3.4.2　协助自行进食

3.4.2.1　进食途径

1.进食途径

由口进食是最常用的方法,经口进食,将食物送入胃肠时,会刺激内脏配合消化和吸收。而使用鼻导管或胃造瘘时,由于不能经口进食,故不分泌唾液,胃肠道没有得到相应刺激,因此不能配合消化吸收。

2.吞咽机制

吞咽是指将摄入口腔内的食物通过咀嚼形成较大的食块,用吞咽动作使食糜通过咽喉、食道送达胃部的活动。经口吞咽应具备三个条件:一是食物大小适宜,过大或过小都不利于吞咽;二是食物的湿度适宜,若湿度过低,就会在吞咽过程中被咽喉挡住;三是吞咽时暂停呼吸,由于吞咽时,会厌关闭遮住咽部和喉头,即遮住气道,此时呼吸暂停,以利于食物顺利进入食道。

3.4.2.2　进食姿势

1.坐位进食

保持上身前倾。使口低于咽喉,防止食物误入气管,食物在吞咽力量的基础上,借助重力将食物送入胃内。老年人既可坐在椅子上,又可坐在轮椅上,还可坐在床边,特殊情况坐在床上,摇起(支起)床头并配跨床小桌,将床尾 1/3 部位抬高或用枕头垫在腋窝处,使膝部弯曲,以稳定坐位姿势。总之,只要使上身前倾就有利于进食。

必要时,在胸前铺上毛巾、餐巾等,以便达到即使弄洒了也不污染衣服的目的。(见图 3-12)值得注意的是:偏瘫老年人应选择有扶手的轮椅。双足根着地。足跟着地才能坐得安稳。

2.侧卧位进食

在老人后背使用靠垫或枕头垫起以保持身体稳定,用薄靠垫夹在双膝突出处以减轻压力,将枕头垫在头下。使用毛巾或餐巾遮盖老人胸部,延伸并掖到托盘下面,把食物放在患者能看到的地方和手能够到的地方。使用吸管或吸壶喝茶及喝水。

3.仰卧位进食

将托盘放在铺有餐巾或浴巾的移动餐桌上或床上,注意托盘的位置不妨碍老人的肘部

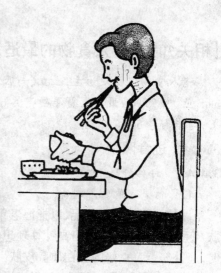

图 3-12 坐位进食

活动,同时注意床面要保持平整。使用床头镜子让老人看见饮食内容,使老人进食变得更加容易。把食物做成易拿、不易洒的形状,准备水杯、吸管或吸壶等。

3.4.3 不能进食的原因

3.4.3.1 食欲不振

1.疾病影响

患病往往影响食欲,如痴呆老人常常出现食欲不振现象。应积极治疗疾病。

2.心理因素

当人们心理压力大时,会出现食欲不振现象。若一个人对生活失去信心时,通常的表现是不想吃饭,并经常将消极的信息传入大脑,由此形成恶性循环。

3.饮食单调

饮食单调引不起食欲。

3.4.3.2 吞咽不畅

1.咀嚼有问题

牙齿不好、牙龈有疾患时可影响咀嚼,应给予较碎而柔软的食物。

2.不能形成食物糜团

当牙和舌活动不好时,就不能将咀嚼碎的食物在口腔中形成糜团,应食糊状或松软的食物。

3.吞咽反射低下

当吞咽反射低下时,过碎或糊状食物易引起憋呛。

3.4.3.3 手活动不灵活

手活动不灵活时要使用木质或橡胶等容易握持的筷子、有弯度的汤勺及叉子。

【相关知识】老人食物的最适调理温度

老人食物以松软为主,土豆、南瓜、菠菜、萝卜等蔬菜类 92 ℃,蛋羹 80 ℃加热 25 min,鱼、肉 75 ℃,贝、虾、蟹等硬壳类 68 ℃,煮鸡蛋用 68 ℃加热 30 min,墨鱼、贝类 65 ℃,烤牛肉等 58 ℃。

3.4.4 进食照护

3.4.4.1 评估阶段

1.评估老人的营养状况

评估老年人营养状况,以把握老年人营养不良,判断的指标是体重、血清蛋白、皮肤及毛发状态等。根据身高计算理想体重,然后进行判断。血清蛋白若低于 3.5 g/dl 时,应补充蛋、鱼、奶等蛋白质。皮肤出现皱褶、干燥、苍白、无光泽、有点状出血时,提示营养不良。此外,毛发干燥、无光泽,眼结膜干燥、出现毕胶斑,牙龈出血、炎症,口角炎、舌炎等均提示营养不良。

2.评估老人是否便秘或脱水

了解老人是否有便秘和脱水,为指导老人合理进食提供依据。体内的水分为细胞内液和细胞外液。细胞内液减少时,多见口渴、头痛、幻觉、痉挛、意识障碍等。细胞外液减少时,可出现皮肤弹性减低、皮肤黏膜干燥、体重及血压下降等脱水症状。

3.4.4.2 协助进食

1.照护人员的姿势

最好坐在老人身边(见图 3-13)。这样使照护人员和老人在同一方向,以便照护人员更好地理解老人心情。避免站着喂食,因站着喂食是从高处喂食,此时,老人不能采取前倾姿势,不利于吞咽,老人还会感到有一种压迫感。也不提倡面对面喂食,以免使老人不自然或产生被监视的感觉。

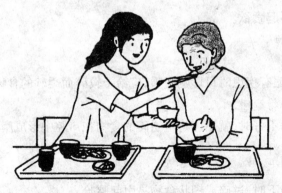

图 3-13　喂食方法一

2.喂食方法

对于一般老人,应从下方喂食,这是正常人进食的方式(见图 3-14)。必要时,照护人员可与老人同时进餐,且吃同样的食物,这样,照护人员更能设身处地为老人着想,而且可放慢进食速度。对于偏瘫老人,由于患侧的口腔及舌、咽喉的肌肉不能活动自如,导致吞咽不可能,因此,应从健侧喂食,饮水时将健侧稍向下倾斜。对于帕金森病人,应从症状较轻的一侧喂食,虽然帕金森病人舌和咽喉两侧的肌肉都变硬,但总有一侧症状稍轻些,选择从较轻的一侧喂食,有利于吞咽。

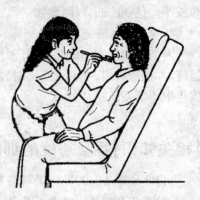

图 3-14　喂食方法二

【相关知识】饭后用牙签的危害

(1)消毒不严、管理不善的牙签易引起疾病。一根牙签上可藏有几万个细菌,细菌、病毒会通过随意抓取的牙签进入人体内。

(2)牙签使用不当易导致牙周疾病。牙签使用不当会造成牙龈炎、牙龈萎缩、牙间隙增大,从而诱发牙周疾病。

(3)叼含牙签不慎可能危及生命。叼含牙签,如不小心会将牙签吞进肚里,刺破小肠而危及生命。

3.4.4.3　误咽的预防及处理

1.误咽的概念

误咽是指食物和水分不能顺利地通过口腔和咽喉进入食道,而误入气管。通常情况下不会发生误咽,一旦发生误咽,对健康人来说,只要采取连续用力咳嗽,很容易将气管中的食物排出体外。对于脑血管障碍或慢性进行性疾病等脑神经性疾病的老年人,发生误咽时通过咳嗽很难排除异物,还易引起肺炎及气道闭塞。

2.吞咽时的观察

(1)意识状态、口唇开关情况、舌的蠕动、咀嚼状态、有无呛咳现象。

(2)吞咽后的状态、喉部有无不适感、吞咽所需时间、食物和水有无逆流现象。

(3)吞咽后有无吐酸水、烧心感及堵塞感。

3.误咽的预防措施

(1)准备易于吞咽的食物。如形状光滑的食物、可变形的柔软食物、黏度适中的块状食物、不粘黏膜的食物及味道浓郁的食物等。

(2)避免难以吞咽的食物。掌握正确用匙喂食的方法,即选择大小适中的匙,将盛有食物的匙放入老年人口中,尽量使匙背靠在舌头中部,稍稍下压舌头,嘱老人闭上嘴,从嘴角斜上方拔出匙子,嘱老人吞咽后示意,稍间隔后再继续喂食,食后保持坐位或半坐位 30 min,以防食物逆流。

4.误咽的处理方法

若老人出现剧烈的咳嗽、呼吸困难、紫绀等现象时,应立即停止喂食,并及时采取措施,如进行吸引,在老人咳嗽时轻拍其背部,呼吸困难不见好转时可吸氧,必要时与医生取得联系。

【相关知识】吞咽功能的训练

(1)冰按摩法。用结冰的棉签蘸凉水刺激前颚,引起吞咽反射。

(2)屏气吞咽法。嘱老人反复做吞咽动作。

(3)吞咽协作运动。包括颈部与肩部、颚和颊部、口唇和舌的被动及主动运动。

(4)吹气法。将吸水管放入盛满水的水杯中吹气,也可吹灭点燃蜡烛。

(5)构音练习法。如嘱老人反复练习"啪、爸、妈"等口唇音;练习"他、大、那、啦"等舌尖音;练习"卡、嘎"等舌根音。

3.4.4.4 胃管和胃瘘补充营养

1.胃管法

胃管法是将胃管从鼻腔插入经咽喉达到胃部,从胃管直接注入流质的方法(见图3-15)。对于不能经口进食者,采取胃管法以补充营养。

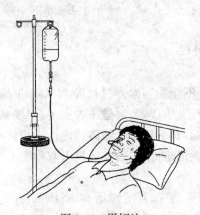

图 3-15 胃饲法

2.胃造瘘法

即在腹部做一切口,使管子从造口处通向胃部,注入流质的方法(见图3-16)。适用于吞咽反射消失者、大手术后不能经口进食者、食道病变者。注入流质时,应将床头抬高30°。

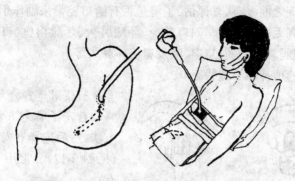

图 3-16 胃造瘘法

3.4.5 口腔清洁

3.4.5.1 目的

(1)保持老人口腔清洁、湿润,预防口腔感染。

(2)去除口臭、口垢,增加爽快感,并促进唾液分泌,改善味觉和增进食欲。

(3)预防牙周病和继发感染。

(4)康复训练内容之一。

3.4.5.2 适应范围

(1)不能自行进行口腔清洁的老人。

(2)需要协作才能完成口腔清洁的老人。

(3)不能自行准备口腔清洁物品的老人。

3.4.5.3 与口腔清洁有关的疾病

某些疾病需要特别注意口腔清洁护理,这些疾病有:口腔方面的疾病(如舌癌、口腔炎等);血液及造血系统疾病(如急性白血病、慢性淋巴腺性白血病、周期性嗜中性粒细胞血症);内分泌疾病(如甲状腺功能低下等);恶性贫血;糖尿病;胶原纤维性疾病(如风湿性关节炎、全身性红斑狼疮);溃疡性大肠炎等。

3.4.5.4 口腔清洁方法

1.确定为老人进行口腔清洁的体位、场所、用物、时间

(内容略)

2.评估阶段

口腔清洁之前,要做好评估,其评估内容有以下四方面。

1)评估老人的口腔功能 包括张口时有无疼痛感和颚关节活动障碍;有无牙齿疼痛、龋齿及过敏,牙齿有无松动、缺损或磨损、有无假牙等;牙龈有无发红、肿胀、水泡出血及食物残渣附着等;观察有无舌功能、舌苔异常及溃疡;有无流唾液现象;有无口臭等。

2)评估老人有无影响口腔的治疗 有些疾病需要使用抗生素、免疫抑制剂、抗凝剂等,而这些治疗可能引起口腔炎、口角炎、口腔黏膜溃疡、牙龈出血等,因此,在给老

人做口腔清洁护理之前,应认真评估,了解是否有给口腔带来副作用的治疗。

3)评估老人有无口腔疾病   如口腔炎、牙龈肿大、牙龈出血、口角炎、口腔溃疡、口腔出血、急性假膜念珠菌病、息肉、咽及扁桃体肿胀等。

4)评估老人的精神和心理状态。

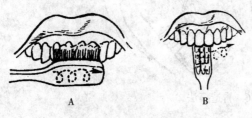

图 3-17　正确刷牙法

3.使用适宜的牙齿清洁工具

首先了解老人惯用的口腔保洁方法,然后选择老人最易接受的方法(见图 3-17)。常用的口腔清洁用具有:

1)小头牙刷   旋转灵活。

2)带把的海绵牙刷。

3)棉签   选择大小合适的棉签。

4)棉球   用弯血管钳或镊子夹棉球。

5)纱布   缠在食指上使用。

6)口腔清洗器(喷水器)   利用水压清洗牙齿,同时对牙龈有按摩作用。

7)牙线   双手拇指、示指控制丝线或尼龙线,用拉锯式轻轻将牙线越过相邻牙接触点,将牙线压入牙缝,然后将线用力弹出,每个牙缝反复数次。(见图 3-18)

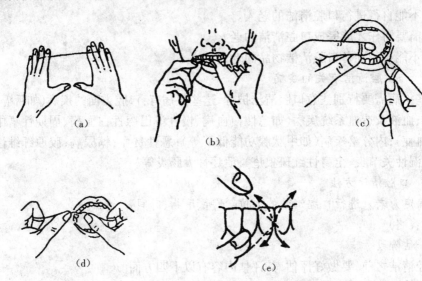

图 3-18　牙线的使用方法

【相关知识】正确使用牙刷

牙刷使用时间一般以三个月为宜,以避免牙刷污染而引起口腔疾病,如已患有牙龈炎、口腔炎、咽喉炎等疾病,就更应尽快更换牙刷。使用后,应及时用清水彻底冲洗干净,甩干上面的水,刷头毛朝上放入漱口杯中,放在干燥、通风的地方。

4.选择合适的漱口液

漱口液有下表所列数种,可根据需要选用。

漱口液名称	漱口液的作用
生理盐水	清洁口腔,预防感染
绿茶、乌龙茶	抗菌
柠檬水	促进唾液分泌
复方硼酸溶液(朵贝尔溶液)	去除口臭,抑制细菌
1%~3%过氧化氢溶液	抗菌除臭,适用于口腔感染、出血
2%~3%硼酸溶液	抑制细菌(酸性防腐剂)
1%~4%碳酸氢钠溶液	适用于真菌感染(碱性药液)
0.02%呋喃西林溶液	清洁口腔,有广谱抗菌作用
0.08%甲硝唑溶液	用于厌氧菌感染
0.1%醋酸溶液	适用于绿脓杆菌感染(铜绿假单胞菌)

5.操作前准备

(1)照护人员洗手。

(2)向老人说明清洁口腔的目的,得到老人理解。

(3)拉上窗帘和屏风。

(4)选择合适的体位,坐位或半坐卧位。

(5)在老人胸前围上毛巾或布巾。

(6)摆好用物,将用物放到便于取放的地方。

(7)照护人员带好口罩和手套。

6.用温水漱口

为了湿润口腔和除去口腔食物残渣,首先应将老人脸侧向照护人员一侧(见图3-19),协助从

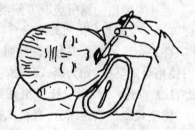

图3-19 口腔护理时头侧向一侧

嘴角将温水吸到口中,嘱老人含漱1~2次,随后轻轻吐出,擦拭嘴角周围。若老人不能吐水时,照护人员应用纱布或棉签将水蘸出。

7.清洗口腔

8.漱口

9.漱口后处理

【相关知识】斯提尔曼改良法

(1)将牙刷的刷毛贴在牙龈侧的牙齿上。

(2)用牙刷肚按摩牙龈边缘数秒钟。

(3)使牙刷向着齿冠转动进行刷牙。

3.4.6 义齿的护理

3.4.6.1 义齿的清洁方法

摘下义齿,用牙刷认真刷洗干净,必要时,使用清洁剂或牙粉。

3.4.6.2 义齿的摘取方法

一般于晚上入睡前取下义齿,摘取部分义齿时,应从对侧翼环摘起。然后进行清洁,使与义齿接触的黏膜在夜间得以休息。

3.4.6.3 义齿的安装方法

义齿包括人工齿部分和牙龈部分。义齿有全口义齿和部分义齿两种。安装部分义齿时,应注意将部分义齿左右平行放入口中。有时,根据残留牙齿的方向,可从一侧安装。

3.5 老年人排泄的照护

3.5.1 厕所的设计

老年人使用的厕所应既方便能行走老人,也便于坐轮椅或偏瘫老人使用。

3.5.1.1 行走老人使用的厕所

在去厕所的路上安装扶手;照护人员扶助老人去厕所;纸巾放在便于取放的地方;使用坐式马桶,如为蹲式马桶,可配"简易坐式便具"。

3.5.1.2 行走不便老人使用坐式便桶

将坐式便桶放在床旁,自行或扶助老人在便桶上坐稳,让老人手扶床栏,身体前倾,卫生纸放于床尾床垫下(见图3-20)。

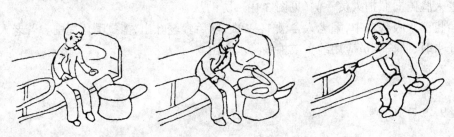

图 3-20 坐式便桶的使用

3.5.1.3　坐轮椅老人使用的厕所

厕所宽敞,使轮椅进入厕所,地面无台阶,有易于开关的拉门或帘子,在便器前方或侧方安装扶手,扶手位置应高于便座。

3.5.1.4　偏瘫老人使用的厕所

厕所宽敞,偏瘫患者无论是从轮椅移到便器上,还是从便器移至轮椅,都应用健侧做横向移动,因此,便器左右要留有一定空间,使老人无论从左侧还是右侧都能进行。当老人从轮椅移至便器后,应将轮椅移到便器的另一侧等待老人便后从便器上移至轮椅。最好在便器的两侧装上帘子,以保护老人隐私。

3.5.1.5　使用便携式便器

便携式便器适用于不能去厕所的老人,也适用于坐在椅子上不能把握平衡的老人。理想的便携式便器应有靠背、扶手,注意便座、靠背的材质,注意便器的稳定性,注意椅腿高度和座位下留有空当。对于外出活动的老人,可携带"折叠便携式便器"。

3.5.2　卧床者的排泄照护

3.5.2.1　用物准备

1.选择便器

插入式便器:排便、排尿两用型,带把手、前端薄易于插入。配有男女性专用尿器。将便器放在合适的位子,可配有专用的架子,当感到有尿意时,自己可随手取到。

2.防水措施

一种方法是铺橡胶单及中单,失误时可更换中单,一般情况便后不必撤除;另一种方法是排便时临时放置防水布及尿布(毛巾),便后撤除。

3.准备卫生纸

将卫生纸放在方便取用的地方。

3.5.2.2　放入便器

(1)自己插入或照护人员协助插入便器时,需先在膝部盖上大毛巾或布巾,以保护隐私(见图3-21)。

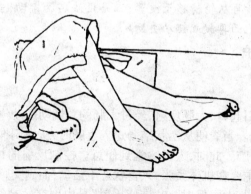

图 3-21　便壶的使用法

（2）脱去内裤，抬起臀部或侧身，然后轻轻插入便器。（见图 3-22）可在便器里垫上卫生纸以降低声音及防止污染。（见图 3-23）协助者暂时离开，让老人安心排泄。

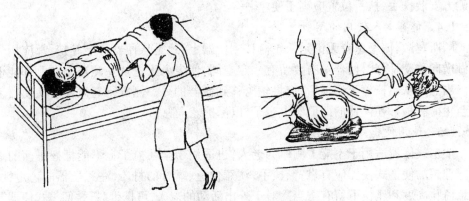

图 3-22　协助放便盆法

（3）便后及时撤离便器，整理用物，通风换气。

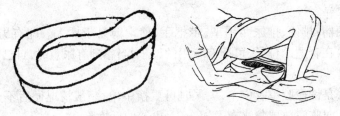

图 3-23　便盆的使用法

【相关知识】自行去厕所的技巧

去厕所的技巧有：一是设法能走起来，安装扶手或利用墙壁及家具；二是设法能站起来，坐轮椅去厕所再从轮椅移至便器；三是设法爬和挪动，当寝具与地面高度相同时，可横向移动至地面再爬或挪动去厕所。

3.5.3　便秘的照护

3.5.3.1　排便机制

1. 排便反射

食物进入胃后，引起胃、大肠反射，经过大肠的总蠕动运动将粪便送入直肠，进而引起排便反射而排便。当粪便从乙状结肠送入直肠时，从内侧推动直肠发出信号，然后信号经脊髓传入大脑。此时，人可感觉到便意。控制反射的神经是交感神经和副交感神经，交感神经主要在机体紧张、兴奋状态下活动；而副交感神经在一般情况下、心身放松时活动。"胃、大肠反射"和"排便反射"是由副交感神经引起的，一般来说，早晨副交感神经活动性强而易于产生排便反射，所以排便的最好时机是早餐后。

2.排便的力量来源

座位或蹲位是自然排便的常见体位,自然排便时,直肠收缩力、腹压、重力共同作用,卧位时,重力用不上,腹压只能发挥一半的作用,易导致粪便残留在肠内。

3.5.3.2 便秘种类

1.习惯性便秘

习惯性便秘系由于肠反射功能低下所致,是最常见的便秘。

2.迟缓性便秘

迟缓性便秘系由于肠收缩力衰退所致。

3.痉挛性便秘

痉挛性便秘系由于压力等引起肠痉挛而影响排便。

3.5.3.3 排便照护

1.鼓励养成良好的排便习惯

当人产生便意时,应立即排便,即遵循"排泄最优先原则",千万不可忍耐。因为此时就是直肠反射性收缩的时候,若错过了排便机会,反射被抑制,易形成重度便秘。对于没有形成规律排便习惯的老人,照护人员应根据每位老年人的具体情况制定排便计划,应有意识地训练,即使没有便意也要养成每日早餐后去厕所尽量排便,坚持一段时间可逐渐养成早餐后排便的习惯。一般每日1~2次大便,数次小便。特别注意清晨起床和晚上睡觉前一定要排空膀胱,以保证老人的睡眠。

2.注意排便姿势

排便姿势以坐位最好,其次是蹲位。排大便时,需要直肠收缩力、腹压及重力三种力的作用,坐位时上述三种力的作用最强,卧位时重力用不上,腹压只能用一半,只能靠直肠收缩力,易导致粪便残留在肠内,因此尽量使老年人选择坐位排大便。

3.腹部按摩

用单或双手的示、中、无名指重叠在左下腹乙状结肠部深深按下,由近心端向远心端作环状按摩,以刺激肠蠕动,帮助排便(见图3-24)。

4.人工取便法

人工取便是将停留在直肠下部的硬便取出的方法。直肠肿瘤和血小板减少等易致出血性疾病的老人禁忌人工取便。

1)评估 通过望诊和触诊评估老人腹部膨胀的程度,以了解粪便积累的程度,确定取便的时间和地点,取便时间应避开进食时间,地点应设在单人房间或处置室,以保护老人隐私。

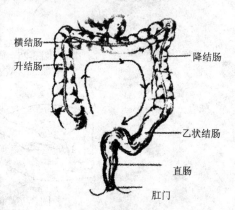

横结肠

升结肠

降结肠

乙状结肠

直肠

肛门

图3-24 腹部按摩部位

2)准备用物 准备润滑油、大便器、橡胶单、纱布、卫生纸、毛巾等。

3)老人准备 向老人解释取便的目的,嘱老人取左侧卧位。

4)取便　脱掉老人内裤,露出臀部,使暴露部分减少到最低限度,并注意保温;将橡胶单铺至老人臀下,放好便器和卫生纸;戴上手套,将食指和中指涂上润滑油,嘱老人张口呼吸,以解除下腹部及肛门括约肌的紧张度,照护人员将食指沿着脊柱方向慢慢伸入肛门,当手指触到粪便后,活动手指弄碎粪便块,剥离粘在直肠壁的粪便,然后使用手指轻轻将粪便逐渐移至肛门,慢慢抠出体外;若粪便距肛门较远手指触及不到时,可嘱老人用手按住腹部或按摩腹部,直至触及粪便块。

5)粪便取出后处理　用卫生纸擦拭肛门周围,清洗肛门,协助老人穿好内裤,整理床单,协助老人采取合适的体位,盖好被褥等。

5.使用简易通便剂

教会老人或家属正确使用简易通便剂,如开塞露、甘油栓等,通过软化粪便、润滑肠壁、刺激肠蠕动而促进排便。

1)开塞露　开塞露用50%甘油或少量山梨醇制成,装在塑料胶壳内,用量为20 ml。使用时剪去封口端,挤出少许液体润滑开口处,嘱老人左侧卧位,作排便动作,以放松肛门外括约肌,轻轻插入肛门后将药液全部挤入直肠内,忍耐5~10 min后再排便。(见图3-25)

2)甘油栓　甘油栓是用甘油明胶制成的栓剂。使用时手垫纱布或戴指套,捏住栓剂底部,轻轻插入肛门至直肠内,抵住肛门处轻轻按揉,嘱老人忍耐5~10 min后再排便。(见图3-26)

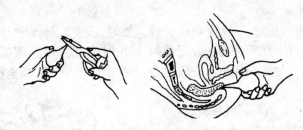

图3-25　简易通便法一

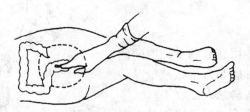

图3-26　简易通便法二

6.灌肠法

灌肠法是指从直肠逆行注入液体的方法。

1)评估　检查老人身体状态,必要时测血压。观察老人腹部膨胀程度,通过触诊了解便块的有无及数量。老人目前排便方式,包括排便场所、便器种类、入厕移动方式等。还要估计老人注入液体后忍耐的时间等。

2)与老人沟通 向老人说明灌肠的必要性,请老人排尿,以防因膀胱储留尿液而致膀胱膨胀,进而压迫直肠,导致灌肠时插入导管困难。

3)准备用物 选择灌肠液体。温水、2%生理盐水、1%~2%的肥皂水、50%的甘油。灌肠液150 ml可到达乙状结肠、500 ml可到达降结肠,1 000 ml以上可到达横结肠或部分升结肠。灌肠液的温度以40~41 ℃为宜。还要准备灌肠筒、止血钳、卫生纸、橡胶单、弯盘、手套、润滑剂,必要时备便器。

4)体位 最佳的体位是左侧卧位。因此卧位可使灌肠液沿大肠走行,从直肠顺利地流到结肠;髋关节随屈膝而弯曲,便于暴露肛门。

5)实施操作 拉上屏风,摆好体位,铺处置单,协助老人脱下裤子,盖上被子,放置用物,用前臂内侧的皮肤判断灌肠液的温度,将装有灌肠液的灌肠筒挂在输液架上,使液面距肛门50 cm(如心脏病、高血压、全身衰竭时灌肠筒的高度应低于50 cm),松开夹子排除肛管内气体,夹紧肛管,润滑肛管前端,左手拇指和食指撑开老人肛门,右手持肛管缓慢插入肛门至6~10 cm处,同时嘱老人张口呼吸,打开夹子,灌入液体。在灌肠过程中,密切观察老人状况,如出现恶心、出冷汗、腹部胀气时应放慢速度,直至注完为止。注入后,挟住肛管,将灌肠管慢慢拔出,另一只手用卫生纸挡住肛门,嘱老人尽可能忍耐3~5 min,方可去厕所,若老人难以忍受疼痛,可允许去厕所。灌肠后处理用物和环境。整个灌肠过程如图3-27所示。

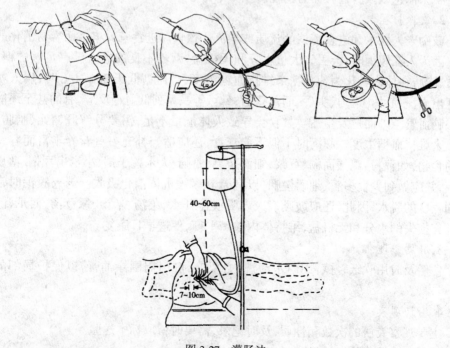

图3-27 灌肠法

3.5.4 腹泻的照护

3.5.4.1 腹泻的原因及表现

腹泻是老年人中的常见病症。可以分为急性和慢性两种。

1.急性腹泻

主要是由于饮食不当,食用不洁净食物和暴饮暴食造成。如急性肠胃炎、细菌性痢疾、阿米巴痢疾、病毒感染引起的胃肠型感冒等。这种情况往往在短时间内引起脱水。

2.慢性腹泻

慢性腹泻的原因有以下几种。

(1)分代谢性疾病(如甲亢、糖尿病、慢性肾功能衰竭)引起的腹泻。

(2)药源性(如秋水仙碱、地高辛、硫酸镁等)腹泻;肠道肿瘤,如结肠癌。

(3)功能性腹泻,如过敏性结肠炎。

以上各种原因中以右侧结肠癌最应警惕,因为,右侧结肠癌的早期症状仅表现为腹泻且无常见的血便,常常误诊为肠炎,待出现典型症状时,为时已晚。长期腹泻可以造成消瘦、贫血。

3.5.4.2 腹泻的照护

1.卧床休息

卧床休息以减少老人体力消耗。

2.饮食护理

鼓励老人饮水和进食清淡的流质或半流质饮食。进食营养丰富而容易消化的食物。因为人在腹泻时,会丢失大量水分和无机盐,营养不良的老人没有足够的糖、蛋白质、脂肪在体内转化为葡萄糖来维持血糖浓度,当血糖低于3mmol/L时,病人就会出现出虚汗、心悸、乏力、头昏、面色苍白、晕厥等一系列低血糖反应,有的甚至还能诱发心脑血管意外而危及生命。禁食会导致人体能量不足,需要分解肝糖元、脂肪、蛋白质来维持血糖浓度。腹泻时不但不能禁食,还应适当补充一些营养丰富而容易消化的食物,如藕粉、鸡蛋面糊、豆浆、细面条、豆腐脑、大米莲子粥、小米扁豆粥、薄皮馄饨等,并应做到少食多餐、细嚼慢咽,以利营养素被机体消化吸收。老人腹泻时常有不同程度的脱水,因此,还应鼓励病人多喝淡盐开水、菜汤、米汤、绿豆汤、西瓜汁等,以补充损失的水分和无机盐,维持体内酸碱平衡,促进早日康复。

3.肛周护理

便后及时用软纸轻擦,用温水清洗,必要时,肛门周围涂油膏,以保护局部的皮肤。

4.密切观察

主要观察粪便的次数和性质,及时记录,需要时留取标本送验。

5.预防腹泻的饮食保健

(1)不要多吃味精、糖精、香精、辣椒等调味品和香味剂。

(2)不要多吃油炸、肥肉、动物油、动物乳等油腻食物。

(3)注意观察吃哪些食物易引起腹泻,以便今后不吃或少吃这些食物。

(4)菜不宜烧得过生、过硬、过干、过咸、过甜。

(5)避免吃刺激肠道的药物。有些老人对铁剂、抗生素、导泻药很敏感,要慎用。

(6)不吃凉拌菜、冷饭、凉菜、清凉饮料等生冷食物。

【相关知识】夏季腹泻用药的五个误区

(1)腹泻就用止泻药。

(2)随便使用抗生素。

(3)私自使用止痛药。

(4)稍有好转就停药。

(5)急于更换药物。

3.5.5 尿潴留的照护

3.5.5.1 尿潴留表现

1.尿潴留概念

尿潴留是指大量尿液存留在膀胱内不能自主排出。当出现尿潴留时,膀胱高度膨胀至脐部,其容积可达到3 000~4 000 ml。可分为机械性、动力性及心因性三种类型。机械性尿潴留主要是前列腺肥大、肿瘤等导致尿道或膀胱颈部阻塞;动力性尿潴留主要是排尿神经反射障碍,可能是由于外伤、疾病或使用麻醉剂所致;心因性尿潴留主要是不习惯卧床排尿或焦虑、窘迫,使得排尿不能正常进行。

2.表现

老人出现下腹部胀痛,排尿困难。检查可发现耻骨上膨隆,扪及囊样包块,有压痛,叩诊为实音。

3.5.5.2 尿潴留的照护

对于非机械性尿潴留,应积极采取措施,消除尿潴留。

1.心理支持

安慰老人,嘱其配合照护人员,采取有效措施。

2.促进排尿

(1)调整体位,尽量采取习惯姿势排尿。

(2)热敷、按摩下腹部以放松肌肉,促进排尿。

(3)让老人听流水声或用温水冲洗会阴部,使其产生条件反射诱导排尿。

(4)采取针刺法。可选择中极、曲骨、三阴交穴。

(5)训练床上排尿。对于不能下床排尿的老人,可训练其在床上排尿。

3.导尿法

上述方法无效时,可考虑采取导尿法。导尿法是指经尿道向膀胱插入导尿管引流尿液的方法。可分为临时性导尿和持续性导尿。

1)评估 了解老人最后一次排尿的时间,尿液的性状,下腹部紧张状态,询问老人确认不能自行排尿,必要时,测量生命体征。

2)与老人沟通 用通俗易懂的语言向老人说明导尿的目的,征得其同意。

3)导尿前的准备 关闭门窗,屏风遮挡。准备好用物,包括无菌导尿包(导尿管、润滑油瓶、治疗碗2个、药杯、止血钳2把、孔巾、棉球、纱布)、消毒包(弯盘、镊子2把、棉球、纱布、手套)、无菌手套、橡胶单和处置单、便器或尿壶。

4)实施操作 照护人员洗手后,将用物携至床旁,呼唤老人;协助老人脱去对侧裤腿,盖于近侧腿上并盖上浴巾,对侧腿用被子遮盖;帮助老人取仰卧屈膝位,两腿分开,暴露外阴,男性只需将腿分开,与肩同宽即可。将橡胶单和处置单铺在老人臀下。摆好用物,进行初次消毒,即打开消毒包、倒好消毒液,左手戴手套,右手持镊子夹取棉球消毒外阴。如为女性,其顺序是阴阜、大阴唇、小阴唇和尿道口(见图3-28)。如为男性,其顺序是阴阜和阴茎,消毒阴茎的方法是,用纱布裹住阴茎后退包皮,自尿道口向外旋转消毒尿道口、龟头、冠状沟、阴茎背侧、阴囊(见图3-29)。每个棉球只能用一次,消毒后脱下手套置于弯盘内。将导尿包放在老人两腿中间打开,倒消毒液于小药杯中;戴无菌手套,铺孔巾,摆好用物,润滑导尿管前端;左手分开并固定小阴唇,右手持血管钳再次消毒外阴,其顺序是尿道口、两侧小阴唇、尿道口,如为男性,只需消毒尿道口2次即可;右手换止血钳持导尿管轻轻插入尿道4~6 cm,男性需插入20~22 cm,见尿液流出后再插入1~2 cm,将尿液引入治疗碗或弯盘中。

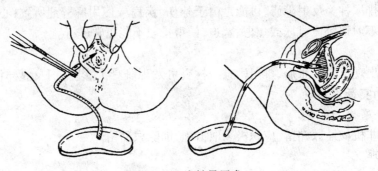

图 3-28 女性导尿术

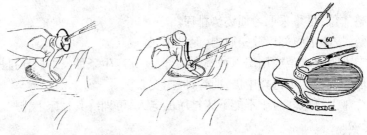

图 3-29 男性导尿术

5)操作完毕后处置　将用物放置处置车的下层,恢复老人体位,整理内裤,盖好被子;观察老人的状态,观察尿液性状,处理用物,经常巡视老人。

【相关知识】老年前列腺肥大的简易通尿法

当老年人前列腺肥大症发作时,出现小便不畅,甚至尿闭,此时可捏小指关节以通尿。即用左手捏右手小指关节,用右手捏左手小指关节可使小便通畅,且大大减少残留尿。

3.5.6 尿失禁的照护

3.5.6.1 尿失禁的表现

1.尿失禁的概念

尿失禁是指尿液失去控制或不能受意识控制,尿液不自主地流出。尿失禁分为真性尿失禁、假性尿失禁及压力性尿失禁三种。原因有:尿道括约肌松弛、不能识别尿意、不知道厕所的地点、不知道怎么办才好。

2.表现

真性尿失禁是膀胱完全不能储存尿液,表现为持续滴尿。假性尿失禁又称充盈性尿失禁,即膀胱内储存部分尿液,当充盈到一定压力时,不自主溢出少量尿液,当膀胱压力降低时,排尿停止,但膀胱仍呈胀满状态而不能排空。压力性尿失禁是当咳嗽、打喷嚏或运动时腹肌收缩,腹内压增高,以致不自主地有少量尿液溢出。

3.5.6.2 尿失禁的照护

1.心理支持

安慰老人,消除其羞耻、焦虑、自卑等消极情绪,不责怪老人。

2.局部皮肤清洁

经常清洗会阴部皮肤,勤换衣裤、床单等,保持局部清洁干燥。

3.内裤、尿布的选择

中等以下的尿量时,可选用失禁用内裤,或失禁用内裤与尿垫合用,还可用防水短裤。防水内裤由多层结构组成,加强了股内侧的防水;尿垫有薄型和吸尿加固型。如不喜欢用失禁用内裤可使用普通内裤加上尿垫。中等尿量时,可选用内裤式尿布,由于加了皱褶很贴身,可防止侧漏,且与普通内裤感觉相同。尿量多时,可选用内裤式尿布和开闭式尿布。开闭式尿布是由尿布套和纸尿布相结合制成的,并在两侧用贴带固定。

4.制作厕所地图

对于不清楚厕所地点的老人,制作地图引导老人去厕所。

5.训练控制排尿

1)训练膀胱功能　定时使用便器,间隔时间由 1～2 h 逐渐增至 2～3 h。

2)训练盆底肌收缩与放松　指导老人取立位、坐位、卧位,试做排尿动作,先慢慢收紧盆底肌肉,再慢慢放松,每次 10 s 左右,连续 10 遍,每日进行数次,以不觉得疲乏为宜。

3.6 老年人皮肤清洁卫生的照护

3.6.1 洗手的方法

3.6.1.1 使用消毒剂洗手的方法
(1)用流动水加肥皂洗双手。
(2)用加有消毒剂的水洗手。
(3)用消毒剂揉搓双手。
(4)用喷雾瓶将消毒剂喷到手中。
(5)用浸有消毒剂的纱布擦拭双手。

3.6.1.2 搓洗的方法
搓手的顺序是,手掌、手背、指尖、指间、拇指、手腕。洗手前,应取下戒指及手镯等装饰品,洗手时,先用水洗再使用消毒剂。

【相关知识】洗脸时不宜做的事

(1)不宜用脸盆。一方面在脸盆中洗脸,水会越来越浑;另一方面脸盆不一定很清洁。

(2)不宜用肥皂。人的面部皮肤有大量的皮脂腺和汗腺,每时每刻都在合成天然的略呈酸性的防护膜,具有强大的杀菌护肤作用,而肥皂偏碱性,可破坏保护作用,还可刺激皮脂腺产生"油"。

(3)不宜用热水。热水可彻底清除面部的防护膜,故用热水洗脸后,面部皮肤会感到非常紧绷难受。

(4)不宜用湿毛巾。湿毛巾中可能存在各种微生物,用湿毛巾洗脸等于向脸上涂抹各种细菌。

3.6.2 洗发的方法

3.6.2.1 洗发的目的和对象
1.目的
洗发的目的是除去头皮和头发的污垢,预防头皮细菌感染和皮肤病的发生,并刺激头皮,促进血液循环,使老人感到舒适。
2.对象
在盆浴和淋浴中不能自己洗发的老人。

3.6.2.2 洗发的照护

1.评估

评估包括洗发的目的,头皮异常情况,了解老人洗发的习惯和要求,洗发的体位和可忍受的时间,洗发的场所,洗发物品(包括洗发液、护发素等)。

【相关知识】洗发的时间间隔

以3~5天为宜,最多1周一次,也可根据个人身体情况和生活习惯来决定洗发的时间间隔。

2.马蹄形洗发垫洗发法

1)优点 消耗的能量较少,适合体质较弱或病情严重且从床上难以移动的老年人。

2)与老人沟通 说明洗头目的,取得老人合作,商讨洗发时间(避开检查、探视、锻炼、其他预约等),必要时测量生命体征。嘱老人排尿。

3)准备 用物包括充好气的马蹄形洗发垫、装有热水(40~41 ℃)的桶、装污水的桶、水勺、橡胶单和处置单、浴巾、毛巾、洗发水、护发素、耳塞、眼罩或纱布、电吹风、梳子、镜子、水温计等。关门窗,移开床边椅子和床头柜,调节床高度,放置物品,协助老人摆好斜角体位(仰卧位),被子盖在老人胸部下方,

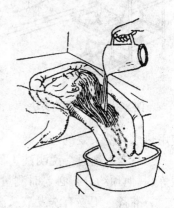

图 3-30 马蹄形垫洗头法

垫枕头于肩和后背、膝下,铺橡胶单和处置单及浴巾,颈部围上毛巾,必要时戴上披肩,放置马蹄形洗发垫,戴上眼罩或盖纱布,插入耳塞。

4)洗发 用梳子梳掉头发上的污垢,观察头皮及头发状态,浇热水于头发上,取洗发液抹满头发,揉出泡沫,注意清洗头后部和耳廓部位,不可拽头发,冲洗泡沫,梳理头发,涂抹护发素,热水冲洗干净。(见图3-30)擦干头发,擦洗面部,恢复老人体位,盖好被子,用电吹风吹干头发,梳头,递镜子给老人。

5)洗发后的处理 撤掉处置单,观察老人疲劳程度,开门窗,收拾物品。

3.洗面台洗发法

1)优点 老人较易接受的方式。

2)与老人沟通 说明洗头目的,取得老人合作,商讨洗发时间(避开检查、探视、锻炼、其他预约等),必要时测量生命体征。嘱老人排尿。

3)做好准备 用物有洗发水、护发素、毛巾、梳子、耳塞、电吹风等。检查喷头、调节水温至40~41 ℃。协助老人移至洗面台前,嘱老人坐在椅子上,确认其体位是否稳定。向内翻转衣领,围毛巾于颈部,戴上洗发围裙,并将围裙边搭在洗面盆里。

4)洗发 用梳子梳掉头发上的污垢,观察头皮及头发状态,嘱老人取前曲位,用

喷头冲前额,确认水温是否合适,一只手支撑头部,另一只手向老人头发倒洗发水,揉出泡沫,注意泡沫不要弄到眼睛里,不可拽头发,除去泡沫,涂抹护发素,冲洗干净。

5)洗发后的处理 撤掉处置单,处理脱发,观察老人疲劳程度,开门窗,收拾物品。必要时,协助其饮水。

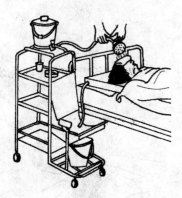

图 3-31 洗头车洗头法

使用热水冲洗头发的老人。

4. 洗头车洗发法

1)优点 头后部能得到彻底清洗。适用于颈部被颈围固定,禁止颈部前曲及后曲的老人。(见图 3-31)

2)与老人沟通 说明洗头目的,取得老人合作,商讨洗发时间(避开检查、探视、锻炼、其他预约等),必要时测量生命体征。并嘱老人排尿。

3)洗头车可代替马蹄形垫或洗面台给老人洗发。

5. 干洗发法

1)优点 任何体位都可以使用。适用于无法使用热水冲洗头发的老人。

2)与老人沟通 说明洗头目的,取得老人合作,商讨洗发时间(避开检查、探视、锻炼、其他预约等),必要时测量生命体征。并嘱老人排尿。

3)准备 用物有洗发液及酒精、大量的纱布、毛巾、温水、梳子、塑料袋、电吹风。

4)洗发 用湿毛巾弄湿头发,梳理头发,将洗发液弄到纱布上,慢慢涂在头发上,直到头发见湿为止。揉搓头发并按摩头皮。在梳子上蒙数层纱布,梳完一次头发就剥掉一层纱布。洗后吹干头发。

5)洗发后的处理 收拾物品。协助老人恢复原来体位。观察老人情况。

【相关知识】湿着头发睡觉对健康不利

人一天中阳气在午夜最弱,若晚上睡前水分滞留在头发上,就会使头部的阳气遇寒而凝结,久之可导致气滞血淤现象,甚至引发头皮静脉丛炎,给健康带来极大的隐患。

3.6.3 穿脱衣的照护

3.6.3.1 衣着的选择

1. 衣着的质地要求

由于各种织物的透气性、吸水性、保温性等性能不一样,在选择老年人内衣时一般以棉织品为主,因为棉织品柔软、吸水性好、不刺激皮肤;不宜选择毛织品、化纤织品等,这些衣料虽然轻松、柔软、舒适,但对皮肤有一定刺激,易引起瘙痒、疼痛、红肿或水泡,因为化纤织品的原料是从高分子化合物或碳化合物中提取出来的,易成为老年人过敏性皮炎的过敏源;有些情况下可选择某些化纤织品做内衣,主要是化纤织品具有与皮肤接触,可产生静电的特点,利用静电对人体的关节可起到微量的类似电疗的作用。选择外衣时,可适当选择毛料、化纤织品。

2.衣着的款式要求

对于老年人来说,衣着的款式应宽松、易穿脱、便于活动和变换体位。过小的衣着可影响血液循环,过大过长的衣着易引起绊倒,适当宽松的衣着既可减少对皮肤的磨损,又有利于皮肤代谢物的排泄。选择衣着时还要注意利于老年人自己穿脱的款式,多选用系扣、带的衣着,尽量避免圆领套头上衣。

3.衣着的颜色要求

衣着的颜色以尊重老年人习惯和增强自信心为原则。对衣着的颜色,老年人多数有自己的偏爱,应尊重老年人的喜好。为了增强老年人的自信心,可建议老年人选择色彩较鲜艳的衣着,因为鲜艳的色彩可使老年人显得年轻、有活力。

4.衣着卫生

内衣裤、袜等应勤洗勤换,洗后翻转放户外晾晒,使紫外线充分照射,达到消毒的目的。

3.6.3.2 脱衣法

在脱衣之前,准备衣物,妥善放置衣物,并准备一张椅子,因老人脱衣是坐在椅子上完成的。按照"先脱健侧后脱患侧,先穿患侧后穿健侧"、"先脱近侧后脱远侧、先穿远侧后穿近侧"的原则进行。

1.圆领衫的脱法

圆领衫的脱法是低头,用健侧手抓住衣领后面向上拉,使头脱出来,然后向手臂处拉,直到脱出健侧的手,再用健侧的手抓住患侧衣袖,脱出患侧的手。(见图 3-32)

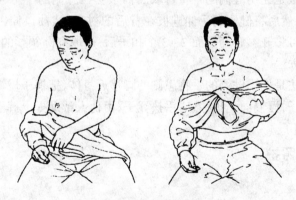

图 3-32 自行脱圆领衣法

2.前开衫的脱法

先用健侧的手解开衣扣,然后身体向患侧倾斜,将上衣沿健侧的肩拉下,脱出健侧的手,使上衣落到背后,再用健侧的手抓住上衣,脱出患侧的手。若上衣较宽松,解开上衣上面的2~3个扣子,也可采用脱圆领衫的方法脱去开衫。

3.裤子的脱法

裤子的脱法是先解开皮带或拉链,露出臀部,接下来身体前倾,用健侧的手扶着凳子或扶手,使裤子落到踝部,然后,坐到椅子上,将健侧的脚从裤子中脱出,再用健侧的手将患侧脚靠近身体,使患侧脚从裤子中脱出。

3.6.3.3 穿衣法

1.穿圆领衫的方法

用健侧的手抓住圆领衫,将袖子套进患侧的手,然后用健侧的手将圆领衫向上拉,将头套上,再将健侧的手伸入衣服,从袖口伸出,最后用健侧的手拉下圆领衫,并整理好。(见图3-33)

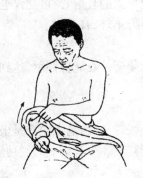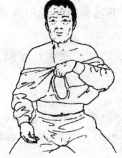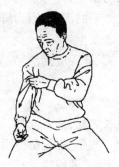

图 3-33 自行穿圆领衣法

2.穿开衫的方法

穿开衫的方法是先用健侧的手将衬衣的袖子套在患侧的手上,再用健侧的手将衬衣披在后背上,然后将健侧的手伸进披在背后的衬衣,从袖口伸出,最后用健侧的手系好扣子。也可将开衫解开上面2~3个扣子后,采取穿圆领衫的方法穿开衫。

3.穿裤子的方法

穿裤子的方法是先用健侧的手将患侧的脚移近身体,把裤子慢慢套到脚上,再将健侧的脚伸进裤子,慢慢向上拉,然后手扶凳子,由他人帮助提上裤子,将裤子提到腰部,系好皮带或扣子。

3.6.4 入浴的照护

【相关知识】沐浴的好处

沐浴不仅可以洗去皮肤积存的污垢,还可以促进血液循环,调节皮脂腺与汗腺,从而保持皮肤光滑。在沐浴时,不要忘了用喷头强劲的水花喷洒面部、颈部、双肩、胸部、腹部及大腿等处,利用水流按摩皮肤的功能,有效促进全身的血液循环,使皮肤光亮而有弹性。

3.6.4.1　坐式淋浴

老人脱出衣裤后坐在淋浴椅上,依头部、面部、耳后、颈部、双上肢、胸部、腹部、背臀部、双下肢、会阴部顺序洗净擦干,穿好衣裤。(见图3-34)

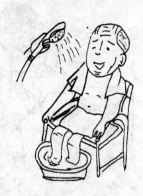

图3-34　坐式淋浴

3.6.4.2　协助入浴缸

1.从轮椅移至浴凳

先把脚踩到地上,固定轮椅,用健侧的手抓住浴缸的边缘,然后身体一边向前倾,一边直起腰,必要时,照护人员向前推送老人臀部,使其直起腰,接着抓住浴缸边缘,支撑一部分身体的重量,以健侧的脚为轴,将身体向凳子旋转,如果老人体重较重,照护人员可一侧膝盖跪在凳子上,当老人身体旋转到凳子处时,慢慢坐下。

2.从浴凳移至浴缸

以右侧偏瘫为例,先把脚放好,然后健侧的手向前伸,抓住浴缸的边缘,身体向前倾,同时抬起臀部,使重心向手和脚转移,再横着向浴缸挪动身体,到达浴缸边缘时臀部落下,摆好手和臀部位置后,健侧的脚开始按顺序挪动。若老人需要协助时,照护人员与老人的身体要紧紧靠在一起,同步挪动。

3.进入浴缸

手扶着浴缸边缘,将健侧的脚迈入浴缸,照护人员应在老人后面用手支撑老人背部以防老人向后倒下,接下来,照护人员一手支撑老人背部,另一只手帮助老人把患侧的脚慢慢放入浴缸中,当确认老人双脚踩到了浴缸底部后,扶浴缸的手才可以移开,然后照护人员一侧膝盖跪在凳子上,双手扶住老人臀部,使老人的身体前倾,照护人员从背后向前推送老人臀部,注意双手扶老人臀部时,用力的方向是向前推,而不是向上抬,扶臀部时,不是抓住老人臀部,而是用双手的手掌夹住臀部,然后利用水的浮力使老人慢慢地坐进浴缸。(见图3-35、3-36)

3.6.4.3　在浴缸内的姿势

1.身体前倾

照护人员从老人背后扶起照护者的上半身,取前倾的姿势。如果头向后仰,臀部就会向前滑,身体容易失去平衡。

2.抓住浴缸

照护人员双手抓住老人的臀部,向自己拉近,使老人保持身体稳定。若老人的手放在身体前面或抓住对侧的浴缸边缘,使身体更加稳定。

3.足底抵住浴缸壁

让老人膝盖微微弯曲,足底抵住浴缸壁。对于身材矮小或不能取前倾姿势的老人,应将脚凳放在浴缸中,调节浴缸的长度;对于不能保持左右平衡的偏瘫者,可以利

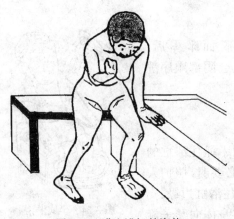

图 3-35　进入浴缸的姿势

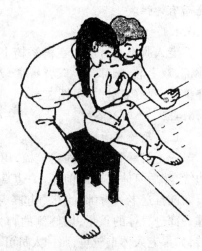

图 3-36　协助进入浴缸

用浴缸的一角支撑身体。

3.6.4.4　协助出浴缸

1.照护人员站在浴缸外面协助老人出浴缸的方法

以右侧偏瘫为例。照护人员一腿站立,一条腿跪在凳子上,让老人将健侧腿拉近其身体,再将患侧腿拉近身体;让老人健侧手尽量向前伸,抓住身体前方的浴缸边缘,若只抓住靠近身体的地方,头就很难向前探出,也就不能站起来;摆好手和脚的位置,使老人身体前倾,照护人员从背后将老人臀部向前推进,借助水的浮力使老人臀部抬起,继续保持身体前倾的姿势,嘱老人抓住浴缸边缘的手不要移动,照护人员双手扶住老人臀部引导其向浴缸外的凳子移动,让老人坐在凳子上,当确认老人脚踩在浴缸底,臀部坐在凳子上时,让老人移动手的位置抓住浴缸边缘,将腿向身体靠拢,照护人员协助老人慢慢将患侧腿抬出浴缸,然后让老人自己将健侧腿移出浴缸,此时抓住浴缸边缘的手和支撑背部的手位置不变,为防止老人向后倒,照护人员应用手支撑老人背部。

2.照护人员站在浴缸里面协助老人出浴缸的方法

让老人用手抓住身体前方的浴缸边缘,先将健侧的腿向身体拉近,再拉患侧腿,使老人身体前倾,照护人员从老人的背后用双手挟住老人臀部,并拉向照护人员,借助水的浮力使臀部轻轻抬起,身体和手的位置不变,照护人员用双手挟住老人臀部向凳子移动,使老人坐在凳子上,脚踩在浴缸底部,确认臀部坐在凳子上以后,老人移动手抓住浴缸边缘,将腿拉近身体,照护人员一只手支撑老人背部,防止向后倒,另一只手协助将患侧的腿抬出浴缸,健侧的腿由老人自己移出来。

【相关知识】安装浴缸的方法

浴缸安装有四种方法:一是放置式,浴缸放在浴室的地面上,其深度与浴缸边缘距地面的高度相同;二是半嵌入式,浴缸一部分嵌入浴室的地面,浴缸边缘距地面约20 cm;三是落差式,浴缸与地面留一点高度差,以防污水流入浴缸;四是嵌入式,将浴缸完全嵌入浴室地面,浴缸与地面之间没有高度差。

3.6.5　全身擦拭法

3.6.5.1　目的和对象

1)目的　去除皮肤污垢,保持全身皮肤的清洁,使老人获得爽快感;促进血液循环,增强皮肤排泄功能,预防皮肤感染和褥疮的发生;是进行全身按摩以及自主运动和被动运动等康复锻炼的好机会;观察老人身体情况。

2)对象　长期卧床,难以承受入浴或淋浴的温热刺激,难以承受入浴能量消耗的老人;生活不能自理的老人。

3.6.5.2　擦拭前准备

1.评估老人情况

判断老人意识状态、卫生习惯、自理能力、心理状态、合作程度、皮肤清洁度、肤色、温湿度、皮肤弹性、感觉功能,有无破损、斑点、丘疹、水疱、硬结及水肿等异常情况。

2.确定擦拭方法

根据老人具体情况(老人意愿、休息的级别、污染的程度、皮肤的状况、活动障碍的状况)确定擦拭方式。擦拭方法有局部重点擦拭、全身擦拭、热敷式擦拭。

3.与老人沟通

说明皮肤清洁的目的,征得老人理解。

4.用物准备

视擦拭方式准备用物。以全身擦拭为例:毛巾 2 条、浴巾、肥皂、水温计、梳子、小剪刀、50%乙醇、清洁衣裤、脸盆 2 个、水桶 2 个、便器等。

3.6.5.3　卧位擦拭方法

(1)携用物至床旁,呼唤老人。

(2)关门窗,屏风遮挡,调节室温至 24 ℃左右。

(3)准备热水,洗脸和颈部。擦拭顺序:眼(由内到外)、额头、面颊、鼻子、口部、下颌、耳、颈部。

(4)给老人盖上毛毯,从毛毯里帮助老人脱下衣服,在擦拭部位下方铺上浴巾。

(5)擦拭上肢、胸部、腹部。洗上肢的顺序:手部、手腕部、前臂、肘部、上臂、肩部。洗胸部的顺序:顺着乳房走行进行环形擦拭,擦拭腹部可考虑顺着肠走行进行,然后擦拭腹部侧方、腋窝(见图3-37)。

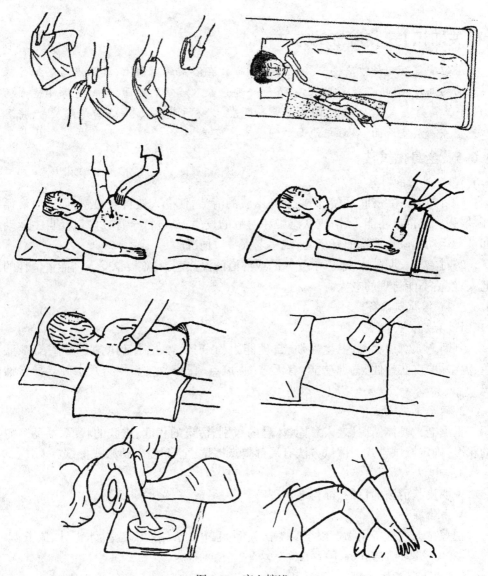

图 3-37　床上擦浴

(6)擦拭后项、背部、臀部。

(7)擦拭下肢,顺序是先小腿后大腿。擦拭足部时注意脚趾及脚趾之间。

(8)洗双足。先将橡胶单和处置单垫于足下,将盆放在适当的位置,使老人屈膝,将双足放在水里浸泡片刻,洗净双足,擦干。

(9)擦拭会阴。对于能够自行擦拭会阴部的老人,应递上毛巾,让老人自己擦拭,此外,可根据具体情况进行阴部清洗。

(10)穿好衣裤。

(11)修剪指甲、趾甲,梳发。

3.6.5.4 坐位擦拭方法

(1)携用物至床旁,呼唤老人。

(2)关门窗,屏风遮挡,调节室温至 24 ℃左右。

(3)对于能够自行擦拭的老人,照护人员只协助遮盖露出的部位,帮助老人擦拭够不着的后背等处,擦拭顺序:面部、前胸、上肢、腹部、腰部、下肢。

3.6.5.5 擦拭后的处理

询问老人的感受,皮肤过于干燥时,可涂抹保湿膏,整理床单,整理老人衣裤,整理使用过的用物

3.6.5.6 擦拭的注意事项

(1)注意水温。毛巾温度大约 40 ℃。

(2)及时更换温水,洗脸的水应与擦拭身体的水分开,擦拭会阴的水另行准备。

(3)擦拭力度适宜,避免损伤皮肤。

(4)将肥皂擦拭干净,以免刺激皮肤。

(5)尽量不弄湿枕头、被褥等。

(6)掌握擦拭时间,不可过久。

(7)擦拭过程中,随时观察老人情况。

(8)边擦拭边按摩。

(9)注意保护老人的隐私。

【相关知识】人体上皮组织的防卫功能

(1)物理性防卫功能。任何微生物都不可能从没有伤口的健康上皮组织侵入机体。

(2)化学性防卫功能。

(3)微生物防卫功能。

4

老年人心理健康照护

人的心理是人脑对客观事物的反映,是人的心理过程和个性心理的统称,进入老年后,各种能力随着年龄的进一步增长都有不同程度的下降,其严重程度与多方面因素密切相关,且因人而异。那么,要研究老年人的心理变化状况,就要分别从老年人的心理过程和老年人的个性心理等角度来着手,研究老年人的感觉、知觉、记忆、智力、情绪、情感、性格、需要、兴趣、自我意识等方面的变化。

4.1 老年人心理活动特征

4.1.1 老年人的感知觉特征

人的心理活动是外界刺激通过感觉器官作用于大脑的结果,没有感知觉接受外界的各种刺激,心理活动就成了无源之水。因此,感知觉是论述所有心理活动的出发点,老年期的心理变化也是从感知觉的渐变开始的。

4.1.1.1 影响老年人感知觉的因素

1.生理性因素

随着年龄的增长,各感觉系统出现普遍的退行性变化,对外界刺激的反应敏锐度下降。

2.病理性因素

感知觉的病理性改变是由于疾病的影响引起的,属于异常现象,其程度也比生理性因素严重。表现为一种或多种感知觉改变甚至发生严重的感知障碍。

4.1.1.2 老年人感知觉变化的表现

1.视觉

老年人的视力水平,在60岁以后急剧衰退,主要是晶体体积随年龄增大使前房变小,产生前房水循环不畅,形成眼压增高,发生青光眼。由于晶体变硬,看近距离的调节能力减弱。据统计,70岁健康老人的视力超过0.6的只有51.4%,其中近距离视力比远距离视力减退得更为明显,出现所谓的"老花眼"。老人们读书看报时常常要将书报拿得远远的,或者需佩带老花镜(凸透镜)来纠正。老化使瞳孔缩小及晶体与玻璃体浑浊,故射在视网膜上的光量大减,所以老年人在阅读时要求照明强度要高一些。

2.听觉

老年人听力下降是普遍现象,因为出现耳道传导声波的功能减弱与听神经退化。老年人的高音听力比低音听力衰退得更显著,这就是为什么老人更喜欢听中音和低音音乐的原因所在;而且,老人对声音的辨别能力也在减弱,特别是在不良听觉条件下或有噪音背景的情况下,因此,在日常生活中有时会发现,与家人一起坐在客厅里看电视,旁边有人闲谈时,老人对电视情节的理解能力往往会下降。

3.味觉

某些老人抱怨现在的食品食之无味,事实上,食品的味道并没有变差,而是老人对甜、酸、苦、辣、咸五种味觉要素的敏感程度减退了,因此,老人往往错误地认为过去那些美味的食品现在都变得乏味了。老人对食物的抱怨还有一个可理解的原因就是嗅觉功能的衰退,老人对食物散发出来的香气感受性变差了。

4.皮肤感觉

老年人的皮肤感觉也逐渐老化。比如触觉,老年人的眼角膜与鼻部的触觉降低得较为明显,所以,他们对流眼泪或流鼻涕常常毫无知觉,需要别人加以提醒。在温度感觉方面,老人对低温的感觉变得迟钝,因此有些老人在室温降低时也往往不觉得冷。

4.1.2　老年人的记忆特征

记忆是人们对感知、体验或操作过的事物的印象经过加工保存在大脑中,并在需要时提取出来的过程。大脑是记忆的载体,记忆在人的心理活动过程中占有重要的地位。

4.1.2.1　影响老年人记忆的因素

1.生理性因素

老年人随着年龄的增加,感觉器官逐渐不能正常有效地接受信息,同时记忆细胞的萎缩,会影响各种记忆信息的储存。研究表明,经过记忆训练后,老年人的记忆成绩可达到青年人训练前的平均水平。因此,老年人应主动运用记忆策略,即对所要识记的材料进行组织加工、运用策略予以识记,以防止记忆力减退。

2.心因性因素

影响老年人记忆力的原因,除生理功能改变外,还与心理社会因素有关。一方面老年人因感觉不灵活、注意力下降,使刺激记忆的内容减少,特别是退休的老年人,由于接触面缩小,免除了承担的工作,故易产生空虚感,进而影响记忆力;另一方面,部分老年人由于配偶生病或丧偶等重大生活事件会加重老年人心理问题,因而记忆力也相应减退。

3.病理性因素

记忆的病理性老化是由于疾病的影响而引起的,属于异常老化,其程度也比生理性老化严重。表现为记忆力进行性下降,多见于老年痴呆病人,其次是高血压、高血脂等心血管疾病病人。在疾病早期生理性变化与病理性变化难于区分。

【相关知识】多吃菠菜可提高记忆力

菠菜是维生素的宝库,菠菜中含有大量的抗氧化剂,可吸收使记忆力减退的由多种射线和化学物质产生的带电荷的自由基,而使人保持健康,提高记忆力。

4.1.2.2 老年人记忆力改变的表现

在老化过程中,记忆的变化是易于发现和比较敏感的指标,也是比较受关注的领域。

1.从记忆过程来看

瞬时记忆(即保持1~2 s的记忆)随年老而减退,短时记忆(即保持1 min以内的记忆)变化较小,老年人的记忆衰退主要是长时记忆(即所记内容在头脑中保持超过1 min直至终生的记忆)。实证研究发现,老人对年轻时发生的事往往记忆犹新,对中年之事的回忆能力也较好,而仅对进入老年后发生的事遗忘较快,主要以近事遗忘为主,即对刚听过、看过或做过的事,记不起来。有的老人自嘲为"老糊涂",老年人的远事记忆衰退不明显,故常唠叨往事,留恋过去,讲话罗嗦且重复。

2.从记忆内容来看

老年人的意义识记(即在理解基础上的记忆)保持较好,而机械识记(即靠死记硬背的记忆)减退较快。例如,老人对于地名、人名、数字等属于机械识记的内容记忆效果就不佳。

3.从再认活动来看

老年人的再认能力比回忆能力好。再认是指当人们看过、听过或学过的事物再次出现在眼前时能辨认出曾经感知过。回忆则是刺激物不在眼前,而要求将此再现出来。当再认时,客观事物在眼前,可提供记忆线索,难度比回忆小,因此,老年人再认能力好于回忆能力。

4.从记忆类型来看

老年人的逻辑记忆比机械记忆好。即对与自己过去或生活有关的事物及有逻辑联系的内容记忆较好,但对于生疏的或需要死记硬背的内容则记忆较差。故老年人逻辑记忆好于机械记忆。

【相关知识】日本老人长寿经验

日本老人的长寿经验提出了三个忘记：忘记死亡，可摆脱恐惧死亡的困扰；忘记钱财，可从钱财的桎梏中解放出来；忘记子孙，可卸去为子孙操劳的精神负担。

4.1.3 老年人智力的特征

智力是大脑的功能，是由人们认识和改造客观事物的各种能力有机组合而成，主要包括注意、观察、想象、思维、实际操作和适应等能力，其中以思维能力为核心，它保证了人们有效地进行认识和实践活动。智力是一种稳定的心理特点，它是在人们具体的行为活动中显示出来的。

4.1.3.1 影响老年人智力的因素

1.生理性因素

人出生时的大脑细胞有 140 亿个左右，随年龄增长，人的脑细胞不断死亡，进入老年期后，脑功能逐渐衰退，但由于生存着的其他脑细胞的代偿作用，大脑的活动功能仍能维持，保持正常的智力。老年人的智力是部分衰退而非全面衰退，还体现在老人的动作性智力下降得较为显著，60 岁就开始衰退，而语言性智力则保持得较好，80 岁以后才有明显的下降。例如，在舞台上看到许多老的相声表演艺术家，他们的口头语言表达能力到年迈时仍然"宝刀未老、威力不减"，但动作表演能力就难免有些"力不从心"了。

2.病理性因素

由于疾病或外伤使大脑受损，影响智力正常功能。

4.1.3.2 老年人智力变化的表现

1.晶态智力

晶态智力主要是后天获得的，它与知识、文化、经验积累和领悟能力有关，例如知识、理解力等，由于老年人阅历广，经验多，这种智力易保持（甚至会增长），只在 80 岁以后才有明显减退。

2.液态智力

液态智力主要与大脑、神经系统、感觉和运动器官的生理结构和功能有关，例如记忆、注意、思维敏捷性和反应速度等，这种智力减退得较早，也较快，一般在 50 岁以后就开始下降，60 岁以后减退明显。

以上两种智力的变化并不是平行的，也就不能笼统地说智力随年龄增长而减退。

4.1.4 老年人的思维特征

思维是人脑对客观事物的概括和间接的反映。从信息加工的观点看，思维是对信息的深入加工改造并使信息重新改组和构建的过程。人类通过思维能认识事物的本质和内部联系，是高级的、理性的认识过程。主要包括概括、类比、推理和解决问题的能力等。

4.1.4.1 影响老年人思维的因素

1.生理性因素

思维随着年龄增长出现衰退较晚,尤其是与自己熟悉的专业有关的思维能力在老年时期减退不明显。但是,老年人由于在感知和记忆方面的衰退,在概念、逻辑推理和问题解决方面的能力有所减退,尤其在思维的敏捷度、流畅性、灵活性、独特性以及创造性等方面均不如中青年时期。

2.病理性因素

4.1.4.2 老年人思维障碍的表现

1.思维迟钝、贫乏

指对某些事情联想困难,反应迟钝,思考问题吃力,语言缓慢,内容空虚,概念和词汇贫乏。若老年人退休后不想思考问题,不想继续学习等,可出现语汇短缺,联想中断,说话突然停止等现象。

2.思维奔逸

表现为对自己青壮年时期的事情联想迅速,说话漫无边际,滔滔不绝,新的概念不断涌现,内容十分丰富,。

3.强制性思维

不自主地出现毫无意义的联想,或反复出现难以排除的思维联想。

4.思维逻辑障碍

表现为对推理及概念的紊乱,思维过程烦杂曲折,内容缺乏逻辑联系,思维过程的逻辑联系非常肤浅。

4.1.5 老年人的情感和情绪特征

4.1.5.1 影响老年人情绪情感的原因

1.生理因素

神经系统不稳定。老年人因生活挫折超过了自己所能承受和适应的限度,而导致情感活动障碍。

2.心理及社会因素

离退休后的生活、生活事件以及家庭人际关系改变等,可使老年人情绪情感发生变化。

4.1.5.2 老年人情绪情感的表现

1.老年人的情绪和情感呈现出新的特点

1)老年人关切自身健康状况的情绪活动增强 随着年龄增长,健康状况日益下降,老年人变得更加关注自己的身体,对于疾病较为重视。尤其是老年女性,怀疑自己患病和有失眠现象的显著多于男性。

2)老年人对于自己的情绪表现和情感流露更倾向于控制 老人在日常生活中常常会掩饰自己的真实情感,如遇喜事,他们不再欢呼雀跃,如遇悲事,也不易痛苦流涕。

3)消极悲观的负性情绪逐渐占上风 例如,提及社会中的腐败和不道德现象,老人就常抱怨世风日下,今不如昔;谈到舒适享受,老人往往只感叹"只是近黄昏"。一项调查显示,在描述自己情感的用词中,老年人用以表达喜悦情绪的用词明显少于中青年人。

2.老年人消极的情绪和情感

1)失落感 失落感即心理上若有所失、遭受冷漠的感觉。离退休后,老年人的主导活动和社会角色发生了改变,从工作单位转向家庭,他的社会关系和生活环境较之以前显得陌生,加上子女"离巢",过去那种热情、热闹的氛围一去不复返,对新的生活规律往往又不能很快适应,一种被冷落的心理感受便会油然而生。

2)孤独感 从客观上讲,由于子女逐渐独立,老年人又远离社会生活,自己体力渐衰,行动不便,与亲朋好友的来往频率下降,信息交流不畅,因此容易产生孤独感。在主观方面,老年人具有自己既定的人际交往模式,不易结交新朋友,人际关系范围逐渐缩小,从而引发封闭性的心理状态,这是老年人孤独情绪形成的重要原因。有专家曾对 13693 名城市老年人调查,发现 40% 的老人有孤独、压抑、有事无人诉说之感。

3)疑虑感 尽管年岁日增,但老年人常常自觉经验丰富,才能不凡,一旦退休就无从发挥,自尊心受挫,大有"英雄无用武之地"的感叹,于是空虚、寂寞、受冷落之感袭上心头,往往误以为自身价值不复存在,久而久之就会低估自己甚至看不起自己,这种自卑感一旦形成,老年人就会经常对自己产生怀疑,忧心忡忡,表现出过分的焦虑。

4)抑郁感 失落、孤独、自卑、疑虑的情绪对于老年人的心理会产生负面的影响,而且老年人在现实生活中容易遭受挫折,不顺心、不如意之事时有发生,例如,遇到家庭内部出现矛盾和纠纷,子女在升学、就业、婚姻等方面有困难,自己的身体又日趋衰落,疾病缠身,许多老人就会变得长吁短叹、烦躁不安、情绪低落或者郁郁寡欢,这些都是抑郁的表现。

5)恐惧感 随着身体的老化,老年人变得越发害怕生病,一方面是担心生病后自己生活难以自理,给家人和晚辈带来麻烦,变成家庭的累赘;另一方面,一旦生病,特别是重病,老年人似乎就感觉离死神不远了,因此,老年人对疾病和死亡通常会产生恐惧感。

4.1.6 老年人的性格特征

4.1.6.1 影响老年人性格的因素

1.生理性因素

机体各组织器官的老年性变化,如大脑皮质萎缩,神经细胞数量减少,脑内某些物质如蛋白质、磷、氮等含量减低,神经递质的平衡变化等。

2.社会心理因素

一般来说,老年人的性格与年龄增长关系不大,但由心理性因素引起的变化可影响感知觉、记忆、思维和行为等,而影响老年人对新的社会生活的适应能力。

4.1.6.2 老年人性格的表现

性格改变而致"老顽固"的称呼对有些人虽然不太礼貌,但的确从一定程度上反映出老年人的性格改变,固执己见,不容易接受新鲜事物,以自我为中心,难以正确认识和适应生活现状。常常沉湎于回忆往事,悔恨无法挽回的美好情景。略有成就者则变得高傲自大,难以倾听逆耳良言。还有部分人变成"老顽童",言语、行为幼稚。

4.1.7 老年人需要的变化

4.1.7.1 影响老年人需要的因素

1.生理性因素

一般来说,进入老年期以后,人的生物性需要降低,表现在老年人对衣、食、住、行等方面的物质需求缩减,性欲也有所减弱。

2.心理和社会性因素

部分老年人心理需求下降,但大多数老年人心理及社会需求增加,并出现了一些新的特点。

4.1.7.2 老年人需要变化特征

1.需要老有所养

《论语》有云:"老者安之,朋友信之,少者怀之"。"老者安之",即让老人过上安定的生活,使之老有所养。老有所养是指人年老后丧失全部或部分劳动能力和经济来源时,由子女等后代赡养和照顾。具体来说就是无衣食之忧,无住行之虑,生活上有人给予照顾和扶助。老有所养是老年人最基本、最低层的心理需求。

2.需要后继有人

在中国人的传统观念中,儿孙满堂被认为是老人幸福的标志之一,即所谓"多子多福",相反,"无后为大",无后为不孝之最。在当代老人中,仍有不少人希望家庭人丁兴旺、枝繁叶茂,而且随着年龄的增大,越接近生命历程的尾声,这种愿望就越强烈。这种愿望常常反映在许多民俗之中,例如,在儿孙结婚时必备红枣、花生、桂圆、莲子,取其"早生贵子"的谐音。自从计划生育政策实施以后,"多子多福"的传统观念已在逐渐改变,许多老人更注重于后代的素质,而不再是数量的多少。因此,不少老人在退休后甘为照顾下一代而充当家庭教师和保姆的角色,虽操劳辛苦,但乐在其中,他们希望能给儿孙以最好的照顾和教育,希望他们长大后能有出息,以实现其后继有人的心愿。

3.需要老有所归

按照马斯洛的需要层次理论,人作为一个社会性的存在,有归属的心理需求。青少年时,家庭完整,父母在世,这种需求表现为对家庭的依恋和对父母的依赖;而进入老年期后,子女纷纷"离巢",家庭的完整性被分割,老人的孤独感油然而起,这时的老人需要的是一种精神上的归属感以排解孤独。正所谓"少小离家老大回,乡音无改鬓毛衰。儿童相见不相识,笑问客从何处来",许多老人在退休后都渴望回到自己的家乡,安度晚年。这体现的就是老年人叶落归根的心理。

4.需要老而有爱

爱是人与人之间关系的一种重要的表现形式,体现了老年人的一种精神追求。从夫妻关系来看,老年人对爱情的需求并不比年轻人少,只是他们用老年人特有的更深沉的依恋方式取代了年轻人那种轰轰烈烈的热恋。俗话说:"少年夫妻老来伴",对于老年人来说,爱情在老年夫妻之间更多地表现为相敬如宾、相互扶持和照顾。当然,老年人不仅需要夫妻之爱,也需要子女的关爱。子女过于投入自己的事业和小家庭,疏忽了老人,往往会使老人产生孤独感和失落感。充分享受天伦之乐,拥有亲情的精神支持,是老人最大的幸福和欣慰。

5.需要老而受尊

老年人都有受他人尊重的心理需要,但与中青年人那种因能力、业绩、财富而受他人羡慕和认同的心理需要不同,老年人更需要的是别人能够听取他的意见、看重他的经验、肯定他的过去。实际上,这种尊重经常反映在日常生活的各种礼仪中。例如,出门让老人先行,坐车为老人让坐,赴宴时让老人就上座等,对于这些照顾,老人其实可能并不真正在乎,重要的是从这些细节中老年人获得了一种受人尊重的心理满足。但是,老人也应该正确对待自己和尊重年轻人,不能倚老卖老。

【相关知识】长寿老人心理活动共同的特点

1)情绪稳定　说明人的中枢神经系统处于相对稳定状态,人体的生理功能协调,情绪安定,适应各种环境能力强。即使受到重大的精神创伤或严重的精神刺激,情绪反应和情绪波动较小,恢复时间也较快。

2)心情快乐　它标志着人的身心活动的协调。长寿老人大都精神矍铄,心情旷达,乐观的情绪使人充满朝气,使人体处于积极向上的状态,能增强人体生理功能,提高人体的抗病能力。

3)性格坚强　在生活中遇到困难,能想方设法解决,遇事想得开。

4)人际关系适应性强　长寿老人与人相处融洽,他们在人际关系上很少有烦恼与苦闷,他们乐于同人交往。

5)热爱生活　长寿老人大都对生活充满热情与向往。他们热爱生活,热爱工作,热爱劳动,心中得到快乐。

4.2　老年人常见的心理健康问题

4.2.1　神经衰弱综合征

4.2.1.1　概念

神经衰弱综合征是指某些慢性躯体疾病所引起的类似神经衰弱的症状群。其发生发展、病程经过及预后,均决定于躯体疾病本身,随着躯体疾病的好转和全身状况的恢复,类似神经衰弱的症状亦随之消失。神经衰弱综合征与神经衰弱是两个不同的疾病概念,不能混为一谈。

4.2.1.2 原因

长期烦恼焦虑;离退休后生活太闲,居住环境太静,与周围人群交往甚少,信息不灵,自觉精疲力尽,睡意频频;脑动脉硬化,脑损伤后遗症,慢性酒精中毒,及各种疾病引起的脑缺氧等。

4.2.1.3 表现

1)情感障碍 为典型症状,表现为情绪不稳定,情感脆弱、克制情感表达能力明显减弱,控制不住情感反应,无法做到喜怒不形于色、在微小的精神创伤刺激之下,就表现出明显的易伤感、易激动、易发怒、感到委屈等等、病人愿意控制自己的情感,有时觉得不必要、不好意思,但常常克制不住,因此,有些病人为此而苦恼。病情严重的病人可有情感失禁,即强制性哭笑。

2)各种躯体不适症状 这些症状常常作为主诉症状。常见有头痛,头晕,疲乏,肢体麻木,走路向一侧倾倒感,肌震颤,睡眠不稳,不易入睡,多梦易醒,早醒,醒后不解乏,有时出现晨起头痛、眩晕感等。

3)其他症状 轻度注意力不集中、思维迟钝、工作效率下降、主动性下降,感到学习新知识困难而不主动学习,记忆力下降,近事记忆下降较明显。整日精疲力竭,脑力和体力活动均极易疲劳。

4.2.1.4 照护原则

1.帮助老年人调节心理状态

要使老年人充分认识到随着年龄的增长,机体各器官功能下降是自然规律,要接受现实,积极应对。

2.充实生活内容

离退休后应重新安排生活,将生活的重心从工作转移到生活的方方面面,培养广泛的兴趣爱好,使生活变得丰富多彩。

3.加强人际交往

老年人离退休后社交活动自然减少,如果不主动接触他人,独自在家,心理问题会随之而来。

4.保证充足的睡眠

若老年人睡眠不充足,就容易感到疲劳,体力和精力都会下降,而影响正常生活。

4.2.2 老年焦虑症

4.2.2.1 概念

焦虑是个体由于达不到目标或不能克服障碍的威胁,导致自尊心或自信心受挫,或内疚感增加所形成的一种紧张不安带有恐惧性的情绪状态。

4.2.2.2　原因

1.生理性因素

焦虑症患者的交感和副交感神经系统的活动普遍增加,可能是体内儿茶酚胺的增加引起乳酸盐的增加所致。研究表明,焦虑症与遗传因素有关,在患病者的近亲中,该病的发病率比一般人高出3倍。也有报道,血内皮质醇含量升高可诱发该病。

2.心理性因素

由于过度的内心冲突对自我威胁造成;主观感觉紧张或有不愉快感;儿时心理不良体验;性格方面因素,如焦虑、易激惹、有不安全感、自信心不足、依赖性强、自我意识强、情绪不稳定等。

3.社会性因素

日常生活质量下降,如退休后收入减少,生活水平下降;重大生活事件发生,如丧偶、子女离家、自然灾害、人际关系紧张等。

4.2.2.3　表现

1.急性焦虑

急性焦虑又称"惊恐发作",是指在没有特殊的恐惧性情景时,突然感到一种突如其来的惊恐体验,有濒死感或精神失控感,伴有严重的自主神经系统功能紊乱症状,如内心紧张、心烦意乱、坐卧不安、睡眠不稳、口干、心悸、脉搏加快、多汗、血压升高、呼吸加快。严重时,出现四肢麻木、大汗淋漓、全身颤抖、手足发麻、出现濒死感等。甚至产生妄想和幻觉,有时有轻度意识障碍。(见图4-1)急性焦虑发作时通常可以持续几分钟或几小时,之后又恢复平静。

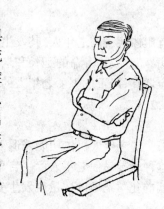

图4-1　老年焦虑症

2.慢性焦虑

慢性焦虑是指不依据具体情景,对日常事件和行为普遍感到不可控制的一种焦虑障碍,如不安、疲惫、注意力不易集中、易怒、肌肉紧张、入睡困难、易惊醒等,在生活中遇到不如意的事就心烦意乱,有时会生闷气或发脾气。

4.2.2.4　照护原则

1.积极预防

尽量排除各种治疗方案的干扰,帮助老年人改变不良性格,调节情绪。

2.加强心理护理

给予老年人心理、生活上的帮助,与其建立良好的人际关系;尽量满足老年人心理需要,使其保持平静、舒坦的心境。同时,指导老年人正确认识焦虑症的危害及良好的预后。

3.鼓励老人积极进行心理治疗

通过采用一般的心理治疗方法、松弛疗法、支持疗法等使老年焦虑症得到控制。

4.2.3 老年抑郁症

4.2.3.1 概念

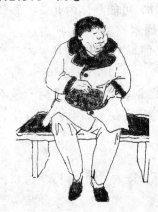

图4-2 老年抑郁症

抑郁症是指以持续的情绪低落为特征的一种情感性的心理障碍,是老年人常见的精神病患之一。(见图4-2)抑郁症大都在60岁以后发病,80岁以上很少。有的人虽然会在青壮年时发病,但进入老年期后常加重或发作次数增多。据美国对250名癌症患者的调查,其中有156人在发病前曾因强烈的精神刺激而发生过持续的情绪低落。同时,抑郁又是自杀的最常见原因之一。据研究,在抑郁的第一年,实施自杀的人数为1%,而抑郁反复发作者,其终身的自杀率为15%。所以对抑郁症不能等闲视之。

抑郁症是老年期最常见的精神障碍之一。据世界卫生组织统计,抑郁症老人占老年人口7%~10%,患有躯体疾病的老年人,其发生率可达50%。临床主要表现为抑郁综合征为特征的疾病,随着人均寿命的延长和老年性疾病发病率逐渐增高,老年人抑郁症的患病率也相应增高,严重危害了老年人的身心健康。

4.2.3.2 原因

1.生理性因素

1)老年人机体功能减退 一方面由于感觉及运动等各方面的功能都不如从前,这种状况易使老年人产生自卑、失落等消极情绪;另一方面随着年龄的增长,某些大脑的化学物质的数量会发生变化,这些物质的相对增加或减少可导致抑郁情绪的产生。

2)遗传因素 抑郁症患者的家庭成员的患病率远远高于一般人群,其子女的发病率也高,说明此病与遗传因素有一定关系。

3)老年人的各种身体疾病 如高血压病、冠心病、糖尿病及癌症等,都可能继发抑郁症。还有许多患慢性病的老人,由于长期服用某些药物,也易引起抑郁症。

2.社会与心理因素

抑郁症的出现与老年期的各种丧失有较大的关系,这些丧失包括工作的丧失、收入的减少、亲友的离世、人际交往的缺乏等等。

1)心理应激促发 如长期精神紧张可引起抑郁症。

2)情绪反应障碍 强烈而持久的消极情绪可引起心境的改变,进而引起情感障碍。

3)情感脆弱者 情感脆弱的老人遇到挫折易产生悲观失望的情绪。

4)依赖性强者 胆小怕事、敏感、软弱等老人依赖性强,易产生抑郁情绪。

5)缺乏自信者 缺乏自信的老人自我评价低,往往有强烈的自卑感,因此易产生抑郁情绪。

6)角色适应不良 老年人退休后对于角色转变在心理上常常出现不适应,如职业生涯的结束、生活节奏放慢、经济收入减少等,巨大的落差会产生失落感,导致情绪低落。

7)交往圈子变窄 人际互动减少,缺乏情感支持,也是导致老年抑郁症的常见病因。

8)生活变故 如亲友的离世,特别是配偶的去世往往对老年人形成较大的精神创伤,容易诱发抑郁症。有人曾对4489名55岁以上的丧妻者进行为期9年的调查,发现5%的人在丧妻后半年内相继去世,死亡率比未丧妻的同龄人高40%。此外,周围的老年朋友的逝世也会引起老年人对死亡的恐惧。

4.2.3.3 表现

1.心理表现

最突出的症状为情绪低落,对日常活动兴趣明显减退,对生活失去兴趣,社交活动减少,对前途感到悲观绝望。早期多表现为神经衰弱的症状,后期表现为情感障碍、思维活动障碍、认知功能障碍、意志行为障碍、躯体症状等。情感障碍患者抑郁心境长期存在,表现为无精打采、郁郁寡欢,伴有孤独感、自觉悲观和绝望;思维障碍患者感到脑力迟钝和注意力下降,而导致回答问题反应慢、思考困难、主动言语减少,自我评价下降,常出现自责、自罪或厌世观念;约80%的患者有记忆力减退等认知功能减退的现象。意志和行为障碍表现为依赖性强,遇事犹豫不决,病情较重时活动减少、社会交往被动、行为迟缓或卧床时间增多,严重者日常生活不能自理。伴有焦虑者可表现为坐立不安、搓手顿足、惶惶不安,甚至出现自杀意向。

2.躯体表现

常见的表现以胃肠道的症状多见,如胃肠道不适、恶心、呕吐、便秘等。有些老人可出现慢性疼痛,如头痛、胃痛、四肢疼痛等。还有的出现心悸、胸闷、出汗、肢体麻木、头晕、血压升高、尿频等各种植物神经症状。

4.2.3.4 照护原则

1.专人照护

对待老年抑郁症的患者应有专人护理,最好是亲属。如果亲属工作忙,也可请人照护,24 h不离开老人。照护人员还应学习有关的卫生知识,了解病人的情况,掌握相应的照护技能。

2.调整生活节律

照顾好老人生活起居,生活要有规律,早睡早起。在条件许可的情况下,每天都应安排一段时间的户外活动。注意气候变化,积极预防躯体合并症发生。

3.合理饮食

既要注意营养成分的摄取,又要保持食物的清淡。多吃高蛋白、富含维生素食品,如牛奶、鸡蛋、瘦肉、豆制品、水果、蔬菜,少吃糖类、淀粉食物。

4.给予心理支持

要善于观察,从老人微小的情绪变化上发现其心理的矛盾、冲突等,有针对性地做心理说服、解释、劝慰、鼓励工作。对于性格内向的老人,鼓励其与他人交谈,使其内心的郁闷得以宣泄。选看一些电视风光片、音乐片和喜剧片。有条件的可参加一些老年社会活动,结交朋友,调节情绪。

5.坚持服药

注意观察可能出现的副作用。既要耐心,又要严格遵照医生的嘱咐。不可随意增减药物,有情况可向医生反映,更不可因药物有副作用而中途停服,以免造成治疗的前功尽弃。

6.防止意外发生

因这种病人往往有自杀企图,故不可疏忽大意。事故多半发生在一刹那,凡能成为病人自杀自伤的工具都应管理起来。妥善保管好药物,以免病人一次大量吞服,造成急性药物中毒。照护人员及时发现老人的心理变化及异常行为,加强安全护理、防止发生意外。鼓励老人参加户外活动,在大自然中忘却烦恼。

4.2.4　离退休综合征

4.2.4.1　概念

离退休综合症是指职工在离退休以后由于工作环境和生活习惯的突变,所产生的各种心理不适应症状。这些心理变化和自身躯体环境变化两方面的不适应交织在一起,直接损害离退休老人的身心健康,加速衰老过程。多见于平时工作繁忙、事业心强、争强好胜、对退休毫无准备的老年人,平时活动范围大、爱好广泛、女性老年人较少患此病。

4.2.4.2　原因

1.离退休前后生活境遇反差过大

不同的人在离退休前后所发生的生活境遇变化是有差异的。一般来说,普通老百姓离退休前后所发生的生活境遇变化不太大,故比较适应离退休后的生活,不容易产生离退休综合征。而离退休前身居要职的领导干部,由于离退休前有较高的社会地位和较大的职业权力,生活的重心是工作和事业,生活忙碌而充实;离退休后社会地位下降、职业权力丧失,生活重心转移到家庭和日常生活上,离退休前后生活境遇变化较大,因此,容易产生心理失调而出现离退休综合征。

2.离退休前缺乏足够的心理准备

一部分离退休人员虽然在离退休之前心理有所准备,但对离退休后的生活心理准备不充分,当真正离退休后,其生活内容发生了变化、角色发生了转变,使其难以适应。

3.离退休后缺乏生活重心

人们在离退休之前,在社会中扮演着一定的社会角色,生活的重心是工作,这些社会角色及角色活动构成了他们赖以生存和发展的基本内容,这些就是生活的重心。

离退休后,生活的重心发生了改变,原来社会的重心没有了,若没及时构建新的生活重心,则会出现一系列心理反应。

4.个人适应能力差

老年人个人适应能力差是导致出现离退休综合征的一个重要因素。某些离退休人员由于个性方面的原因,使其难以适应离退休后的生活变化。一般情况下,性格固执、急躁、孤僻、内向、智力水平低下等老人适应能力较差,故易引起剧烈的心理变化。

5.缺乏家庭和社会的支持

社会支持是指一个人出现心理问题时,一切有利于个人解决心理问题的社会因素,包括亲人和朋友的关心、领导和同事的关心和支持。当离退休人员缺乏这些支持时,可能会出现心理失调,而导致离退休综合征。

4.2.4.3　表现

1.心理方面的变化

一是抑郁症状,如心情忧伤、精神消沉、委靡不振、沮丧、郁闷、悲观失望,出现失落感、孤独感、自信心下降,在行为上逐渐与亲朋好友减少联系、对各种事物兴趣降低、懒于做事。二是焦虑症状,如心烦意乱、惶惶不安、急躁冲动、易激惹、自控能力差等。

2.身体方面的变化

表现为全身不适,如头痛、眩晕、失眠、胸闷、腹部不适、全身疲乏、四肢无力等,但经检查未发现与之相应的身体疾病。

4.2.4.4　照护原则

1.离退休之前做好充分的心理准备

离退休前的心理准备应包括感情上、行动上做好即将离退休的各种准备。以积极乐观的心态迎接离退休的到来。即淡化职业意识,逐渐减少职业活动,慢慢转移自己的生活重心,逐渐增添新的生活内容,选择适合自己情况的离退休生活模式等。(见图4-3)

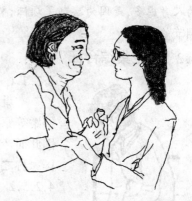

图4-3　离退休前做好心理准备

2.离退休后及时构建生活重心

离退休后要及时构建新的生活重心。一是保持充实的生活。离退休人员应根据自己的实际情况,发挥原有特长,继续发挥余热,避免出现失落感。如企业技术人员离退休后,可受聘到企业从事力所能及的专业技术工作,这样既为社会做了贡献,又满足了个人的心理需求;若行政干部离退休后,可参加各种社会工作或从事自己感兴趣的社会劳动或公益服务活动,这样可体现自己的人生价值;还有的离退休人员可在家从事家务劳动,减轻子女负担,享受天伦之乐。二是培养健康的兴趣爱好。健康的兴趣爱好能使离退休人员生活充实,心身愉悦,也能增长知识、陶冶情操;还能增加社会交往,改善人际关系,对防止和消除不良情绪起到积极作用。

3.主动营造社会支持系统

调整与老伴和子女的关系,关心亲朋好友,建立良好的人际关系,以营造良好的社会支持系统。

4.积极调整心理状态

一是改变认知方式,对生活中诸多不顺,抱着接纳的心态,潇洒一点,坦然地接受,积极地应对,心情就会轻松、快乐,身体也会随之更加健康。二是保持积极心态,人生有顺境也有逆境,有成功也有失败。当困难克服不了时应尽早忘却,只要每个人都用积极的眼光来重新看待它,生活就会变得快乐。三是学会宽容他人,即对待他人要以礼相待,能帮他人就帮一把,不倚老卖老,不传闲话,不与人吵架等。四是学会幽默。幽默可使紧张的心情放松,缓和气氛,减轻焦虑和忧愁,幽默可以帮助老年人打开心结,驱散心头阴云,缓和不良情绪的反应,老年人一旦有了幽默感,就会自信、镇定,生活就会充满快乐。

5.调整作息时间

离退休后,无须为了赶上班而起早,也无须为了完成工作任务而夜间加班,因此,离退休人员要及时调整作息时间,保证充足的睡眠,使老年人体力和脑力得到恢复。

【相关知识】美国心理学家社会调查结论

智商高的人比智商低的人缺少快乐,是因为总不满足;工作忙碌的人比工作轻松的人考虑多,是因为忘却了烦恼;参加体育文娱活动的人考虑多,是因为他们找到了调节的手段。

4.2.5　空巢综合征

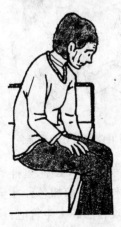

图4-4　空巢综合征

4.2.5.1　概念

空巢综合征是指无子女或子女成人后由于工作、学习、结婚等原因相继离开家庭以后,独守"空巢"的中老年夫妇因此而产生的心理失调症状。特别是老人单亲家庭,西方国家称之为"空巢"。

4.2.5.2　原因

1.心理衰老

随着年龄的增长,心理衰老期的到来,人们自我生存能力和自我价值感不断降低,加之子女相继离开,老年人内心会产生忧伤和痛苦感觉。

2.角色丧失

父母角色对老年人来说非常重要,通过养育子女体现自己的身份和自我价值,当子女长大离家后,父母的角色开始部分丧失或完全丧失,使作为父母的老年人十分痛苦和难以接受,从而导致严重的心理压力。

4.2.5.3 表现

1.情绪反应

情绪反应表现为心情郁闷、悲观、沮丧、孤独、凄凉等,常常失落感与成就感交织在一起,出现心神不宁、无所适从、烦躁不安等现象。(见图 4-4)

2.认识反应

出现内疚感,认为自己过去有许多对不起子女的地方,特别是对子女关心和照顾不够,没有很好地尽到做父母的责任和义务,也有人会产生埋怨子女的心理等。

3.行为反应

常常愁眉不展、闷闷不乐、唉声叹气,甚至痛哭流涕,久而久之,出现食欲不振、睡眠障碍等现象。

4.2.5.4 照护原则

1.协助减轻对子女的心理依恋

随着子女的成长,父母应逐渐将家庭关系的重心由对子女的关注转向对老伴的关注,逐渐减少对子女的感情投入,降低要求子女回报的期望水平,特别是当临近子女离家的时候,父母更要减少对子女的心理依恋,做好充分的心理准备。

2.积极寻找替代角色

有些父母一生为子女各方面操劳,如为子女求学、求职、择偶等四处奔波。当子女生活稳定后,父母生活变得非常清闲,但心理却觉得空虚,日子难熬。因此,当子女离开家庭后,父母应及时充实新的生活内容,尽快找到新的替代角色,如培养新的兴趣,建立新的人际关系等,转移生活重心,使生活丰富多彩。

4.2.6 高楼住宅综合征

4.2.6.1 概念

高楼住宅综合征是指一种因长期居住于城市的高层闭合式住宅里,与外界很少接触,也很少到户外活动,从而引起生理上和心理上异常反应的一组症状群。这种病症在不少离退休后久住高楼而深居简出的老年人身上有明显表现。它是导致老年肥胖症、高血压病、冠心病、糖尿病和骨质疏松等症的常见原因。

4.2.6.2 原因

高楼住宅综合征主要是因为居住在高楼出门不方便或房屋隔离不便交往所致。

4.2.6.3 表现

常见症状是四肢无力、脸色苍白、体质虚弱、消化不良、适应能力差、不爱活动、性情孤僻、急躁、不合群等。

4.2.6.4 照护原则

1.加强体育锻炼和增加活动量

锻炼项目可以根据自己的爱好、条件和体力进行选择。如散步、拳术、跳绳、体操

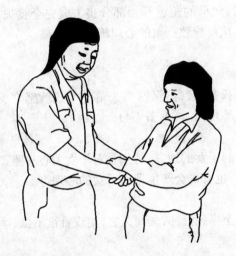

图 4-5　加强人际交往

等。居住高楼的老人,每天应下楼到户外活动一二次,并保持经常性。在天气晴朗的节假日里,老人应尽可能一起与儿孙们到附近的公园去玩玩,呼吸户外的新鲜空气,增加一些活动量。

2. 增加人际交往

多参加社会活动。平时,左邻右舍应经常走走,串串门,聊聊天,以增加相互了解,增进友谊,这样也有利于独居高楼居室的老人调适心理,消除孤寂感。(见图4-5)

4.2.7　老年期谵妄

4.2.7.1　概念

老年期谵妄是指发生在老年期的谵妄状态或意识模糊状态。伴有注意力、认知能力、精神运动和睡眠周期障碍。临床以意识障碍为主,可能出现复杂多变的精神症状和各种异常行为,如定向力障碍,记忆力障碍,对周围事物理解判断障碍,思维混乱、不连贯,有视听幻觉及被害妄想等。(见图4-6)

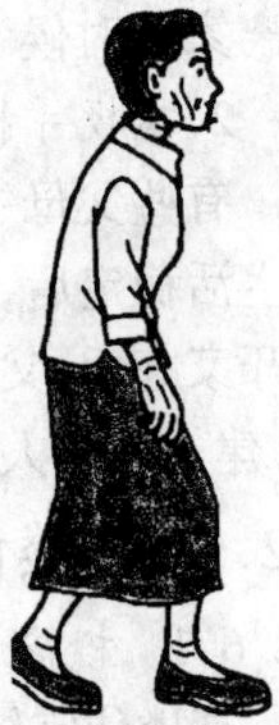

【相关知识】谵妄综合征

谵妄综合征(Delirium Syndrome)是一组表现为广泛的认知障碍,尤以意识障碍为主要特征的综合征。因它往往发生于急性起病、病程短暂、病变发展迅速的中毒感染、脑外伤等病变,故又称急性脑病综合征(Acute Brain Syndrome)或急性错乱状态(Acute Confusional State)。谵妄综合征是在综合性医院中最为常见的一种精神障碍,约占内、外科病人的5%~15%,多数可以恢复。以下六类病人比较容易产生谵妄:①老年;②儿童;③心脏手术后;④烧伤;⑤脑部有损害;⑥药物依赖者。最近国外有两所综合性医院进行流行病学研究,发现70岁及70岁以上的老年人中出现谵妄迹象者,分别为30%及50%。但因多数老年躯体疾患病人伴发轻度精神模糊时,常留在家中治疗,所以老年人谵妄的发生率看来要比一般估计的高得多。

图 4-6　老年期瞻望

4.2.7.2 原因

1.脑源性

各种脑器质性疾病,如脑动脉硬化性精神病、老年性精神病等,在其病程中可出现急性谵妄状态。

2.非脑源性

正常老年人,因感染中毒、躯体疾病、精神或躯体创伤而诱发谵妄。如"无症状性"肺炎、泌尿道感染、结核病、酒精中毒、药物过量、营养缺乏、手术、失水及电解质紊乱、心力衰竭、血压骤降并伴有"无痛性"心肌梗死、缓慢发展的前列腺肥大性尿路阻塞、贫血,意外伤及骨折、精神因素等,皆可导致精神谵妄。

在急骤进展的老年期躁郁症、晚发性妄想痴呆的病程中,亦可出现谵妄状态。

4.2.7.3 表现

起病急骤,意识模糊,对于时间的定向障碍出现最早,分不清早晚,分不清地点与人物,并伴有严重的精神运动性兴奋。言语增多,杂乱无章,单调重复,狂呼乱叫。行为紊乱,动作增多,有盲目性及冲动性。可有片断的妄想,多为被害妄想。亦可有幻觉,多为幻视,其次为幻听。情绪紧张、焦虑、恐惧、不安、失眠。有时谵妄消失,意识清醒,对谵妄中的情况完全遗忘。有时呈缄默状态或木僵状态。病程起伏,可持续数日至十余日,或可迁延更久。伴有脑器质性疾病的患者,谵妄持续时间较长,当谵妄消失后,常遗留较前更为严重的痴呆。

多数患者常无明显的躯体症状及体征,故易误诊而死亡。脑脊液正常,少数可有轻至中度蛋白增高。脑电图呈发作性高电位慢波,以额叶为著。

4.2.7.4 照护原则

(1)积极协助寻找导致谵妄的原因。

(2)保证睡眠与控制兴奋。为了防止心力衰竭和减轻心肺功能负荷,应保证睡眠与控制兴奋。

(3)遵医嘱谨慎服药。

4.2.8 老年人的药物依赖

4.2.8.1 概念

药物依赖又称药物瘾,是指长期或反复使用某种药物,从而在个体的心理和躯体上产生对药物的依赖性。有些老年人往往为了获得用药后心理上的快感,或为避免断药后产生的痛苦,在无医疗上的需要时,仍被迫持续或周期性强烈渴求用药。

老年人常见的依赖药物有镇静、催眠药和止痛药,如吗啡、去痛片、安眠酮、速可眠、哌替啶、地西泮、氟西泮等。

4.2.8.2 原因

1.社会因素

不断加剧的社会竞争,易使老年人产生焦虑和紧张情绪。

2.环境因素

各种获得药物的机会,使麻醉品和精神药物使用者不断增加,药物依赖者也随之增加。

3.自身因素

药物依赖的老年人大多数有性格缺陷,如优柔寡断、意志薄弱、依赖性强、易冲动、自控能力差、适应不良等。有些老年人往往不顾及人际关系及社会义务,缺乏责任感。

4.2.8.3 表现

1.心理依赖

老年人在心理上渴求使用这类药物,此欲望超过了睡眠、食欲及性欲,甚至不顾药物对自己身心的危害,也不顾对家庭及社会的危害,以至于常常不择手段、不顾后果,以各种手段获取药物来满足自己的需要。

2.躯体依赖

长期反复使用某种药物,可出现中毒症状。急性中毒症状表现为意识障碍和轻躁狂状态;慢性中毒症状以性格改变和明显的智能障碍为主。若停药则可产生戒断综合症,表现为浑身不适、心慌、焦虑、眩晕,甚至出现大小便失禁、幻觉、意识障碍,最严重者可危及生命。

3.耐药性

长期服用某种药物,其药理效应会逐渐下降,为获得满意的和足够的心理和生理需求而进一步加大药物剂量,由此,药量逐渐增大,产生耐药性。

4.对自己和社会造成不良影响

长期且大剂量的用药,可引起营养不良、免疫功能降低、代谢障碍等,产生某些躯体并发症,甚至慢性中毒。部分老人由于性格改变或丧失进取心,丧失对家庭及社会的责任感,而给自己、家庭及社会造成不良影响,带来不良后果。

4.2.8.4 照护原则

1.积极预防

普及医药常识,严格药品管理制度等。

2.积极配合治疗

当发现老人有滥用药物或多服药物时,应立即劝其终止服药。若老人已形成药物依赖,为避免突然停药产生戒断症状,应逐渐递减所服药物剂量,直到完全停药。有时,为了减轻戒断症状,可用作用相似但不易产生依赖性的药物进行替代,再逐步递减替代药。对于戒断后出现不良心理或身体症状时,可对症处理,以减轻戒断症状。对于中毒较深、全身营养状况较差的老人,采用支持疗法,补充营养以减轻身体的不适感。通过家庭和社会的关怀,提高老人脱瘾的信心。

4.2.9 老年人自杀

4.2.9.1 概念

自杀是指一个人自愿地、故意地杀死自己的行为或情况,也指任何人杀死自己的意愿或倾向。自杀包括个人的、团体的甚至民族的自我毁灭的行为。老年人的自杀是多发性的,由于老年人因衰老、疾病、死亡数较大,因而自杀反而不被他人注意。根据自杀者的心理反应可将自杀分为情绪型和理智型两种。情绪型自杀常常因为爆发性的情绪所引起,理智型的自杀是由于自身经过长期的评价和体验,进行了充分的判断和推理之后,逐渐地萌发自杀的意向,并有目的、有计划地采取自杀措施。

【相关知识】中国老年期自杀率

研究显示:中国老年期自杀率有以下特征,55~64岁的中老年人比65~74岁的老年人要高1倍。75岁以上的老年人又比65~74岁的老年人高1~2倍。55~64岁的中老年人中,农村比城市高2倍。男女大体相近。中国老年人自杀是中国自杀问题的突出问题,自杀率仅次于新加坡。中国老年男性自杀率略低于斯里兰卡和匈牙利。

4.2.9.2 原因

1.心理与社会性因素

有些老年人因愿望不能得到满足,遭受压力和刺激时,可能选择自杀的道路。社会孤立(社会隔离)是老年人自杀的最显著特征。当老年人心理应激大大增强时,其肉体和精神就会处在隔离状态。经济困难是老年人自杀的主要原因。此外,强大的政治压力、朋友的背叛、自己又处在孤立无助,加上体衰多病时,易产生自杀念头。

2.躯体性因素

慢性疾病和精神疾病是导致老年人自杀的重要因素。研究表明:严重的躯体疾病,对老年人试图自杀有重大影响,发生率非常高。导致老年人自杀的精神疾病有抑郁症、疑病症、老年性痴呆、动脉硬化性精神疾病、情感障碍、睡眠障碍等。

4.2.9.3 表现

1.攻击型和准自杀行为

根据自杀的目的,可将自杀分为两大类:一类是以死亡为目的的自我攻击型的自杀行为;另一类是不以死亡为目的的准自杀行为。其深层次的动机是"求助",企图用自杀来唤起人们的同情、关注,并使对方忏悔。

2.情绪型和理智型

根据自杀者的心理反应可将自杀分为情绪型和理智型两种。情绪型的自杀常常因为爆发性的情绪所引起,其中大多数是由委屈、悔恨、内疚、惭愧、激愤、烦躁或赌气等情绪状态所引起的自杀,一般来说,进程较快,发展期较短,甚至呈现即时的冲动性或突发性。理智型的自杀是由于自身经过长期的评价和体验,进行了充分的判断和推理之后,逐渐地萌发自杀的意向,并有目的、有计划地采取自杀措施。自杀的进程较慢,发展期较长,一般老年人对自己的丧事都做了安排或写了遗嘱。理智型自杀老年人较多。

4.2.9.4 照护原则

1.帮助老年人争取社会支持

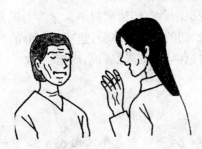

图4-7 积极采取危机干预

如帮助老年人向有关部门呼吁,解决养老金等社会福利问题。

2.积极协助采取危机干预

对濒临自杀危机的人进行干涉,解除危机,打消自杀意图,使其转危为安。照护人员首要的任务是发现想自杀的老年人,及时报告医生和心理咨询工作者或部门负责人。照护人员必须态度端正、思维清晰、头脑冷静。(见图4-7)

3.积极配合心理治疗

主要是支持性心理治疗,如倾听、提示、解释、劝告、安慰、疏泄、建议、指导、鼓励、同情、保证等。

4.事后妥善处理

对未死者,应迅速送医院抢救,协助医生了解老人自杀原因、再次蓄意自伤或自杀的危险性有多大;如果再次自杀或反复自杀,则预防自杀、干预自杀以及抢救自杀老人的一系列努力和处理方法等。对于已死亡者,协助其家人妥善处理后事。

4.2.10 老年期性功能障碍

4.2.10.1 概念

性功能障碍是指性交过程中的一个或几个环节发生障碍,以致不能正常圆满完成性交。常见的男性性功能障碍有阳痿、早泄及射精困难。常见的女性性功能障碍有性乐缺乏及阴道痉挛等。本文仅以男性性功能障碍为例。

4.2.10.2 原因

1.引起阳痿的原因

1)心理因素 多数与童年的经历有关,如自幼受到不正确的教育影响,把性生活视为肮脏、羞耻甚至是罪恶的行为。儿时目睹父母感情不和或受到姐妹的虐待等在心理上留下了创伤,成为日后发生阳痿的根源。青少年时期手淫,或性交时被他人发现或受到惊吓,可引起永久性阳痿。由于早泄不能满足妻子的性要求,每次性交都可产生紧张心情,这种恶性循环最终导致阳痿。除此之外,神经症和心理障碍可伴发阳痿。

2)神经系统障碍 当与勃起有关的反射弧由于脊髓骶段的病变受到损坏可引起阳痿。如发生脊柱裂、马尾瘤或马尾损伤等。脊髓骶段以上的病变因阻断骶段反射中枢与高级中枢之间的联系时,可引起阳痿。丘脑和颞叶病变也可引起阳痿。

3)各种疾病 糖尿病、甲抗、垂体病变等内分泌与代谢疾病均可伴有阳痿。此外,头部外伤,阴茎局部炎症、外伤或疾病,透析治疗或肾移植后均可出现阳痿。

4)药物影响 慢性酒精中毒以及一切麻醉毒品成瘾;服用对性功能有抑制作用的药物(如降压药、利尿药、激素、镇静剂、抗胆碱药物等)可引起阳痿。

2.引起早泄的因素

性交时担心射精太早,怕妻子不满;自卑或怀疑自己的性能力低人一等;误以为自己的阴茎短小或认为自己的身体虚弱等;由于患病,担心性交影响自己身体康复等,均可造成严重的心理上的焦虑,从而导致早泄。手淫过多、性交频繁等使脊髓中枢及大脑中枢处于病理性兴奋状态;神经衰弱时大脑的抑制能力减弱;龟头或包皮的炎症、尿道炎、前列腺炎等可反射性地影响脊髓中枢等,均可引起早泄。性冲动过分强烈、对性交期待过久、性交时间及地点不恰当等,可使心情紧张,而发生早泄,这些情况属于正常范围,不是病态性的早泄。

3.引起射精困难的因素。

1)心因性因素 夫妻感情不和、发现妻子不贞、不愿妻子怀孕等造成夫妻之间存在矛盾而导致继发性心因性射精困难。

2)躯体性因素 各种病变破坏支配性器官的交感神经者,可引起射精困难。某些药物的副作用可引起射精困难。

4.2.10.3 表现

1.阳痿

性交时阴茎不能举起、勃起无力或勃起不能持久,以致阴茎不能插入阴道,或虽能插入但在射精前就已松软下来。

2.早泄

性交时男性射精提早。射精过早使性交不满意,严重者阴茎未插入阴道就射精。

3.射精困难

性交时射精延长或不能射精。

4.2.10.4 照护原则

1.阳痿的照护

对于躯体疾病和心理障碍所致的阳痿,应鼓励老人积极治疗原发病。对于心因性阳痿,建议老人进行心理治疗,采取一般的心理治疗和行为治疗。一般心理治疗是通过心理医生与老人及老伴交谈,向老人传授有关性知识,解释阳痿原因;行为治疗主要是通过夫妻双方的配合,逐步恢复性交能力。

2.早泄的照护

对于心因性的早泄,鼓励进行心理治疗,特别是行为治疗;采取一般的心理治疗,可传授有关的性知识,帮助老人消除顾虑,减少焦虑与紧张。对于器质性原因引起的早泄,鼓励积极治疗原发病。

3.射精困难的照护

通过药物治疗原发病,从而治疗由躯体因素引起的射精困难。对于原发性心因性射精困难,采取心理治疗方法消除潜意识中的焦虑和冲突。而对于继发性心因性射精困难,在一般心理治疗的基础上,设法解决实际存在的矛盾。

【相关知识】老年人不可盲目服用壮阳药

近代的大量研究表明,男子睾丸酮自青年时代大大增加后,一直到50岁左右才逐步减少。但是,即使如此,到了老年仍可保持在年轻时的40%以上水平,足以发动一次性活动。盲目服用壮阳药、雄性素,结果适得其反。雄激素促进蛋白合成,可使骨骼、肾脏等组织因蛋白积累而加重;促使钙盐在骨内加速沉积;也引起氨、钠潴留,导致水肿、高血压,所有这些变化,都会加速机体老化,最终使性功能更快衰退。

4.3 老年人的心理健康照护

4.3.1 老年人心理问题评估

4.3.1.1 健康史的采集

(1)了解老年人肢体感觉和运动情况。

(2)了解老年人有无感知觉障碍,包括视觉、听觉、味觉、嗅觉及触觉等。

(3)了解老年人的记忆力、思维力、注意力、应答力、理解力、阅读和书写能力、分析综合能力及心智的敏捷度如何。

(4)了解老年人对高难度的快速学习作业及紧张状态下的智力反应如何,对环境的适应能力、协调能力和综合认知能力。

(5)评估老年人情绪的强度和紧张度。可通过简单测试判断。

(6)了解老年人的人格变化。可作简单测试。

(7)评估老年人脑功能衰退情况及程度,包括睡眠情况、是否易醒、是否有多梦现象等。

(8)评估老年人对离退休的态度和适应能力。

(9)评估支持系统,包括有无家人、领导、朋友亲戚的关心和帮助,有无社会力量支持等。

4.3.1.2 身体体检

1.一般身体体检

1)生命体征 有无体温过低、过高现象;有无脉搏细速、过缓;有无呼吸急促、过慢或暂停情况等。

2)面容与表情 认真观察老年人的面容和表情变化。注意是否出现快乐貌、紧张貌、焦虑貌、痛苦貌、愤怒貌、恐惧貌等。

3)姿势与步态 认真观察老年人的身体姿势与步态的改变。注意有无激动时手足发抖,焦虑、恐惧时手势、坐势等变化。

4)行为与动作 认真观察老年人的动作行为。注意有无举止不端、不讲清洁、不修边幅及衣衫褴褛等现象。

5)情绪与情感 认真观察老年人的内在情感反应,并注意观察老年人描述内心情感时的语速、语调等。

6)精神与睡眠 注意观察老年人有无精神委靡不振、情绪低落、唉声叹气、失眠等现象。

2.与心理活动有关的能力检查

1)一般能力的检查 包括观察能力、思维能力、语言能力、判断能力、记忆力、计算能力。

2)特殊能力的检查 如动作、机械、核对、美术、音乐、体育、数学和写作等能力。

3.心理测验

对老年人进行心理测验,可正确评估老年人的心理状况,为老年人提供良好的社会环境,使老年人心境发展保持最佳状态,以保障老年人身心健康,提高其生活质量。

4.3.2 常见老年人心理、精神方面的照护

4.3.2.1 语言沟通障碍

1.相关因素

(1)大脑语言中枢受损。

(2)感知觉障碍。

(3)社会环境的各种变迁。

2.照护措施

(1)照护人员应主动关心老人,与其交谈,稳定情绪,热情地介绍有关知识,对失语老人应使用易于理解的语言,且说话要缓慢、清晰,并与老人建立良好的人际关系。

(2)加强与老人沟通,可采用非语言交流的方式,如触摸、手势、眼神、面部表情等,以期正确理解老人的心理需要,同时向老人准确传递信息。

(3)反复进行语言训练,采用由简单到复杂的方式,注意其发音、节奏及语言的清晰度。必要时咨询语言治疗专家。随时反馈训练效果。

(4)正确选用辅助器(如助听器和眼镜等),改善老年人的沟通能力。

4.3.2.2 记忆受损

1.相关因素

(1)神经系统的衰老变化。

(2)离退休后远离社会生活群体,活动范围缩小,信息不灵,甚至产生与世隔绝感。

2.照护措施

(1)指导老人注意大脑的保健,为了有利于脑的代谢和脑功能的恢复,应保证有

充足的睡眠。

(2)指导老人合理用脑,为促使智力发挥,加强记忆,应注意学习与运动相结合。

(3)合理设计锻炼方案,注意智力活动或感知活动的合理分配,以延缓神经系统的衰老。

(4)指导并帮助老人适当扩大社交范围,尽量为老人提供社交机会,以增强社交能力。

【相关知识】修复损伤记忆新方法

俄罗斯科学家使用富勒球(碳-60)制成的溶剂,研究出能防止记忆受损的新方法。富勒球由60个碳原子组成,外形呈圆球状。由于具有这种特殊结构,医学专家尝试用生物活性功能成分填塞富勒球来开发新药。俄科学院理论与实验生物物理研究所科学家使用聚乙烯吡咯烷酮(一种代血浆)分子填塞到富勒球里面,制成了溶剂。实验显示,这种溶剂能够修复受到损伤的记忆。

4.3.2.3 社交障碍

1.相关因素

(1)老年人由于机体功能衰退,投入社会交往的精力减弱。

(2)体弱多病的限制。

(3)缺乏可依靠的亲属或朋友。

(4)缺乏老人参与社交活动的环境。

(5)社会—文化的不协调。

(6)社会地位、社会角色、身份、性别与兴趣爱好的差异。

(7)思维过程改变。

2.照护措施

(1)鼓励老人树立乐观的心态,即以积极的态度对待生活,保持良好的心境。

(2)为老年人着想,充分理解他们的情感,抚慰其病痛,满足其需求。

(3)加强与老年人身体接触频度,增加信任感。

(4)在老年人身体条件许可的情况下,努力帮助其扩大社交范围。

【相关知识】克服社交障碍做到"三别"

(1)别生气。人的一生要生气的时候实在是太多了,要做到别生气实在是一件很难的事情。但是如果我们仔细想一想,生气真的没必要。

(2)别依赖。如果一个人只想着依赖别人,那么谁会愿意被你依赖呢?所以我们应该时刻想着怎么帮助别人,做别人的依靠,做到这一点,那么别人在你需要的时候,自然也会帮助你,做你的依靠。

(3)别放弃。人们往往在心里自己否定自己。彼此把对方的顾虑当作是拒绝,这样,交往就没有办法进行了。其实,很少有人会拒绝一个朋友,因此,要想学会交往,必须学会别放弃。只有不放弃自己的人,别人才不会放弃你。

4.3.2.4　角色紊乱

1. 相关因素

(1)老年退行性改变与疾病困扰。

(2)丧偶与再婚。

(3)不适应离、退休生活。

2. 照护措施

(1)帮助老年人尽快适应新角色,指导老年人进行适当的活动和保持良好的心态,以延缓退行性改变,并定期进行体格检查。

(2)帮助丧偶老人克服社会、家庭、经济等多方面的阻力与干扰,协调多方关系。并理解老人,鼓励寻觅新伴侣。

(3)介绍角色过渡和转换的必要性,培养新的兴趣,建立新的生活方式,以帮助老年人适应离退休后的新角色。

(4)与老年人多沟通,主动和老人交谈和商量,尊重老年人成就感和权威感。

(5)鼓励老人参与社会活动,合理安排老人的晚年生活,使老人得到尊重需求的满足。

4.3.2.5　精神困扰

1. 相关因素

(1)老年人机体各组织、器官的结构与功能的老化。

(2)体弱多病。

(3)不适应角色的变换。

(4)受精神折磨,诱发各类老年期精神病。

2. 照护措施

(1)创造安静、整洁、舒适的修养环境。

(2)正确评估老年人对离退休的态度和适应能力,帮助老人成功完成角色转变,建立新的生活方式。

(3)组织老年人参加各种娱乐和社会活动。

(4)帮助老年人采用各种方式自我调节情绪,如自我安慰、转移注意力等,保持良好的心态,防止"病从心生"。

(5)帮助老年人正确认识精神障碍性疾病,正确对待疾病,提高老年人对各种精神障碍性疾病的认识,使其主动配合治疗。

(6)开展老年期精神心理卫生教育,树立"五个老有"的新观念。

4.3.2.6 思维过程改变

1.相关因素

(1)老年期大脑、神经系统、感觉器官和运动器官的生理结构和功能的衰老性变化。

(2)性格内向,长期独居,不参与社交,处于封闭式的心理状态。

(3)人格心理偏差——过度依存人格的自主障碍。

(4)睡眠剥夺、失眠。

(5)与不同程度、不同形式的认知功能障碍及丧失(如老年期痴呆、老年谵妄、老年抑郁等)有关。

2.照护措施

(1)开展老年教育,通过采用多种方式,向老年人介绍卫生保健知识,必需的营养知识,运动的原则、种类、时间、强度,老年期疾病的防治等知识,并根据老人的兴趣爱好,建议有关方面开办各种类型的学习班,以保持老年人原有的思维能力和创造力。

(2)改变独居现状,扩大生活圈。可与家人或他人同居,以积极的态度对待生活,这是提高或维持智能的有效途径。

(3)对于日常生活能力减退的老人,要建立稳定、简单、固定的生活日程,如个人的生活用品、桌椅等要固定放置,并采取适当的安全保护措施。

(4)加强与老人的沟通,谈话时语调要温和,慢而清楚,语句要简短,不要一次给予太多的指示,必要时可多次重复。

(5)发挥老年人的潜能,鼓励老人运用尚存的感觉,并尽量强化其完好的知觉,帮助病人减少挫折感。

(6)鼓励并帮助病人保持适当的活动,如游览故乡、故居,参加怀旧性的社会集体活动,参加音乐治疗等,同时教育家属也参与此类活动。

(7)给老年人家属以心理支持,如帮助家属认识到虽然痴呆是进行性的,但某种状态引起的认知减退是可治的,建立支持性的治疗方法,会使突发因素得到控制。同时了解其家属合理应对因长期照顾这类病人所带来的紧张情绪和压力,将老人做合适的安排,如将病情严重的老人送到养老院照顾,支持家庭以增加对老人的全面关心。

4.3.2.7 自尊紊乱

1.相关因素

(1)机体各器官功能的老年性变化,生活能力下降。

(2)部分或完全丧失生活自理能力与适应环境的能力。

(3)离退休后,角色转换障碍,社会角色或家庭角色的缺如、应对无效。

(4)文化素质、价值观、信仰等不同的影响。

(5)沟通障碍,人际关系不协调,失去家庭的帮助。

(6)社会支持系统缺乏。

(7)经济困难。

2.照护措施

(1)为老年人创造良好健康的心理环境。如经常与老人沟通,耐心听取并尊重老人意见;礼貌待人,主动和老人打招呼,积极想办法解决老人提出的问题。

(2)挖掘老年人的潜能,鼓励老人参与社会活动,做力所能及的事,使某些需要能自我实现,体现生活价值的继续存在。

(3)对生活不能完全自理的老人,要注意保护,在不影响健康的前提下,尽量尊重他们原来的生活习惯,使老年人的需求得到满足。

4.3.2.8 家庭作用改变

1.相关因素

(1)收入减少及地位与作用发生改变。

(2)老人情感缺乏满足,对家庭的精神寄托与心理依赖受到影响。

(3)老人自身功能和认知功能的进行性退化。

(4)失去独立生活的能力。

2.照护措施

(1)为老人提供表达关心、恐惧、期望的机会,帮助老年人与家庭成员间的沟通。

(2)帮助老年人应对技巧的信息和资源。鼓励老人及家庭成员积极参与寻找。

(3)帮助老年人制定家庭收支计划,合理安排经济生活。

(4)开展多种服务。在提高老人的自我保健与自我护理意识的同时,提供良好的社会服务条件,以多层次、多形式为老年人服务。

(5)鼓励丧偶老人再婚,达到共同生活、互相照顾、安享晚年的目的,同时解决子女由于工作、学习繁忙不能全日照顾的问题。

(6)为老人解决实际生活问题。充分调动社会支持系统的作用,为老年人提供医疗服务、社会福利、医疗及养老保险等。

4.3.2.9 焦虑

1.相关因素

(1)对老年期衰老性改变的不适应。

(2)社会心理因素。

(3)健康状况改变,老年期疾病的困扰。

2.照护措施

(1)正确评估老人焦虑程度,观察记录焦虑行为和语言表现。

(2)充分理解老年人的焦虑心态,协助老人认识存在的焦虑,主动调整行为。

(3)应用各种方法,分散老年人的注意力,减轻紧张度。

(4)帮助老人尽快适应新生活,协助家属解决具体问题。

(5)开展健康知识教育,普及预防保健。

(6)指导老人正确运用对策,采取自我照护行为。

4.3.3 老年人的心理健康

4.3.3.1 心理健康的概念

世界卫生组织(WHO)指出:"健康,不仅仅是没有躯体疾病,还要有完整的生理、心理状态和良好的社会适应能力。"心理健康是指个体心理在本身及环境条件许可的范围内所能达到的适应与完好状态。

4.3.3.2 老年人心理健康标准

中国心理学家经过科学研究,制定出老年人心理健康的标准。

(1)感知觉尚好,判断事物不常发生错误,稍有衰退者可以通过适当的手段进行弥补,如戴眼镜、使用助听器等。

(2)记忆力良好,不总是要人提醒该记住的重要事情;能轻松地记住一读而过的7位数字。

(3)逻辑思维健全,说话不颠三倒四,考虑问题、回答问题时条理清楚明了。

(4)想像力丰富,不拘于现有的框框,做的梦常常新奇有趣。

(5)情感反应适度,积极的情绪多于消极的情绪,不会事事感到紧张。

(6)意志坚强,办事有始有终,不轻易冲动,不常常抑郁,能经受得起悲痛和欢喜。

(7)态度和蔼可亲,能常乐,能制怒。

(8)人际关系良好,乐意帮助他人,也受到他人欢迎。

(9)学习能力基本不变,始终坚持学习某一方面或几个方面的知识或技能。

(10)有正当的业余爱好。

(11)与大多数人的心理活动基本保持一致,遵守社会公认的道德观念及伦理观念。

(12)保持正常的行为,能坚持正常的生活、学习、工作和活动,能有效地适应社会环境的变化。

4.3.3.3 促进心理健康的原则

1.适应原则

追求最佳状态,注重身心统一。

2.发展原则

人与环境处在发展变化的过程中,环境是人发展的条件。心理健康应是人体与环境的和谐统一。

3.系统原则

维护人的心理健康应从自然、社会、文化、道德、生物等多方面、多角度、多层面考虑。

4.3.3.4 促进老年期心理健康的措施

1.加强老年人自身的心理保健

(1)教育老年人树立正确的生死观,克服老年人对人生的生与死的恐怖。并帮助老人树立积极的生活观念,以最大的热情拥抱生活。

(2)指导老人正确评价自我健康状况。

(3)教育老人正确认识离、退休问题。不要过早地产生衰老感。应把离退休看成是调换一个更适合自己健康状况的岗位,不要有任何"离岗"的想法,更不要有迟暮之感,应"老当益壮",人老心不老。

(4)帮助老年人树立老有所学、老有所为、老有所用的新观念。并帮助老年人满足自我实现需要,防止老年人心理老化、空虚和无聊、要保持一颗好奇心、积极、向上的心理。做到活到老学到老。老人也应继续再学习,再成长以及改善性格,有效地适应日常生活和面对各种可能的生活逆境或压力。周总理提出"活到老,学到老,改造到老",这是老人的一剂良药。

(5)指导老人安排好家庭生活,处理好代沟问题。

(6)处理好家庭经济问题。

(7)积极锻炼身体,培养良好的生活习惯。老人只要注意锻炼身体,保持健康,对生活中的挫折能妥善处理,生活起居不依赖他人、自己动手,不倚老卖老,就可推迟产生衰老感。运动可以延缓衰老。不运动是衰老的一个重要因素。老人可选择自己喜欢的项目锻炼,安排好适合自己身体情况的锻炼计划。每天运动30 min,每周至少三次。

(8)注意劳逸适度。古人云:善劳者,劳中须逸,不善逸者,虽逸亦劳。所以老人要劳逸适度。

2.改善和加强社会的老年心理卫生服务

(1)进一步树立和发扬尊老敬老的社会风气。

(2)尽快立法。

(3)加强老年人问题的科学研究。

(4)充分发挥社会支持系统的作用。

【思考与练习】

1.举身边的一个事例,分析离退休综合征的表现,并帮其制定照护方案。

2.结合实例分析老年人失眠的原因及应对措施。

3.某干休所老秦,今年65岁,自去年老伴去世后,心情长期苦闷,逐渐出现头昏胸闷、心悸失眠、上腹饱胀、食欲下降,自疑患胃癌,经胃镜检查排除后上腹痛逐渐减轻;继后出现下腹痛和便秘,他又怀疑患肠癌,经检查后排除肿瘤;最近又因吞咽不畅而怀疑食道癌,要求做食道镜检查。家属及医生多次劝告,患者仍不能听从,终日忧心忡忡。后去看了心理医生,被诊断为"老年性抑郁症"。

(1)请分析老秦患抑郁症的原因?

(2)请为老秦制定一套照护计划。

5

感官系统疾病老人的健康照护

感官系统包括视觉、听觉、味觉、嗅觉、本体觉等,是产生感觉和知觉的重要器官。伴随着老年人生理功能的改变,感官系统的结构和功能也发生一系列的变化,使老年人感官器官接受和感知信息的能力降低,机体对内外环境刺激的反应能力下降,导致老年人的生活质量、个人安全、社会交往、健康状况受到不同程度的影响。

5.1　感官系统常见疾病概述

5.1.1　老年人感觉器官系统变化

5.1.1.1　视觉的改变

(1)角膜为一透明体,进入老年期,其表面的微绒毛显著减少,导致角膜上皮干燥和透明度降低,视力减退。角膜变平,使角膜的曲光力减退引起远视和散光。此外,有些老年人的角膜边缘基质出现灰白色环状类脂质沉着,称"老年环"。

(2)晶状体呈双凸形状,为富有弹性、无血管的透明组织。随年龄增长晶状体密度加大,弹性明显降低,即所谓晶状体老化,使晶状体调节和聚焦功能逐渐减退,视近物发生困难,称"老花眼"。当晶状体颜色变黄,分辨白、蓝、绿、黄颜色均感困难;当晶状体变得浑浊时,发生白内障;当晶状体悬韧带张力降低,可致晶状体前移,使前房角狭窄,影响房水的回流,致眼压升高。

(3)玻璃体随着增龄其老化的主要表现为液化和后脱离。脱离的玻璃体随着眼球转动时,牵拉视网膜可引起"散光感"。

(4)老年人可出现眼底动脉硬化,脉络膜变厚,视网膜变薄,黄斑变性,视力减退。患有糖尿病或高血压的老年人,易发生血管阻塞或出血。

(5)老年人血管硬化变脆,易发生结膜下出血。

(6)虹膜血管与虹膜实质的硬化,致瞳孔变小,对光反应不灵敏。老年期瞳孔括约肌张力相对增强,使瞳孔处于缩小状态,进入眼内的光线减少,视野明显缩小。老人可诉说视物不甚明亮。由明处到暗处时感觉视物困难,而到室外则往往感觉耀眼。

(7)老年人泪腺萎缩,泪液分泌减少,易致眼睛发干。老年人泪管周围的肌肉、皮肤弹性减弱收缩力降低,未能将泪液很好收入泪管,有些老年人常有流泪现象。

眼球的水平切面如图 5-1 所示。

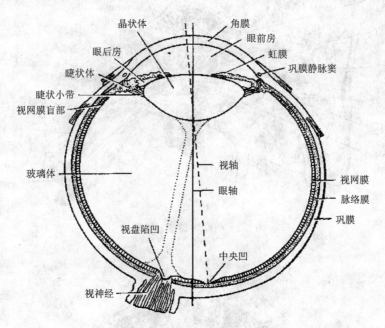

图 5-1 眼球的水平切面(右侧)

5.1.1.2 听觉的改变

随着增龄,老年人外耳道皮脂腺、耵聍腺萎缩,分泌减少,耵聍干而固结,容易出现耵聍栓塞,造成暂时性听力下降。鼓膜变厚弹性降低,听小骨退行性改变,关节纤维化和钙化及关节囊玻璃变性,降低关节活动度从而影响声音的传导。由于耳蜗动脉的外膜增厚,管腔缩小内耳供应不足,使其功能发生变化,促使老年性耳聋的发生和发展。老年人对高频音的听力首先减弱,渐渐地一些中、低频的声音也会受到影响,称为老年性重听。随着听力敏感度的普遍下降,需要对交流者提高音量,但老年人又会感到刺耳不适造成老年人沟通障碍。图 5-2 为前庭蜗器全貌模式图。

5.1.1.3 味觉的改变

随着年龄的增长,味蕾逐步萎缩,数量减少,功能也减退,同时长期吸烟、饮酒等也会抑制味觉,使味蕾对食物的敏感性降低,主要表现对酸、甜、苦、辣敏感性降低,对咸味更迟钝。老年人口腔黏膜细胞逐渐萎缩,唾液腺萎缩,唾液分泌减少,可导致口干、说话不畅及影响食物的吞咽。图 5-3 为舌(背面)图。

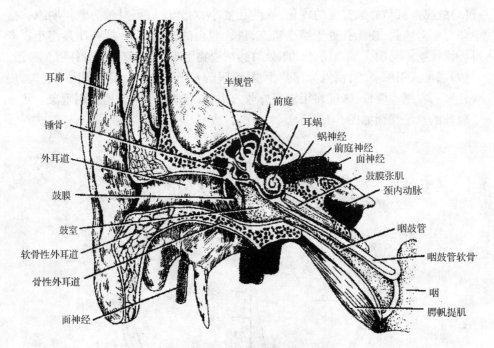

耳廓

锤骨

外耳道

鼓膜

鼓室

软骨性外耳道

骨性外耳道

面神经

半规管

前庭

耳蜗

蜗神经

前庭神经

面神经

鼓膜张肌

颈内动脉

咽鼓管

咽鼓管软骨

咽

腭帆提肌

图 5-2 前庭蜗器全貌模式图

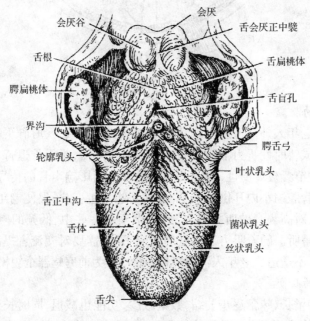

会厌谷

会厌

舌会厌正中襞

舌根

舌扁桃体

腭扁桃体

舌盲孔

界沟

腭舌弓

轮廓乳头

叶状乳头

舌正中沟

菌状乳头

舌体

丝状乳头

舌尖

图 5-3 舌(背面)

5.1.1.4 嗅觉的改变

嗅神经数量随年龄增长而减少、萎缩、变性,使嗅觉迟钝,对气味辨别能力下降,引起食欲减退,也会对一些有害气体、变质食物等敏感度降低,使老年人对危险处境辨别能力下降。

5.1.1.5 本体觉的改变

本体觉包括触觉、压觉、振动觉、位置觉、温觉、痛觉。40岁以后触觉小体数量减少,60岁后触觉小体和表皮连接松懈,使触觉敏感性下降,阈值升高。由于神经细胞缺失,神经传导速度的减慢,使老年人对躯体部分认知能力、立体判断能力下降,导致位置觉分辨能力也下降,对温觉、痛觉敏感性降低。

本体感觉的改变使老年人对伤害性刺激不敏感,在日常生活中易发生意外伤害。

5.1.2 常见老年感官系统疾病特点

【相关知识】中华健康快车

"健康快车"是我国第一列流动的、专门从事慈善医疗活动的火车眼科医院。由4节车厢组成,常年为贫困地区白内障患者送去免费手术治疗。它是香港同胞于1997年7月香港回归之际,赠送给内地人民的礼物。方黄吉雯是健康快车香港基金会主席和中华健康快车基金会副理事长。自1997年运行以来,"健康快车"已发展到三列,使全国55个贫困地区的6.4万白内障患者恢复了视力,再见光明。

5.1.2.1 老年性白内障

1.概述

老年性白内障是后天性白内障中最常见的一种,多发生在40~50岁以上的老人。晶状体本身逐渐混浊,而全身和局部未查出明显病因。常为双侧发病,可先后或同时发生,根据混浊发生的部位,老年性白内障可分为核性及皮质性。皮质性分为周边皮质型及后囊性皮质型两种。

2.表现

主要表现是视力减退,视物模糊,由于白内障部位及程度的不同,其对视力的影响也不同,若白内障长在晶状体的周边部,视力可不受影响,若混浊位于晶状体的中央,轻者视力减退,重者视力可能只看见手动或光感,此外还可表现为近视度数加深,需要经常频繁更换眼镜;单眼复视或多视症,眼前固定性黑影或视物发暗,畏光等症状,一般情况下白内障眼无红痛表现。从初起到完全成熟,时间长短不一,一般2~5年,少则数月,长者可达十数年,可停止于某一阶段,静止不变。

【相关知识】白内障治疗简介

白内障治疗最有效的方法是手术治疗。通过手术治疗绝大多数患者能成功地恢复视力。过去人们多采用白内障囊内摘出法和白内障囊外摘出法。随着显微手术的普及和技术的提高,现代白内障囊外摘除术联合人体晶体植入术已成为应用最广泛的手术方式。近年来,又开展了小切口的白内障超声乳化吸出术。术后伤口无需用缝线进行缝合,伤口愈合快,术后散光少,视力恢复快。

5.1.2.2　青光眼

1.概述

青光眼是指眼内压力间断或持续升高的一种眼病。眼内压力升高可因其病因的不同而有各种不同的症状表现。持续的高眼压可给眼球各部分组织和视功能带来损害,造成视力下降和视野缩小。如不及时治疗,视野可全部丧失甚至失明。因此,青光眼是人类致盲眼病中的第二大杀手。

2.表现

1)急性闭角型青光眼　此型多发于中老年人,40岁以上占90%。女性发病率较高,男女比例为1:4。发病时前房狭窄或完全关闭,表现突然发作的剧烈眼胀头痛、视力锐减、眼球坚硬如石、结膜充血、恶心呕吐、大便秘结、血压升高,此时全身症状较重易被误诊为胃肠炎、脑炎、神经性头痛等病变。如得不到及时诊治,24～48 h即可完全失明无光感,此时称"暴发型青光眼"。临床上有部分患者对疼痛忍受性较强,仅表现为眼眶及眼部不适,甚至眼部无任何症状,而转移至前额、耳部、上颌窦、牙齿等部疼痛。应注意鉴别诊断。

2)慢性闭角型青光眼　可发生于成年人的各年龄组,无明显性别差异。情绪紊乱,过度疲劳,可为眼压升高的诱因。多数病人有反复发作的病史。表现为眼部干涩、疲劳不适、胀痛、视物模糊或视力下降、虹视、头昏痛、失眠、血压升高。休息后可缓解,有的患者无任何症状即失明,检查时,眼压正常或波动,或稍高(20～30 mmHg),眼底早期可正常,此型最易被误诊。

3)原发开角型青光眼　多发生于40岁以上的人。其主要特点是在高眼压状态下,前房角仍然宽而开放,导致眼压升高的原因与前房角的小梁网阻塞有关,多为双眼,25%的患者有家族史。早期无明显自觉症状,仅少数病人有头疼、眼胀等,中、晚期才有视野、视乳头及中心视力的改变。老年人老花眼不断加重、近视明显进行性加深者,应到有条件医院全面检查,早期诊断,早期治疗,以保护视功能。

【相关知识】青光眼的预防

据1987年我国残疾人抽样调查表明,青光眼为第四位致盲眼病,致盲率为8.8%。由于青光眼的发病为多种因素,如解剖因素、遗传因素、神经血管系统影响及环境因素等,因此,早期诊断及早期治疗,尽量避免青光眼的发作,是青光眼防治的关键。对于青光眼的高危人群应尽量避免诱发因素,做到:①情绪稳定,不着急,不发脾气;②保证睡眠,不熬夜;③避免暗室工作,不在电影院看电影;④少饮浓茶及咖啡;⑤

保证每日大便通畅。

5.1.2.3 眼底病变

1.糖尿病眼底病变

1)概述　糖尿病眼底病变是糖尿病常见的并发症,其病理基础是糖尿病微血管病变,眼底循环障碍,早期为单纯性眼底病变,进一步发展到增殖性病变,新生血管破裂引起视网膜前出血,玻璃体出血,是造成糖尿病病人失明的主要原因之一。专家建议:当确诊糖尿病时,就应该去眼科就诊,定期散瞳孔查眼底,同时积极控制血糖、血压和血脂,为避免视力丧失的重要途径。

2)表现　视力下降、复视等。糖尿病病人一旦出现眼部的症状,应及时到眼科就诊,以及时发现糖尿病视网膜病变。

2.高血压眼底病变

1)概述　原发性高血压性视网膜病变是由于高血压引起。以视网膜动脉收缩乃至视网膜、视乳头病变为主要表现。多发于 40 岁以后。眼底病变的程度与高血压时间长短及其严重程度密切相关。随着血压下降和控制,眼底出血、渗出等病变也逐渐好转,一般效果很好,但到晚期效果较差。

2)眼底血管的变化　眼底是指眼球内的底部组织,包括视乳头、视网膜、黄斑以及微血管。用检眼镜透过瞳孔,可以清楚地看到眼底的变化。眼底血管的变化在一定程度上反映了全身血管的情况。Ⅰ级:视网膜动脉痉挛;Ⅱ级 A:视网膜动脉轻度硬化,B:视网膜动脉显著硬化;Ⅲ级:Ⅱ级加视网膜病变(出血或渗出);Ⅳ级:Ⅲ级加视神经乳头水肿。

5.1.2.4 眼睑疾患

1.结膜结石

1)概述　多见于成年人,主要发生在有沙眼、慢性结膜炎等慢性眼病的患者,多出现在上睑,睑结膜上有质硬的黄白色小点状突起,状如碎米,有的散在呈点状,也可密集成群。

2)表现　初起位置较深,结石还埋在结膜下边,一般无自觉症状,以后渐露出于结膜表面,只有在硬结突出于结膜表面时才有异物感,甚至引起角膜擦伤,在此情况下可在表面麻醉下用刀尖或注射针头剔出,如无刺激症状可不必处理。如并发于沙眼、慢性结膜炎等病,应该在挑拨之后,治疗原发病。不过多数病人在取出结石后,还可能继续长新的结石,往往需要经常治疗,以防磨伤角膜。

2.翼状胬肉

1)概述　为球结膜及纤维血管组织呈翼状侵入角膜浅层,是一种结膜组织的增殖变性引起的病变。常见于成年人,特别是老年人及长期户外劳动者。

2)表现　病变发展缓慢,往往要经过数月或数年才逐渐侵入角膜,胬肉伸入角膜内的尖端为头部,位于角膜缘表面的部分为颈部,位于球结膜的宽大部分为体部。通常无明显不适感,进行性者可能伴有眼中不适,胬肉肥厚体大者,可以因侵及角膜而产生散光或进展到瞳孔区而影响视力。

3.麦粒肿

1)概述　麦粒肿是细菌感染引起的眼睑腺体的急性炎症,分为外麦粒肿和内麦粒肿。外麦粒肿俗称"偷针眼",是睫毛毛囊所属的皮脂腺受细菌感染。

2)表现　初起时痒感逐渐加剧,眼睑水肿、充血,有胀痛和压痛,在近睑缘处可触到硬结,发生在外眦部者疼痛特别显著,外侧球结膜水肿,耳前淋巴结肿大并有压痛。数日后硬结逐渐软化,在睫毛根部有黄色脓头,积脓一经穿破皮肤,向外排出,红肿迅速消退,疼痛亦随之减轻。内麦粒肿是睑板腺的急性化脓性炎症。眼睑红肿不很明显,化脓后在充血的结膜面可隐见灰黄色的脓头,多突破睑板和结膜流入结膜囊,也有的从睑板腺开口处排出,个别的可穿破皮肤。脓液排出后,红肿即消退。如果致病菌毒性剧烈,则在脓液未向外穿破前,炎症已经扩散,侵犯整个睑板而形成眼睑脓肿。

4.霰粒肿

1)概述　霰粒肿亦称睑板腺囊肿,是睑板腺出口阻塞,分泌物潴留引起的睑板腺慢性炎性肉芽肿。儿童及成年人均可发生。

2)表现　病程缓慢,眼睑表面皮肤隆起可触及硬结,肿块的大小不等,大如樱桃,小如绿豆,与皮肤无粘连,触之无压痛,相应睑结膜面呈紫红或灰红色隆起,多发生在上睑,也可上、下睑并发;可单个亦可多个同时或先后发生。小的可自行吸收,较大的很难吸收,一般肿块长期不变,偶可自行破溃,排出胶样内容物后在结膜面上形成肉芽组织。小而无症状的可以不必治疗,任其自行吸收消散,大而伴有主觉症状的或发生肉芽者,应作手术切除。老年复发患者应注意与睑板癌鉴别,手术时应送活检以排除睑腺癌。

【相关知识】我国"爱眼日"的由来

1992 年我国部分眼科专家在全国发起倡议,提出设立我国"爱眼日",旨在提高全民爱眼意识,防治可避免盲,1996 年卫生部、国家教委等 12 个部门正式下发通知,确定我国"爱眼日"为每年的 6 月 6 日。

5.1.2.5　老年性耳聋

1.概述

老年性耳聋是指随着年龄的不断增长,高频听力随之逐渐下降,以至于全频下降的耳聋,严重可造成交往的障碍。具有关资料统计我国老年人听力障碍者约占老年人口的 50%。老年聋既是生理性的,也是病理性的,受内在机体和外在环境多种因素的影响。

2.表现

鼓膜正常,中年以后两耳进行性对称感音性耳聋,伴有高音耳鸣,先由 3 000 Hz 开始下降,逐渐波及 4 000 ~ 6 000 Hz 中频,亦可因基底膜破裂而高频音突然丧失。

除听力下降外,往往还伴有眩晕、嗜睡、耳鸣、脾气较偏执等。日常生活中常出现"聋子会圆话"现象,如别人说"飞机",他们说"穿衣",别人说"虫子",他们说"笼子",使老年人感到十分尴尬;看电视、听收音机时常将声音开得很大自己才可听清楚,但此时其他的人已经无法忍受这种过大的声音了;由于耳聋,他们常有不愿意与人交往的表现,当别人有说有笑时,他们常常独自离开回避,或者睁大自己的眼睛发愣。由于与人交往障碍,性格变得越来越孤僻,时间越长脾气变得越古怪,身心受到一定的影响,易发生老年痴呆症。

【相关知识】全国爱耳日的由来

1998 年 3 月,在政协第九届全国委员会第一次会议上,社会福利组的万选蓉等15 名委员针对我国耳聋发病率高、数量多、危害大,预防薄弱这一现实,提出了"关于建议确立爱耳日宣传活动"的第 2330 号提案。这一提案引起了有关部门的高度重视,经中国残疾人联合会、卫生部、教育部等 10 个部门共同商定,确定每年 3 月 3 日为全国爱耳日。

5.1.2.6　美尼尔氏综合症

1.概述

美尼尔氏综合症是以内耳膜迷路积水为特征的非炎症性疾病。为一常见病,多发于中年人,性别无明显差异,首次发作在50 岁以前的病人约占65%,大多数病人单耳患病。

2.表现

突然发作阵发性眩晕、波动性耳聋、耳鸣。多数病人感到自身旋转或周围物体环绕自身旋转,不敢转动,常取一定体位闭目静卧,有时因惊骇而倒地,但神志清醒。眩晕发作时常伴有面色苍白、出冷汗、恶心、呕吐、血压下降等症状。发作后可完全恢复正常,多次发作可遗留耳聋。

【相关知识】"美尼尔氏综合症"的由来

1861 年法国医师美尼尔(Meniere),对平衡器官作了解剖,发现平衡器官有异常病理改变,压力增大,循环障碍,保持不了液体平面,从而揭开了眩晕的由来。人们为了纪念他,把此种眩晕症与 Meniere 医生的名字联系在一起,从此这种眩晕症称为美尼尔氏综合症。

5.1.2.7　鼻息肉

1.概述

鼻息肉是耳鼻咽喉科临床常见的疾病之一,由慢性炎症长期刺激或变态反应使鼻黏膜高度水肿,静脉及淋巴液回流受阻,引起组织间隙扩张,发生不可逆的水肿,最后形成息肉。发病以中老年人居多,男性略高于女性。

2.表现

(1)持续性鼻塞,嗅觉减退,闭塞性鼻音,睡眠打鼾和张口呼吸。

(2)可有流涕,头痛,耳鸣、耳闷和听力减退。

(3)黏液性息肉,颇似剥皮葡萄状或鲜荔枝肉状,表面光滑半透明,呈粉红色,有细带多来自中鼻道,触之柔软活动;出血性息肉(较少)表面光滑,充血,触之软而易出血;纤维性息肉呈灰白色,表面光滑,触之较实,不易出血;多发性息肉常来自筛窦,单个息肉多从上颌窦内长出,坠入后鼻孔称"后鼻孔息肉"。

(4)息肉增多变大,长期不予治疗,可致鼻背增宽形成"蛙鼻"。

【相关知识】鼻息肉摘除术

鼻息肉摘除术是治疗鼻息肉的有效方法。鼻息肉常为多发性,伴有筛窦息肉及炎症,仅摘除鼻腔息肉而不处理鼻窦病变,鼻息肉易复发。可用圈套器摘除或用鼻组织钳咬除鼻息肉。心功能代偿不良、高血压、有出血性疾患、近期内有上呼吸道感染者,均应暂缓手术。

5.1.2.8 鼻咽癌

1.概述

鼻咽癌在我国发病率较高,尤以广东、福建、广西等南方地区为多见。发病年龄大多在40~60岁,男性较多见。目前发病原因尚不清楚,可能和病毒感染、家族遗传和生活环境有一定关系。鼻咽癌发生部位隐蔽,又与眼、耳、鼻、咽喉、颅底骨和脑神经等重要器官相邻,具有易于在黏膜下向临近器官直接浸润或淋巴结转移的生物学行为;又由于鼻咽癌的早期症状不明显,易于被忽视,致使癌肿转移,给治疗带来困难。

2.表现

1)颈部淋巴结肿大 鼻咽癌的颈淋巴结转移率高达60%~80%,而且半数为双侧颈淋巴结转移,约40%的病人是以淋巴结肿大为首发症状来就诊。

2)回缩性血涕 常常发生在早晨起床后从口咯出带血的鼻涕,带血量不多,常被病人疏忽,或被当作咯血到内科就诊。回缩性血涕是鼻咽癌早期症状之一。

3)耳鸣、听力减退、耳内闭塞感 由于病灶发生在鼻咽侧壁或咽鼓管口时,肿瘤压迫咽鼓管引起单侧性耳鸣或听力下降、卡他性中耳炎等早期鼻咽癌症状。

4)头痛 鼻咽病变侵犯颅底骨质、神经、血管等引起持续性一侧偏头痛,以颞、顶和枕部为多。

5)鼻塞 鼻咽癌发生在顶前壁,侵犯后鼻孔引起该症状。

6)面麻、复视、舌肌萎缩 肿瘤直接侵犯脑神经或颅底肿大淋巴结压迫所致。鼻咽癌患者具有明显的家族聚集性。高发地区的鼻咽癌患者中约10%的病人具有癌家族史,其中约一半为鼻咽癌,且大多数集中在一级亲属中。由于 EB 病毒与鼻咽癌密切相关,通过定期监测抗体水平和抗体变化趋势,对鼻咽癌的发生有预测作用,有可能发现非常早期的鼻咽癌。

【相关知识】鼻咽癌治疗方法

1. 放射治疗

放射治疗被公认为鼻咽癌首选治疗方法。1979 年全国鼻咽癌会议提出 I 期鼻咽癌以放射治疗为主。鼻咽癌的放射治疗可分为根治性放射治疗和姑息性放射治疗。

2. 化学治疗

鼻咽癌 95% 以上属于低分化癌和未分化癌类型,恶性程度高、生长快,容易出现淋巴结或血道转移。鼻咽癌确诊时 75% 的病人已属于Ⅲ和Ⅳ期,病期愈晚,远处转移机会愈多,预后亦愈差。放射治疗是一种局部治疗方法,不能预防远处转移,因而合并应用化学物或几种药物联合治疗,可能使肿瘤缩小或消灭微小病灶,提高治疗效果。

3. 手术治疗

适用对象如下。①病理类型为高分化鳞癌或腺癌以及其他对放射不敏感的癌瘤,病灶局限在顶后壁或前壁,全身无手术禁忌症者可考虑对原发病灶的切除。对Ⅱ、Ⅲ、Ⅳ期的患者均不宜手术治疗。②对放射治疗后鼻咽或颈部有残留或复发病灶,如局限在鼻咽顶后壁或前壁,无颅底骨破坏,一般情况好,近期作过放疗不宜再放疗者,可考虑切除病灶。③颈部有残留或复发时,如范围局限、活动者可考虑作颈部淋巴结清除手术。咽癌放疗后颈淋巴结有残留时手术宜早,在放疗后 3～6 个月内及时处理,预后较好。

5.1.2.9 喉癌

1. 概述

喉癌发病率约占全身肿瘤的 1%～5%,在耳鼻喉科领域中仅次于鼻咽癌和鼻腔、鼻窦癌,居第三位。男性较女性多见,约为 8:1,好发年龄为 50～70 岁,目前 40 多岁的男性发病率有上升趋势。我国北方患病率高于南方,以东北、华北和华东地区发病率最高。喉癌的发生病因不明,可能与过度长期烟、酒、有害化学气体刺激有关。相关统计数据显示,95% 的喉癌患者有长期吸烟史,每天吸烟 40 支以上者死于喉癌人数是不吸烟者的 13 倍。

2. 表现

喉癌可分为声门上癌、声门癌和声门下癌。

(1)声门上癌早期有咽部不适、异物感,肿物表面破溃后可有咽喉部疼痛、咳嗽、痰中带血;进一步发展出现声音嘶哑、呼吸不畅;晚期出现吞咽困难并有颈部淋巴结转移。

(2)声门癌早期即有声音嘶哑,进而出现呼吸困难;晚期出现吞咽困难、疼痛,颈部淋巴结转移一般较少出现。

(3)声门下癌早期症状一般不明显,如出现痰中带血、声嘶、气短、喉鸣及疼痛时多已属于中晚期。

【相关知识】喉癌食疗方法

(1)罗汉果 1～2 个、橄榄 30 克。把罗汉果、橄榄置于清水内煮沸后小火煎 30 min,饮用其汤。主治喉癌、咽部不适、咳嗽者。

(2)绿豆芽 500 g,葱白 3 g,花椒 1 g,植物油 15 g。将花椒放入油锅里炸焦,随后放葱白末和绿豆芽翻炒,待快熟时,加食盐炒匀即可,每天两次。适用于喉癌肿痛、咽部不适。

(3)大雪花梨或大鸭梨 1 个。把梨洗净切成薄片放碗中加凉开水适量,浸泡半日,再用纱布包后搅汁,顿服,每天数次。主治喉癌放疗后口干舌燥。

(4)柿子 1 个,水煎服,每天一次。或柿霜饼 1 个泡水代茶饮。

5.2　感官系统疾病老人护理

5.2.1　护理评估

5.2.1.1　健康史

1.现病史

询问老人有无视力模糊或视力减弱,视物时是否有复视多视现象,飞蚊症;注视灯光时有无虹视现象等。询问老人在暗处时间较长后是否出现轻度眼胀、眼痛、头痛、视力下降、雾视、恶心等;有无劳累、情绪激动等诱因。有无听力下降、沟通困难,有无耳鸣、眩晕等不适。

2.既往史

(1)询问工作性质、生活习惯、饮食状况及健康状况。

(2)是否有糖尿病、动脉硬化、高血压、甲状腺功能减退、中毒等病史。

(3)是否有烟酒嗜好。

(4)是否经常在强光下或暗处看书、工作、学习、看电视等。

(5)家族中有否闭角型青光眼患者。

(6)有无居住环境噪音、严重精神压力等。

(7)是否用过有毒性的药物,如氨基糖苷类抗生素等。

5.2.1.2　身体评估

1.全身情况

注意老人是否有高血压、心脏病、糖尿病等。

2．眼部评估

1）晶状体检查　用集光手电筒,斜照角膜瞳孔区晶状体,观察晶状体有无混浊,瞳孔对光反应是否正常。晶状体全部混浊,可见虹膜瞳孔缘在晶状体表面的投影消失;如晶状体皮质大部分未浑浊,则虹膜的投影较宽。

2）视野检查　可用对比法评估视野范围。检查者与老年人面对面互视,检查者伸出一手并沿上下左右四个方向移动,同时询问老年人能否觉察手指移动,粗略了解视野有无明显缺损。

3）眼底检查　有无眼底动脉硬化及视网膜微血管病变。

4）眼球检查　指导老人闭上双眼,眼睛向下看,将示指指尖放在上眼睑巩膜上方,轻轻触压感觉眼球的坚实度。

5）眼压测定　正常眼压为 10～20 mmHg(1.36～2.7 kPa)。

3．耳部评估

检查老年人耳部是否有耳垢栓塞、压痛、充血、肿胀、分泌物、异物等情况。询问老人两侧耳朵听觉是否一致等。

4．鼻部评估

询问老人是否有持续性鼻塞、闭塞性鼻音、嗅觉减退、睡眠打鼾和张口呼吸等现象。观察鼻外观是否有鼻背增宽现象。检查老人鼻腔有无异常,颈部淋巴结是否肿大等。

5．喉部评估

询问老人有无咽部不适、异物感,有无咽喉部疼痛、咳嗽、痰中带血、声音嘶哑、呼吸不畅、吞咽困难等现象;检查有无颈部淋巴结肿大。

5.2.1.3　心理社会评估

询问老年人对自己的视力和听力的评价情况,是否有焦虑、恐惧、悲观情绪等;家庭成员对老年人的关心程度以及对治疗支持程度等。

5.2.2　常见的护理问题

(1)视力下降。

(2)听力下降。

(3)感知的改变(味感减退)。

(4)焦虑、恐惧。

(5)社交障碍。

(6)自理能力缺陷。

(7)知识缺乏。

(8)有受伤的危险。

5.2.3　护理目标

(1)避免或减少视力继续丧失,适应目前视力,能进行日常生活活动。

(2)识别相关疾病的早期症状和危害性。

(3)老人能调适味觉的降低。表现食欲良好,维持良好的营养状态。

(4)老人能逐步适应视力下降/听力下降对自己的影响,并能使用助听器等改善感知能力。

(5)老人愿意多参与社会交往、与他人交谈,用卡片和文字与他人交流。

(6)老人和家属能说出相关疾病的诱发因素、先兆症状,及时接受治疗,并能正确地进行照料。

(7)老人学会保护自己的专门方法,避免伤害。

5.2.4 护理措施

5.2.4.1 一般护理

1.根据视力情况,帮助患者制定生活计划

(1)给患者提供一个安全有序的活动环境。环境中的物品位置相对固定,眼镜、放大镜等常用物品应放在固定的、便于他们拿取的地方。

(2)室内照明灯光应柔和,避免直接的灯光及刺眼的强光。

(3)对于自理缺陷的患者给予生活护理。

(4)老年人生活要有规律,戒烟、酒,保持精神愉快,避免过度劳累和用眼过度。

(5)老年人室内装修应避免色彩反差过大。所看的报刊等印刷品,字体宜大且避免用蓝、绿、紫色为背景。

(6)密切观察患者眼痛、头痛、恶心、呕吐等,动态观察眼压变化。

2.听力下降的护理

评估老年人听力下降程度,指导老年人及家属当老年人出现听力下降、与别人交谈听不清讲话的内容或听电话感到费力时,就要及时到医院做听力及相关检查,以便及时发现和治疗。

3.饮食护理

(1)适当补充 Vit C、Vit E、Vit B_{12},多吃新鲜水果、蔬菜,如西红柿、菠菜、白菜、洋葱等蔬菜,苹果、橘子、梨等水果。

(2)增添芝麻油、玉米油、鸡蛋、奶油、鱼油等,以便摄取脂溶性维生素及其他物质。

(3)饮食中适当增加瘦肉、青鱼、虾、动物内脏、核桃、蘑菇等含硒、锌微量元素较丰富的食品。

(4)多食含钙丰富的食物,如虾皮、海带、骨头汤、各类豆制品、奶等。

4.用药指导

(1)改善内耳微循环,如服用地巴唑、潘生丁、阿米三嗪(都可喜)、复方丹参片等药物。

(2)补充维生素类药物,如 Vit A、Vit E、Vit B 等,补充微量元素如铁、锌等。

(3)中医药治疗,如内服益气汤等。

(4)眼部用药,常用的方法是滴眼药水或涂眼药膏。①滴眼药水的方法:左手指将眼睑向下方牵拉,右手持滴管或药瓶将1～2滴药液滴入下眼睑内距离眼睑1～2 cm处,轻提上眼睑,嘱老人闭眼并转动眼球,以干棉签按压泪囊区2～3 min,擦拭面部外溢的药水(见图5-4)。②涂眼药膏法:左手指将眼睑向下方牵拉,右手持药膏瓶将1 cm长度的药膏挤入下眼睑内,旋转药膏瓶使药膏断离,嘱老人闭眼片刻。

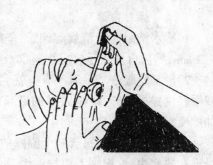

图5-4 滴眼药水法

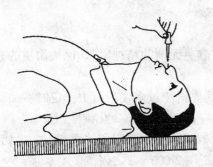

图5-5 滴鼻药水法

(5)鼻部用药,常用的是将药物滴入鼻部。先嘱老人将鼻涕排出,根据用药部位采取合适的体位,一般取坐位、侧卧位或仰卧位头向后仰,前鼻孔向下,侧卧位时患侧向下,照护人员一手扶持老人头部,另一手拿药滴管,距鼻孔1～2 cm,将3～5滴药液滴入鼻孔。嘱老人休息片刻再坐起,然后擦干面部,整理用物(见图5-5、5-6)。

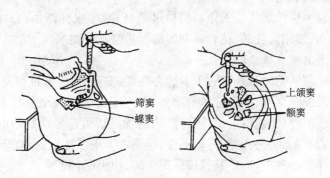

筛窦
蝶窦
上颌窦
额窦

图5-6 不同疾病采取不同的体位

5.心理护理

指导老年人遇事要乐观,保持情绪稳定。平时应保持家庭和睦,与同志、邻居相处互让互谅,有利于身体健康。老年耳聋语言听力比纯音听力减退明显,有"音素退化"现象,即听到了语言而不能理解其含义,有重振现象及耳鸣,使老年人非常苦恼。指导家属给予帮助,减轻老年人的孤独感与压抑感,增强生活乐趣和社会交往。

5.2.4.2 老年人眼部护理措施

1.老年性白内障眼部保养方法

1)冷水洗眼法 清晨起床后,坚持用冷水洗脸、洗眼。首先将双眼泡于冷水中1~2 min,然后再用双手轻轻搓脸部及眼肌20~40次。

2)经常眨眼法 平时一有空就利用一开一闭的眨眼来振奋、维护眼肌。同时用双手轻度搓揉眼睑,增进眼球的滋润;闭眼时竭力挺起肩,两眼紧闭一会儿再放松。如此反复操作。

3)热水敷眼法 每天晚上临睡前,用40~50 ℃的温热水洗脸。洗脸时先将毛巾浸泡在热水中,取出来不要拧得太干,立即趁热敷在额头和双眼部位,头向上仰,两眼暂时轻闭,约热敷1~2 min,待温度降低后再拿水洗脸。

4)中药泡服法 自购中药枸杞子、草决明,每次各用12 g,以刚开的沸水泡好,频频当茶水饮服,可收到滋补肝肾、清肝明目的功效。

2.老年性青光眼保养措施

1)悦心养性 平时要心胸豁达,不生闷气,避免无谓的精神紧张,保持愉悦的心情。

2)起居有常 工作和学习不能太劳累,尤其要避免过多使用目力。定时参加适度的娱乐活动,改善心肺功能,增加眼部血氧供应,减少血中二氧化碳堆积。

3)饮食禁忌 忌大蒜、洋葱、韭菜、生姜、辣椒等刺激性食物和饮酒,茶水、牛奶、咖啡等饮料不能喝得太多,一般24 h进水量限制在2 000 mL之内。多吃水果,少吃升火之品,切忌暴饮暴食。

4)其他禁忌 忌长期低头工作和领口过紧,以减少眼部淤血;忌在黑暗处久留,以避免眼压升高;禁用阿托品、莨菪碱和颠茄等扩瞳孔药物。

3.眼睑疾患的护理措施

1)手术前护理 ①向患者讲解手术的必要性、安全性,手术过程及术前、术中、术后患者应注意及配合事项;②做好术前准备、做好眼部检查及全身检查;③对自理缺陷患者给予生活护理;④病房应保持安静、清洁、通风,营造一个舒适的环境;⑤由于老年眼疾病患者年龄大、视力差、行动不便,给患者带来了社交及心理障碍,故对患者应进行细致关怀及心理护理,使其保持乐观情绪,积极配合手术。

2)手术后护理 ①卧位指导:患者术后卧于健侧,避免对患侧施压,以免伤害正在愈合的组织。②生活护理:眼部术后患者,自理缺陷应给予生活护理。③病情观察:注意观察有无头痛、眼痛、恶心等症状。④饮食护理:给予易消化半流质饮食,禁烟酒、浓茶及辛辣刺激性食物。⑤眼部护理:用消毒棉签和温开水清洁眼睛,指导患者术后戴眼罩。⑥避免使眼压升高的各种因素:如咳嗽、举重物、屏气、下蹲、用力排便等。⑦保持机体水、电解质代谢平衡。

5.2.4.3 耳部疾患老人护理措施

1.老年性耳聋老人的饮食护理

1)限制脂肪的摄入 大量摄入脂类食物,会使血脂增高,血液黏稠度增大,引起动脉硬化。内耳对供血障碍最敏感,出现血液循环障碍时,会导致听神经营养缺乏,从而产生耳聋。因此,老年人应少吃各种动物内脏、肥肉、奶油、蛋黄、鱼子、油炸食物等富含脂类的食物。烹调方法尽量选用炖、煮,避免炸、煎、油余。

2)多食维生素类食物 人体缺乏维生素类食物,特别是缺乏维生素 D 时,其代谢衍生物钙化醇减少,内耳听觉细胞会发生退行性病变;同时维生素缺乏可致红细硬度增加,难以通过末稍微血管,导致听觉细胞缺氧缺锌,这也和老年性耳聋有关。因此,在日常饮食中应多吃富含维生素 D、铁、锌等元素的食物。这类食物主要有瘦肉、豆类、木耳、虾、蘑菇、各种绿叶蔬菜、萝卜、牡蛎等。

3)适当多吃鱼类食物,尤其是青鱼 因为青鱼体内含有丰富的不饱和脂肪酸,它能够使呈胶状的中性脂肪和胆固醇从血管壁上游离出来,避免产生高血脂,从而达到防治老年性耳聋的目的。

4)其他禁忌 应戒烟禁酒,不喝浓茶、咖啡和其他刺激性食物。

【相关知识】老年性耳聋病人的食疗方法

1)黑豆炖狗肉 取狗肉 500 g,黑豆 100 g。将狗肉洗净,切成块,和黑豆一起加水煮沸后,炖至烂熟,加五香粉、盐、糖、姜调味服食。

2)猪肾粥 取猪肾脏 1 对,粳米 150 g。将猪肾去臊腺洗净,切成细丁,和粳米一起常法煮粥,加葱白 2 根。每日早、晚温热服食。

3)肉苁蓉炖羊肾 取羊肾 1 对,肉苁蓉 30 g。将羊肾洗净,切细丁,和肉苁蓉一起放入砂锅内,加水适量,文火炖熟。加胡椒、味精、食盐适量,调味服食。

4)天麻菊花汤 取天麻 10 g,菊花 10 g,鲜芦根 30 g,冬瓜皮 30 g,加水煎汤。每日服 1~2 次。

5)鸡肠饼 取公鸡肠子 1 具,面粉 250 g,香油 25 g,精盐、葱、姜、蒜各适量。将鸡肠子剖开,洗净,放入锅内焙干,研成粉末。把面粉和鸡肠粉共放入盆内,混合均匀,加水适量,和成面团。将面团放在案板上擀平,撒上葱、姜、蒜末及盐,按烙饼常法烙熟即成。

6)莲肉红枣扁豆粥 取莲肉 10 g,红枣 20 枚,白扁豆 15 g,粳米 100 g,加水常法煮粥。每日早、晚温热服食。

2.使用助听器

正确选配适宜的助听器,辅助以特殊的听力言语训练,具有积极而有效的作用。

5.2.4.4 鼻部疾患老人的护理措施

1.鼻息肉的照护

(1)积极治疗原发疾病。本病大多为各种鼻病的继发症或并发症,故要积极治疗各种原发鼻病。

(2)工作生活环境应保持空气新鲜。

(3)平时在鼻腔少用薄荷、冰片制剂。

(4)忌辛辣、酒类等刺激性食品。

(5)鼻腔清洗介入疗法。

2.鼻咽癌的照护

1)鼻咽癌饮食疗法 ①放疗时饮食:患者放疗期间,肺阴大伤,以滋阴养血为主。应选新鲜蔬菜、鲜水果食用,如菠菜、白萝卜、冬瓜皮、冬瓜子、山梨、莲藕等,也可食用杏仁、核桃仁、枇杷果、枸杞子等。②化疗时饮食:患者在接受化疗时,宜食用大补气血之食物,龟、木耳、香菇、燕窝、向日葵、银杏等。③晚期患者饮食除酌用上述食品外还可选用下列食疗方。小胡桃仁人参汤:胡桃肉 20 g、西洋参 6 g、生姜 3 片,加水适量,煎后取汁 200 ml 去姜,加冰糖少许调味,每日服 1 次。杏仁莲藕汤:杏仁 10 g、鲜藕 30 g,用冰糖熘熟顿服,每日睡前服 1 次。白梨汤:白梨 50 g,冬虫夏草 5 g,水煎服,每日 1 次。果仁膏:枇杷果、枸杞子、黑芝麻、核桃仁各 50 g,熬熟成膏,每晚吃 1 勺。

2)鼻咽癌生活调养 ①鼻咽癌患者要保持乐观的情绪,树立战胜疾病的信心,同时,生活起居要有规律,适当运动,增强体质,促进身体健康;②患者放疗后应定期复查,如有不适应随时就诊,一般要求 3~6 个月复查一次,并要求患者坚持服益气补虚,扶正抗癌的中药,这样有利疗效的巩固,减少复发。

5.2.4.5 喉癌老人的护理措施

1.术前护理

(1)心理护理。做好病人及家属的安慰、解释工作,关心、体贴病人,满足其合理需求,使病人以良好的心理状态迎接手术。

(2)出现局部突然肿胀、呼吸极度困难、脉搏增快等症状时,应考虑癌肿坏死出血压迫气管,需及时通知医生,并立即做好救治准备。

(3)术前需放疗或化疗者,按放、化疗护理常规进行。

2.术后护理

(1)病人清醒后,即取半卧位,以利呼吸和引流。

(2)颈部放置冰块,预防切口出血。

(3)应注意保持引流通畅,防止皮瓣坏死;定时观察并记录引流液性状和量,发现异常及时通知医生处理。

(4)术后放、化疗者,按常规进行护理。

(5)加强心理护理。

5.2.5　健康教育

5.2.5.1　有关知识宣传

(1)宣传烟、酒的危害,指导老年人戒烟、限酒。

(2)避免情绪激动和过度劳累,保证充足睡眠和心情愉快。

(3)避免暴饮暴食和寒冷刺激以及进兴奋性或刺激性饮料和食物。

5.2.5.2　眼睛的保护

1.老年性白内障的预防保健措施

1)避开强光紫外线　常言道"惹不起,躲得起"。强光特别是太阳光紫外线对晶体损害较重,照射时间越长,患白内障的可能性越大。为避免暴露在强烈阳光下,在室外阳光下活动时需要一顶大檐帽子或遮阳伞,佩戴深色墨镜。在高原、雪地、海洋、沙漠、赤道附近必须带有色眼镜。

2)避免机体缺水　眼内的晶状体也是个活体结构,在进行着不断的代谢,水分在其代谢和保持透明过程中起着重要作用。老年人体内缺水,是导致晶体变浊的原因之一。因此,让自己养成多饮水的习惯,白水、茶水都喝;最好买一个果浆机,自己制造鲜果汁,既补充了水分,又补充了维生素。特别注意防止腹泻、呕吐、大量出汗,那会造成脱水,对晶体不利。

3)补充蛋白质　眼球的角膜、晶状体和视网膜都需要蛋白质和维生素 A,缺乏时会引起角膜病变、白内障、夜盲症等眼病,逐渐养成吃瘦肉、鱼类、蛋类的习惯,更要多吃乳类和大豆制品;因为这其中的蛋白质丰富而质优;除了经常补充鱼肝油丸之外,还常吃点鸡肝、羊肝、猪肝、胡萝卜、蒜苗、香菜、油菜、菠菜等食物,因为维生素 A 要溶解在脂肪内才能吸收。

4)补足维生素 C　人眼中维生素 C 的含量比血液中高出 30 倍。随着年龄增长,维生素 C 含量明显下降,晶状体营养不良,久而久之会引起晶状体变性,维生素 C 能减弱光线对氧化晶状体的损害,具有防止老年性白内障形成的作用。果浆机可以帮你的忙,各种水果,经它一绞,就成了维生素 C 丰富、味道鲜美的原汁饮料。

5)补充 B 族维生素　B 族维生素是参与包括视神经在内的神经细胞代谢的重要物质,并有保护眼睑、结膜、球结膜和角膜的作用。缺乏或不足时,易使眼睛干涩、球结膜充血、眼睑发炎(烂眼边)、畏光、视力模糊、视力疲劳,甚至发生视神经炎症。含维生素 B 类丰富的食物有花生、豆类、小米、动物内脏、肉类、蛋类、鱼类、米糠、豌豆等。

6)补充微量元素　体内有些含量不足体重 0.001% 的微量元素,如锌、镉、硒等也参与眼睛内各种物质的合成,调节生理功能,不可忽视。缺锌影响维生素 A 的运转,还会引起视网膜视紫质合成障碍,暗适应减弱。含锌丰富的食物有牡蛎、瘦肉等。镉不足时,影响胰岛素调节功能,会使血糖升高,造成眼球晶状体房水渗透压上升。含镉丰富的食物有牛肉、粗面粉、磨菇、葡萄等。硒参与眼球肌肉、瞳孔的活动,是维持视力的一种重要元素。含硒较多的食物有鱼、家禽、大白菜、萝卜、蒜苗等;钼是组成眼睛虹膜的重要营养成分。含钼较多的食物有萝卜、大豆、扁豆等。

7)恰当服用阿司匹林 老年性白内障患者体内氨基酸水平往往升高,其中色氨酸是唯一能与血浆蛋白结合的氨基酸。色氨酸及其代谢产物与晶状体蛋白结合变为棕黄色物质在晶体内沉积,形成白内障。而阿司匹林与色氨酸竞争,与晶体蛋白结合,从而使晶体内色氨酸水平下降。因此,适量阿司匹林既不引起胃肠症状,又可达到防治白内障和血黏稠的目的。

2.老年性青光眼的预防保健措施

(1)积极开展防盲的宣传,使群众了解青光眼的主要症状及其危害性,一旦发生青光眼,能够主动与医生配合并按医嘱用药。

(2)应把青光眼的普查工作作为重点,对40岁以上,特别是有青光眼家族史者,应做眼压、视野及眼底检查,对已确诊或疑有青光眼者,应建立病案卡,定期复查。

(3)对中年以上,经常在傍晚出现眼胀、头痛、红视等自觉症状者,应考虑患青光眼的可能。一旦确诊为临床前期青光眼,必须尽早作预防性手术,以防急性发作。

(4)做好心理护理,解除患者精神上的紧张和焦虑,安定情绪,树立信心,配合医生的治疗。

(5)嘱患者生活要有规律,心情舒畅,劳逸结合,避免阅读时间过长或暗室工作过久。要少看电视、电影,多听音乐、广播,避免长时间在暗室内或弱光下久留,以免诱发此病。衣领不宜过紧,睡眠时枕头应适当垫高。

(6)饮食要易于消化,不宜一次大量饮水,禁止吃刺激性食物,保持大便通畅。

(7)青光眼患者通常禁忌使用散瞳剂。应嘱患者用药谨慎,一旦误用,应即报告医生采取相应措施。

(8)注意观察用药反应,某些年老体弱因连续多次滴用缩瞳剂,偶可出现眩晕、多汗等毛果芸香碱中毒反应。应嘱其注意保暖,及时擦汗更衣,防止受凉,并报告医生。为减少毒性症状的发生,嘱其滴药后要压迫泪囊区2~3 min,以减少毛果芸香碱的吸收。

5.2.5.3 老年性耳聋的预防

老年人如出现以下现象应及时到医院进行系统检查。

(1)60岁以上出现原因不明的双侧对称性听力下降。

(2)听力下降为缓慢的进行性加重,开始时常不被注意。随着高频听力的下降,对语言的分辨能力有所影响,此时患者有听得见声音,听不清内容的情况,常需别人重复。以后随着语言频率的受损,则要求说话者提高声音与之交谈。

(3)常有听觉重振现象,即患者常述,"别人说话低声时听不到,但大声时又觉得太吵"。

(4)语言分辨率与纯音听力不成比例,即称"音素衰退"。多数情况下纯音听力减退不及语言听力严重,年龄越大此种现象越明显,即在许多老年人尽管纯音听力基本正常,但仍不能理解讲话的内容。

（5）在老年人中有一种与年龄相关的"附加"听力丧失，导致他们在听阈水平相同时的言语功能较年轻者差。同时还存在着低估自身听力丧失的趋势。

（6）在嘈杂的环境中，老年人对语言的理解更差。在老年人即使其听敏度损失不大，但在有噪声的混响环境中，其理解言语的困难度要比听力正常的年轻人大得多。对于有听力损坏的老年人，其理解言语的难度更大。

（7）部分老年性耳聋的患者可以伴有耳鸣，常为高频声。开始时为间歇性，在夜深人静时出现，以后渐变为持续性，白天也可听见。耳鸣常始于 30～40 岁，其出现率随年龄而渐增，60～70 岁时达到顶点，此后即迅速下降。多数伴有耳鸣的患者，随着年龄的增长，其对耳鸣感到"习惯"，以后耳鸣可以自动消失。

5.2.5.4 鼻部的自我照护

1. 自我心理疏导方法

通常一个鼻咽癌患者确诊后，还没有来得及自我调整心态，便开始放疗。随着放疗副反应的出现，可能会使患者的情绪低落、悲观，丧失治疗信心。这期间情绪忽高忽低不稳定，常扪心自问，我没做什么缺德事，为什么会得这种倒楣的病，不时地感到绝望，或在心里盘算后事。有这些心理活动是正常的。这时可找人诉说或大声哭泣，不要把不愉快的事闷在肚里，而要学会进行自我心理疏导，自我调节心理状态，学习一些卫生健康护理知识，学会安排病后的生活，了解放疗的效果，重新调整与家庭、朋友、同事、领导的关系，保持豁达开朗的心境，转移对不良反应的注意力，培养广泛的兴趣与爱好，如看书、绘画、织毛衣、听音乐等，参加社会活动，主动寻求享受快乐的幸福生活，从而提高生活质量。

2. 口腔自我护理方法

放射治疗时，由于腮腺、唾液腺均在照射范围内，故放疗后腮腺及唾液腺功能受抑制。口腔内的腺体分泌减少，口腔的自洁作用消失，常有口干、咽部干痛、口腔溃疡等症状。为使这些症状减轻，可常备一个饮水瓶，经常湿润一下口腔，每天饮水量在 2500 ml 以上，经常用金银花、麦冬泡水喝，使口腔黏膜湿润。此外，为了保持口腔清洁，可自配淡盐水漱口，每日 4～5 次。淡盐的配制方法是：在 500 ml 温开水中加氯化钠（熟盐）3～4 g（约小半匙）即可，或用多贝氏液含漱，漱口液每次含漱至少要有 1 min。同时，用鼓颊和吸吮交替动作漱口 1～2 min，以清除松动的牙垢。溃疡局部自喷涂西瓜霜喷剂或双料喉风散喷剂，并做张口牙齿运动，使口腔黏膜皱壁处充分进行气体交换，破坏厌氧菌的生长环境，防止口腔继发感染。口腔溃疡疼痛影响进食者，餐前 30 min 用 0.1% 的卡因复方维生素 B 溶液，即复方维生素 B 溶液 100 ml + 2% 的卡因 5 ml，口含 2～3 min，可减轻疼痛，增加食欲。

3. 鼻咽部黏膜自我护理方法

由于鼻咽部黏膜受照射后充血肿胀，出现与口腔黏膜相似的鼻腔黏膜反应，患者常有鼻黏膜干燥、鼻塞、鼻腔分泌物增多、黏稠，严重者可影响休息与睡眠。因而气候干燥时，在室内置一盆水，使室内保持一定的湿度，并用鱼肝油或复方薄荷油自行滴鼻,每日 3~4 次,以保护鼻腔黏膜。最好是学会正确地掌握简易鼻咽冲洗器的冲洗方法和常用的液体。具体操作方法是:在鼻咽冲洗器内装入 100 ml 冲洗液,右手持鼻咽冲洗器,由两侧鼻腔交替缓缓注入冲洗液,然后由口腔吐出。冲洗后切不可用力擤鼻涕,以防鼻咽腔内压增大,继发其他部位感染。放疗一开始,即行鼻腔冲洗,每日3 次,晨起放疗前、睡前各 1 次,先用温开水冲洗,再用淡盐水冲洗,以清除鼻咽腔黏膜表面的分泌物,减轻放疗反应,增加癌细胞对放射线的敏感度。如合并感染时改用0.3% 双氧水冲洗。

4.照射野皮肤的自我护理方法

放疗后放射区内皮肤萎缩、变薄、软组织纤维化毛细血管扩张,可出现放射性的皮肤反应。故放疗期间,要保持局部皮肤清洁干燥,有汗应擦干,因水份电离加重皮肤损伤,不应穿高颈或硬领衣服。照射野皮肤不宜用肥皂、粗毛巾热水擦洗。外出时避免阳光直晒。有脱皮时,切勿用手撕剥、抓痒,可用 1% 的冰片滑石粉撒于患处,湿性反应用救伤油涂抹于患处。每日 4 次,局部暴露,保持清洁,以防感染。此外还应保持放射野标记的清晰,切不能私自涂改,否则将造成不必要的损伤。

5.鼻咽出血自我护理方法

鼻咽部的血管丰富,有些鼻咽部肿瘤生长到一定的时候引起溃疡以及放射线引起的局部黏膜组织损伤,触之极易出血,所以不要捏鼻、挖鼻和用力擤鼻涕,少量出血时,可在鼻上部放置冰袋或用 1% 呋喃西林麻黄素滴鼻;大出血时,立即将头偏向一侧,用手指压住颈外动脉止血,并迅速通知医护人员。

6.放疗期间合理的调节膳食结构

人体生命的维持要靠饮食。得了癌症,不断生长的癌细胞消耗了大量的营养物质,加之治疗时放射线对口腔黏膜唾液腺的损伤和放疗后引起的恶心、呕吐、味觉异常等,均可影响食欲,严重者可导致营养代谢紊乱。合理的膳食能增加机体对放疗的耐受力和免疫力,减缓或抑制肿瘤的发展,有利于顺利地完成放射治疗。故应多进食营养价值高、所含必需氨基酸较齐全、配伍比例好的蛋白质,如蛋类、乳类、鱼类及动物的瘦肉类,多食新鲜蔬菜、水果、大豆及其制品、花生、香菇、西红柿、柑桔等。戒烟酒及辛辣食物,不食烟熏、油炸、火烤、腊制腌制菜,自觉改变不良生活方式及不良嗜好,克服各种不适反应,坚持进食,保证放疗按计划完成。

7.主动进行功能锻炼

放疗后,可引起头颈部的颌颞关节的功能障碍,有时会出现张口困难,颈部活动受限。为了预防这些并发症,放疗期间应根据身体情况,做一些适当的活动,如深呼吸、室外散步、颈前后左右缓慢旋转运动、张口练习运动如口含小圆形的塑料瓶或光滑的小圆木等,并按摩颌颞关节,从而提高自己的生存质量。

5.2.5.5 喉癌的早期发现及预防

1.注意早期信号

由于癌肿原发生部位的不同,其主要症状表现及出现时间会有所不同,故应对此有所认识,不要疏忽。

1)声音嘶哑 如果癌肿长在声带上,很早就会出现发声嘶哑,并逐步加重、长期难愈,在肿瘤增大还不明显或向深部浸润时,检查声带看不到典型的菜花样新生物,容易被误诊为"慢性喉炎"。因此,医生常常告诫病人:要是有人说话发音嘶哑,经过治疗没有好转,反而逐步加重,时间超过3个星期,尤其是中年以上男性,应该下决心去找专科医生作详细检查。

2)痰中带血 由于肿瘤组织生长迅速,血供丰富,血管受到侵蚀,初期常有咳痰时带血丝的症状。晚期肿瘤溃疡坏死,也可能发生大出血。血痰症状在声门上区或声门下区癌多见。早期因肿瘤还未侵犯声带,发声仍可正常。故见到持续血痰,在排除从鼻部、气管及肺等其他出血来源后,必须重点检查喉部。

3)喉部疼痛或异物感 肿瘤表面产生溃疡或吞咽刺激神经时,会引起喉痛,有时痛感会反射到耳部。多见于声门上区癌,检查时要求重点注意会厌边缘及喉面等部位。

4)颈侧肿块 声带癌由于解剖上的原因很少早期发生颈部淋巴结转移,但声门上、下区的喉癌可能以同侧或双侧颈侧出现肿大的转移性淋巴结引起病人或医生的注意。这种肿块的特点是多长在喉体两旁,无痛性,实质性,逐步增大,早期一般尚可活动。当然,颈侧肿块还有良性肿瘤或其他病变的可能,不一定全是喉癌转移而来,但不管如何,进一步作喉部检查,寻找有无喉癌原发病灶是必要的。另一方面,有时喉癌早期虽已发生淋巴结转移,因体积小、部位深,也有可能颈侧一时还摸不到肿块,换句话说,颈侧没有看到或摸到肿块,不能完全断定癌肿尚无转移,需要定期作检查。

2.重视喉癌致癌的危险因素

根据大量的调查资料表明,喉癌在有些人群中发生率明显增高。

1)年龄 患者50~70岁为最多。

2)性别 男女差别明显,男性发病率要比女性高好几倍。一般认为这与性激素有关;也可能是因男性吸烟者较多的缘故。

3)生活习惯 长期大量吸烟者长喉癌的可能性大大增加。这是因为烟草焦油中的苯并芘有致癌作用以及烟雾刺激引起喉黏膜长期慢性炎症、上皮增生,也会促进癌症的发生。烈性酒的高浓度酒精刺激是引起声门上癌的因素之一。

4)喉的癌前期病变 有些喉部慢性病变虽属良性,但因容易发生癌变,故被称"癌前期病变",其中主要有声带白斑和喉乳头状瘤。前者在声带上可见因上皮增生、角化物堆积而形成的白色斑块;后者在喉部长出乳头状新生物,小儿也有发现,手术切除后易复发,中、老年患者易产生恶变。故应作定期密切随访观察,必要时需取局部组织作病理检查,尤其对病理报告中看到细胞生长活跃,出现不典型增生(以前也叫"间变")时更应引起警惕。

3.仔细检查

对已出现信号及有可疑者决不轻易放过。

4.饮食要求

(1)多选用有抗喉咽和喉恶性肿瘤的车前草叶、马兰、豆豉、杏仁、丝瓜、茄子等。

(2)饮食宜清淡,应选用有抗感染、抗溃疡作用的食品,如罗汉果、荸荠、蜜、猪皮、泥螺、菠菜、苦瓜等。

(3)对症选用下列食品:声音嘶哑者食萝卜、梨、白果、苡仁、梅等;吞咽困难者食杏仁、桃仁、百合等;咯血者食藕粉、金针菜等。

(4)饮食宜富含营养,易消化,特别要提供足够的蛋白质和维生素,如太阳神口服液、云南田七花粉口服液等。

(5)饮食禁忌:禁烟酒,慎用辛辣刺激性食品,并发感染时禁食狗肉、羊肉等热性食品。

5.加强与老人交流

(1)与老年人交谈时,说话速度要慢,吐字要清楚,避免用高声呐喊的方式讲话。

(2)交谈的环境宜安静,交谈前抬起手或轻拍老年人以引起注意。使用短句表达意思,避免用单个字回答。老年人如不太理解所讲的意思,要对原话加以解释而不是重复原话。

(3)必要时,在沟通中采用书面交谈或手势等非语言交流技巧辅助交谈,以表达意图。

6.出院用药指导

详细向患者介绍出院时所带的各种药物的使用方法,嘱患者定期复查,必要时调整用药。用眼药水时,要掌握正确的滴入方法,每种眼药水在使用前均要了解性能、维持时间、适应症和禁忌症,并检查有无混浊、沉淀、是否过期。青光眼患者使用缩瞳剂后会出现视物模糊,因此宜晚上临睡前点滴。患有哮喘和慢性阻塞性肺疾病及心率<60次/min的开角型青光眼患者,不宜使用β受体阻滞剂。

7.积极治疗原发疾病

积极治疗动脉硬化、糖尿病等慢性疾病,并指导患者如有异常及时就诊,避免延误病情。

8.生活行为指导

(1)坚持老年食谱,宜三低一高(低糖、低盐、低脂肪、高纤维素)饮食。

(2)增强体育锻炼,但要注意劳逸结合。避免精神过度紧张,保持健康的行为及规律的生活等。

(3)戒烟酒,可明显延缓老年耳聋发展。

(4)慎用或不用有耳毒性的药物,特别是氨基糖苷类抗生素。

(5)积极防治心脑血管疾病、糖尿病等。

(6)教会老年人用手掌和手指按压耳朵的方法,环揉耳屏,促进局部血液循环,防止听力下降。

(7)尽量避免接触噪音,特别要避免接触鞭炮、爆炸声和强烈的锣鼓声等,以便保护听力。

(8)指导并帮助老年人及家属正确使用助听器。

【思考与练习】

1.您如何帮助老年人应对听力下降和视力下降的老化现象？

2.作为养老院的工作人员应如何与老年人进行有效的沟通？

3.王某,女,65岁,有糖尿病史5年,1年前左眼看远处物体时出现叠影,近2月左眼视力下降到只有眼前手影移动,右眼视力也明显下降,视物呈毛玻璃状,老人担心会失明,成为儿女负担,初步诊断老年性白内障,请问:

(1)老人目前主要的护理任务是什么？

(2)如何指导老人日常生活？

6

呼吸系统疾病老人的健康照护

　　呼吸系统是人体和外界交往的"门户"。人们一呼一吸的动作,是牵一百发的工作,涉及到全身许多器官。呼吸系统与外界的直接沟通,使外界的有害物质如微生物、粉尘、过敏源和有害气体等直接吸入呼吸道造成各种损害;而身体其他器官的病原体也可通过淋巴和血液循环播散到肺部。呼吸系统疾病是人类最常见最多发的疾病,约占内科疾病的1/4,一个人一生中不可能不得呼吸系统疾病。在我国疾病的死亡原因调查中,呼吸系统疾病居第一位。近几年冬季,我国北方诸省市的流感大流行,罹患人数众多。专家分析,此种流感流行,与大气污染严重、气候干燥有着密切的关系。呼吸系统疾病如慢阻肺、肺癌均随年龄的增加,患病率亦随之上升。由于老年人的机体免疫功能低下,且易引起吸入性肺炎,即使各种新抗生素相继问世,肺部感染仍居老年感染疾病之首位,常为引起死亡的直接因素。

6.1　呼吸系统常见疾病概述

6.1.1　老年人呼吸系统变化

　　人的呼吸系统如图6-1所示。

6.1.1.1　胸廓的变化

　　由于老年人普遍发生的骨质脱钙、疏松,脊柱后凸,肋软骨钙化,肋骨活动减少,从而引起胸腔前后径增大,胸廓由扁平变为桶状。由于呼吸肌萎缩,胸壁肌肉特别是肋间肌和膈肌的肌纤维周围组织、结缔组织增生等,造成由肋骨、肋间肌、膈肌所构成的胸壁的顺应性降低,呼吸负荷耐力低下,易出现呼吸肌疲劳,造成呼吸动力不足。

6.1.1.2　呼吸道的变化

　　呼吸道由于鼻、喉黏膜常有不同程度的萎缩,加温和湿化气体的功能减退;喉黏

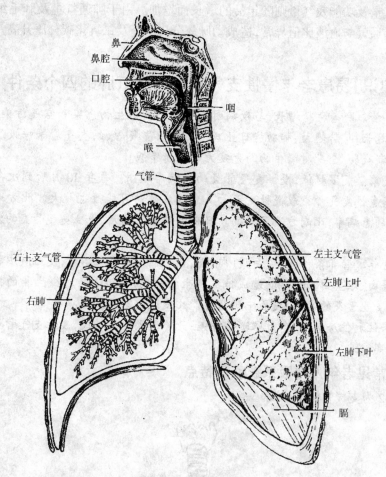

鼻
鼻腔
口腔
咽
喉
气管
右主支气管
左主支气管
左肺上叶
右肺
左肺下叶
膈

图 6-1 呼吸系统全貌

膜感觉减退,咳嗽和咽部反射减弱,易发生口咽分泌物及异物误吸;由于气道上皮损伤,刺激感受器暴露,对微弱的刺激也易产生咳嗽、气喘等症状,又因鼻前孔下方呈凸形,故构成反向气流,易成为涡流而增加阻力,因此常需张口呼吸进行代偿,从而招致口渴和妨碍呼吸。

6.1.1.3 肺组织变化

肺组织松弛变薄,肺泡、肺泡囊与呼吸细支气管均有程度不同的扩张,肺泡壁变薄,毛细血管减少,单个肺泡体积增大;同时,肺内弹性纤维减少,小气道周围组织衰退,管腔狭窄;气道黏膜内纤毛的减少,使气管内的分泌物滞留于气管内而易造成感染。

6.1.1.4 肺功能变化

肺活量是衡量肺功能的重要指标之一,肺气肿老年人的肺活量随年龄的增加而减少。研究证明,30 岁以后,平均减少 20～40 mL。最大通气量也随着年龄的增加而减少,残气量及功能残气量则随年龄的增长而增加。由于肺通气量及肺毛细血管减少,致使肺通气与血液比值异常,造成动脉氧分压下降及二氧化碳分压升高。

【相关知识】易患老年慢性支气管炎和肺气肿的四个条件

(1)年龄。随着年龄增长,与致病因子(如吸烟、微生物感染和空气污染物)的接触时间也越长;年龄越大,肺功能日益减退,气管、支气管、细支气管等呼吸道的防御功能也逐渐减弱,全身对微生物的免疫力也日渐降低。

(2)气象。气温越低,慢性支气管炎的患病率越高。每年10月后到次年3月气温最低,患急性支气管炎或慢性支气管炎急性发作的可能性也越大。北方地区慢性支气管炎的患病率,比南方地区要高。日夜温度差别越大,慢性支气管炎的发病率也越高。

(3)营养。营养条件差,蛋白质(肉、蛋、鱼、豆制品)摄入不足,使血液中的蛋白质(包括白蛋白、球蛋白)含量低,造成抵抗微生物的抗体形成少,对微生物的抵抗能力低。慢性支气管炎的发病,发展中国家可能比发达国家高。

(4)居住。住房拥挤,冬天取暖条件差,开窗通风少的居民,慢性支气管炎的患病率可能较高。

6.1.2 常见老年人呼吸系统疾病特点

图6-2为支气管树整体观。

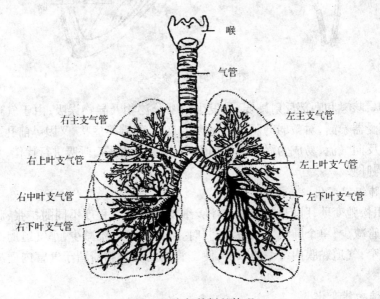

图6-2 支气管树整体观

6.1.2.1 慢性支气管炎

1.概述

慢性支气管炎(Chronic Bronchitis)是40岁以上男性人群中最常见的疾病之一,临床上以反复发作咳嗽、咳痰或伴有喘息症状为特征,且症状每年持续约3个月,连续两年以上。病情进展,常常并发肺气肿和慢性肺源性心脏病。多发生在秋冬寒冷季节,天气转暖后则逐渐缓解,与过敏无关。在治疗上以抗感染为主,炎症消除后,喘息则自然缓解。喘息型慢性支气管炎的引发主要是由于老年人机体机能减退,抵抗力差,对外界刺激及致病微生物的防御能力明显下降,加上长期吸烟,损害呼吸道黏膜或者微生物反复感染,严重时可发展成慢性阻塞性肺气肿或慢性肺心病。

慢性支气管炎往往是多种因素长期综合作用的结果。起病与感冒有密切关系,多在气候变化比较剧烈的季节发病。呼吸道反复病毒感染和继发性细菌感染是导致慢性支气管炎病变发展和疾病加重的重要原因。吸烟与慢性支气管炎的关系也是肯定的,吸烟者比不吸烟者的患病率高2~8倍,吸烟时间越久,日吸烟量越大,患病率越高,戒烟可使病情减轻。此外,长期接触工业粉尘、大气污染和过敏因素也是引起慢性支气管炎的原因,而机体抵抗力降低,呼吸系统防御功能受损则是发病的内在因素。

2.表现

咳嗽、咳痰。痰一般呈白色黏液泡沫状。在急性发作期,咳嗽加重,并出现黏液脓性或脓性痰。由于支气管痉挛或支气管狭窄及黏液、渗出物阻塞而引起喘息。检查时,两肺可闻及哮鸣音、干湿啰音。有的患者因黏膜和腺体萎缩(慢性萎缩性支气管炎),分泌物减少,痰量减少甚或无痰。病变导致小气道狭窄或阻塞时,出现阻塞性通气障碍,表现为第1 s用力呼吸量和最大通气量明显降低,合并肺气肿时,肺残气量明显增多,肺总量也增大。

6.1.2.2 支气管扩张

1.概述

支气管扩张(bronchiectasis)是指支气管的持久性扩张,多发生于肺段以下Ⅲ~Ⅳ级小支气管。病程多呈慢性经过,支气管碘油造影是临床确诊支气管扩张的重要检查方法(见图6-3)。

2.表现

(1)慢性咳嗽、咳大量脓痰。开始症状不明显,多为呼吸道感染后,咳嗽、咯痰症状持续存在,咳嗽加重,早晨和晚间更明显,咯痰量较多,为脓性痰或黏液性痰。

(2)反复咯血。老人常同时伴有咯血,咯血量不等,可以是痰中带血,也可以是大咯血,多反复出现。

(3)其他症状。晚期病人肺功能障碍,出现胸闷、气短、紫绀等症状,病程长时,出现贫血、消瘦、纳差、乏力等症状,且可反复发热。

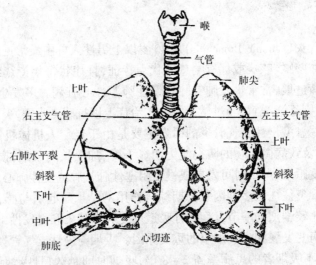

图 6-3　肺的形态

6.1.2.3　支气管哮喘

1.概述

支气管哮喘,是一种以嗜酸粒细胞、肥大细胞反应为主的气道变应性炎症和气道高反应性为特征的疾病。易感者对此类炎症表现为不同程度的可逆性气道阻塞症状。支气管哮喘是一种严重危害人群健康的疾病,全世界约有近两亿人患哮喘,统计发病率因国别而异,大约在1%~5%之间,其中儿童和妇女占有重要比例。随着工业化进程和环境污染的加剧,哮喘的发病率和并发症机率有上升趋势。哮喘已成为严重的社会问题,引起世界各国的重视。

2.表现

反复发作性伴有哮鸣音的呼气性呼吸困难、胸闷或咳嗽,可自行或治疗后缓解。根据有无过敏原和发病年龄的不同,临床上分为外源性哮喘和内源性哮喘。外源性哮喘常在童年、青少年时发病,多有家族过敏史,为Ⅰ型变态反应。内源性哮喘则多无已知过敏源,在成年人发病,无明显季节性,少有过敏史,可能由体内感染灶引起。无论何种哮喘,轻症可以逐渐自行缓解,缓解期无任何症状或异常体征。

【相关知识】哮喘饮食指导

(1)饮食宜清淡忌肥腻。

(2)饮食宜温热忌过冷过热。

(3)饮食宜少量多餐细嚼慢咽不宜过饱。

(4)饮食忌过咸过甜。

(5)不喝冷饮及人工配制的含气饮料。

(6)避免吃刺激性食物和产气食物。

(7)禁忌吸烟喝酒。

6.1.2.4　肺气肿

1.概述

肺气肿(Pulmonary Emphysema)是指呼吸细支气管以远的末梢肺组织因残气量增多而呈持久性扩张,并伴有肺泡间隔破坏,以致肺组织弹性减弱,容积增大的一种病理状态。在成人尸检例中,约50%可发现不同程度的肺气肿,其中约6.5%的患者因此病死亡。

2.表现

气短,轻者仅在体力劳动时发生,随着气肿程度加重,气短逐渐明显,甚至休息时也出现呼吸困难,并常感胸闷。每当合并呼吸道感染时,症状加重,并可出现缺氧、酸中毒等一系列症状。肺功能检查诊断肺气肿的标准是残气量超过肺总量的35%,最大通气量低于预计值的80%,肺总量超过预计值的100%,1 s用力呼吸量低于肺活量的60%。典型肺气肿患者的胸廓前后径增大,呈桶状胸。胸廓呼吸运动减弱。叩诊呈过清音,心浊音界缩小或消失,肝浊音界下降。语音震颤减弱。听诊时呼吸音减弱,呼气延长,用力呼吸时两肺底部可闻及湿啰音和散在的干啰音。剑突下心音增强,肺动脉瓣第二音亢进。

【相关知识】慢性阻塞性肺病

慢性阻塞性肺病(Chronic Obstructive Pulmonary Disease, COPD)的病症是肺部通气量减小,是造成人类死亡的第四大疾病。2001年4月4日,全球慢性阻塞性肺病组织(Global Initiative for Chronic Obstructive Lung Disease, GOLD)的科学家们公布了COPD诊断、医治及预防指南。它以提高全球对COPD的了解、减少其健康危害及发病率为重点作为国际规划的第一步。专家们说尽早医治可以减慢COPD病情的恶化,并可减轻其症状。其主要发病原因包括吸烟、大气污染、感染、过敏因素等。慢性阻塞性肺病可导致肺功能障碍、肺动脉高压,进展到一定程度即产生低氧血症,随后出现高碳酸血症和呼吸衰竭,导致患者死亡。我国慢性阻塞性肺病患者约4 000万人。年龄大于40岁、有长期吸烟史、暴露在污染的工作环境中、有咳痰喘症状的人属于慢性阻塞性肺病的高危人群,必须进行积极预防。

6.1.2.5　肺结核

1.概述

肺结核(Pulmonary Tuberculosis)是由结核杆菌引起的慢性传染病,传染源主要是排菌的肺结核病人的痰。临床表现多种多样,典型肺结核起病慢,病程较长,有低热、乏力、食欲不振、咳嗽和少量咯血,但多数患者病灶轻微,常无明显症状。结核病是由结核分枝杆菌引起的慢性传染病,可侵及许多脏器,以肺部受累形成肺结核最为常见。排菌患者为其重要的传染源。人体感染结核菌后不一定发病,当抵抗力降低或细胞介导的变态反应增高时,才可能引起临床发病。本病的基本病理特征为渗出、干酪样坏死及其他增殖性组织反应,可形成空洞。除少数起病急剧外,临床上多呈慢性过程。若能及时诊断,并予合理治疗,大多可获临床痊愈。20 世纪 50 年代以来,我国结核病的流行趋势虽有下降,但各地区疫情的控制尚不平衡,仍是当前一个突出的公共卫生问题,是全国十大死亡病因之一。

经 X 线健康检查时偶被发现。亦有以偶然咯血才被确诊,追溯其病史可有轻微的全身症状。少数患者因突然起病及突出的毒性症状与呼吸道症状,而经 X 线检查确认为急性粟粒型肺结核或干酪样肺炎。老年肺结核患者,易被长年慢性支气管炎的症状所掩盖。偶见未被发现的重症肺结核,因继发感染而有高热,甚至已发展至败血症或呼吸衰竭才去就医。鉴于肺结核的临床表现常呈多样化,在结核病疫情已基本得到控制、发病率低的地区,医务人员在日常诊疗工作中尤应认识其不典型表现。

【相关知识】世界防治结核病日

1995 年底,世界卫生组织将每年的 3 月 24 日规定为"世界防治结核病日",以纪念结核杆菌的发现者罗伯特·柯霍,并进一步呼吁各国政府,加强对结核病防治工作的重视与支持。

2.表现

1)全身症状 表现为午后低热、乏力、食欲减退、消瘦、盗汗等。若肺部病灶进展播散,常呈不规则高热。妇女可有月经失调或闭经。

2)呼吸系统症状 通常为干咳或带少量黏液痰,继发感染时,痰呈黏液脓性。约 1/3 患者有不同程度咯血,痰中带血多因炎性病灶的毛细血管扩张所致;中等量以上咯血,则与小血管损伤或来自空洞的管瘤破裂有关。咯血后常有低热,可能因小支气管内残留血块吸收或阻塞支气管引起的感染;若发热持续不退,则应考虑结核病灶播散。有时硬结钙化的结核病灶可因机械性损伤血管,或合并支气管扩张而咯血。大咯血时可发生失血性休克;偶因血块阻塞大气道引起窒息。此时患者极度烦躁、心情紧张、挣扎坐起、胸闷气促、发绀,应立即进行抢救。

病灶炎症累及壁层及胸膜时,相应胸壁有刺痛,一般多不剧烈,随呼吸及咳嗽而加重。慢性重症肺结核时,呼吸功能减退,常出现渐进性呼吸困难,甚至缺氧发绀。若并发气胸或大量胸腔积液,其呼吸困难症状尤为严重。

3)体征 早期病灶小或位于肺组织深部,多无异常体征。若病变范围较大,患侧肺部呼吸运动减弱,叩诊呈浊音,听诊时呼吸音减低,或为支气管肺泡呼吸音。因肺结核好发于肺上叶尖后段及下叶背段,故锁骨上下、肩胛间区叩诊略浊,咳嗽后偶可闻及湿啰音,对诊断有参考意义。肺部病变发生广泛纤维化或胸膜粘连增厚时,患侧胸廓常呈下陷、肋间隙变窄、气管移位与叩浊,对侧可有代偿性肺气肿征。

【相关知识】军团病

军团病并非是一种军队的职业病,而是一种呼吸道感染疾病,症状与肺炎基本一样。1976年美国建国200周年之际,一批退伍老兵在费城"斯特拉福美景"饭店聚会,两天后与会人员中有180多人相继出现高烧、头痛、呕吐、咳嗽、浑身乏力等症状,90%的病例胸部X光片都显示出肺炎迹象。宾馆附近的居民中有36人也出现了相同症状。共有34名患者因此死亡。医学专家从病死者肺组织中分离出了致病病菌,称为"军团菌",此病也因此得名"军团病"。此后,军团病在全球共发生过50多次,近几年在欧洲、美国、澳大利亚等国家和地区均有流行。目前已知军团菌可寄生于天然淡水和人工管道水中,也可在土壤中生存。研究表明,军团病潜伏期5到10天不等。主要症状表现为发热、伴有寒颤、肌疼、头疼、咳嗽、胸痛、呼吸困难等,病死率达10%,与一般肺炎不易鉴别。军团病全年均可发生,以夏秋季为高峰,它经空气的传播性很强,但目前还未证实人与人之间能够传播。老年人、吸烟、酗酒者以及免疫功能低下者易患此病。一般来说,当水温在31~36℃之间,水中又含有丰富有机物时,这类菌可长期存活,当水温升高到60℃以上,军团菌就不易生存了。城市中的军团病主要由孳生在空气加湿器、蓄水系统、空调系统等潮湿环境中的军团菌引起。

6.1.2.6　老年性肺炎

1.概述

肺炎(Pneumonia)是肺实质的炎症,可由多种病原体引起,如细菌、病毒、真菌、寄生虫等,其他如放射线、化学、过敏因素等亦能引起肺炎。以发热、咳嗽、气促、呼吸困难以及肺部固定湿啰音为其共同临床表现。肺炎是常见病,老年或机体免疫力低下者(用免疫抑制剂、器官移植、肿瘤、糖尿病、尿毒症、嗜酒、药瘾、艾滋病或久病体衰者)伴发肺炎时,病死率尤高。老年肺炎常缺乏明显呼吸系统症状,症状多不典型,病性进展快,易发生漏诊、错诊。据文献报道,病理证实为肺炎但临床未能诊断的"漏诊率"为3.3%~61.4%;而临床诊断为肺炎但无相应病理所见的"错诊率"为10.8%~39.3%。

2.表现

肺炎多无典型症状,有症状者仅占35%。

1)发热　有发热者,体温可高达39~40℃,伴有寒战,热型呈稽留热、驰张热或不规则热。

2)咳嗽、咯痰　开始干咳,逐渐出现咯痰,痰的性状因病原菌不同而有不同。

3)胸痛　为病变波及胸膜所致,深呼吸或咳嗽时加重。下叶肺炎可出现上腹部疼痛。

4)呼吸困难、紫绀　为病情严重时的表现。首发症为呼吸加速及呼吸困难者占56%,或有意识障碍、嗜睡、脱水、食欲减退等,无症状者占10%。

5)体征　可出现脉速、呼吸快,胸部听诊可闻及湿性啰音,或伴有呼吸音减弱及支气管肺泡呼吸音。

【相关知识】不同病原菌痰的性状

一般为白色黏液痰;肺炎球菌性肺炎为铁锈色痰;克雷白氏杆菌性肺炎为胶冻状痰;葡萄球菌性肺炎为黄色脓性痰;绿脓杆菌性肺炎为黄绿色脓痰;厌氧菌肺炎为脓臭痰;病毒性肺炎为干咳少痰。

6.1.2.7　非典型肺炎

1.概述

非典型肺炎(Atypical Pneumonias)是指由支原体、衣原体、军团菌、立克次体、腺病毒以及其他一些不明微生物引起的肺炎。而典型肺炎是指由肺炎链球菌等常见细菌引起的大叶性肺炎或支气管肺炎。非典型肺炎主要通过近距离空气飞沫和密切接触传播,是一种呼吸道急性传染病。其临床主要表现为肺炎,在家庭和医院有聚集感染现象。

2.表现

非典型肺炎的主要临床表现有发热、头痛和全身酸痛、乏力,干咳,少痰,部分病人有气促等呼吸困难症状,少数进展为呼吸窘迫综合症,早期白细胞数正常或降低,肺部影像学显示肺炎改变。一般感冒病症包括发烧、咳嗽、头痛,可在数日后转好,并且一般没有肺炎迹象。潜伏期为 2~12 天之间,通常在 4~5 天。该病的病因至今尚未完全明确,一定条件下传染性强,主要通过短距离飞沫传播、接触病人呼吸道分泌物及密切接触传播。人群普遍易感,医护人员是本病的高危人群。

【相关知识】非典型肺炎的预防

保持良好的个人卫生习惯,打喷嚏、咳嗽和清洁鼻子后要洗手。洗手后,用清洁的毛巾和纸巾擦干。不要共用毛巾。注意均衡饮食、根据气候变化增减衣服、定期运动、充足休息。减轻压力和避免吸烟,以增强身体的抵抗力。经常打开所有窗户,使空气流通。保持空调设备的良好性能,并经常清洗隔尘网。避免前往空气疏通不畅、人口密集的公共场所。

6.1.2.8　肺性脑病

1.概述

肺性脑病(PE)过去称为二氧化碳麻痹,是因为肺、胸疾病引起的机体缺 O_2、CO_2 潴留及酸中毒所致的精神神经症候群。

2.表现

1)轻型　神志恍惚、表情淡漠、嗜睡、睡眠颠倒,精神异常或兴奋、多语而无神经系统异常体征。

2)中型 半昏迷,谵妄,躁动,肌肉轻度抽动或语无伦次,对各种反应迟钝,如瞳孔对光反射迟钝,但无消化道出血及 DIC 等并发症。

3)重型 昏迷或癫痫样抽搐,对各种刺激无反应,反射消失或出现病理性神经系统体征,瞳孔扩大或缩小,并发上消化道出血、DIC、休克等。

6.1.2.9 慢性肺原性心脏病

1.概述

慢性肺原性心脏病(CCP)简称肺心病,是由慢性支气管炎、阻塞性肺气肿和其他肺胸疾病或肺血管疾病引起的心脏病。首先发生肺动脉高压,接着是右心室肥大,最后是右心功能衰竭。

2.表现

在肺、心功能代偿期里,出现慢性咳嗽、咳痰、气喘、活动气促、心悸、乏力、劳动耐力下降。呈桶状胸,听诊有干、湿性啰音和痰鸣。在肺、心功能失代偿期,表现为呼吸困难,而心功能失代偿期,主要表现为颈静脉怒张,下肢浮肿,严重时有腹水。可出现各种心律失常,甚至奔马律。

6.1.2.10 急性上呼吸道感染

1.概述

急性上呼吸道感染在老年人中发病率高,且常可引起严重的并发症,引起该病的病原菌有病毒、细菌、支原体等。当老年人在受凉、过度疲劳、心情郁闷时,机体抵抗力进一步降低,此时易引起上呼吸道感染。

2.表现

1)普通感冒 由鼻病毒、呼吸道合胞病毒、副流感病毒等引起。开始为鼻咽部有发痒、干痛、烧灼感等不适,继而流涕、鼻塞、咽痛、轻度咳嗽、声音嘶哑等,体温可有中、低度发热。伴有全身不适,乏力、头痛、全身酸痛、食欲减退等

2)流行性感冒 由流感病毒引起,流感病毒分为甲、乙、丙三型,以甲型致病最为常见。

6.1.2.11 呼吸衰竭

1.概述

呼吸衰竭(Respiratory Failure)是由于外呼吸功能严重障碍,导致动脉血 $P_{O_2} < 8$ kPa(60 mmHg),伴有或不伴有 $P_{CO_2} < 6.67$ kPa(50 mmHg)的病理过程。

2.表现

1)呼吸困难 主要表现为呼吸费力,大气道阻塞引起的是吸气为主的呼吸困难,小气道阻塞引起的是呼气为主的呼吸困难。

2)紫绀 与还原血红蛋白含量、局部循环状态、皮肤色泽及其他异常血红蛋白存在均有关系。

3)精神神经症状　早期头痛、头胀、记忆力减退、脑力活动减退、智力减退;进一步发展可出现定向力障碍,嗜睡、睡眠颠倒、烦躁、肌肉震颤;重度时可发生昏迷、抽搐以至意识丧失。

4)其他系统　循环系统症状是早期心率增快、收缩压升高,进一步发展则心率减慢、心律失常、血压下降、心力衰竭。消化系统症状有食欲减退、腹胀、恶心呕吐、嗳气返酸、消化道出血等。还可出现泌尿系统和血液系统症状等。

6.1.2.12　肺癌

1.概述

肺癌是原发性支气管癌的简称,是最常见的肺部原发性恶性肿瘤。目前我国大城市肺癌死亡率居各种恶性肿瘤的首位,多发生在 45~75 岁之间,男女比例是 2∶1。大气污染和吸烟是肺癌发病率增高的重要因素。

2.表现

1)常见症状　咳嗽是最常见的早期症状之一,主要为顽固性刺激性干咳或带少量白痰,继发为脓痰。咯血也是常见症状,表现为持续性或间断性咯血,多为痰中带血或成口咯血。此外还有胸闷、憋气、喘鸣、发热、胸痛等症状。肿瘤局部扩展可引起胸痛、吞咽困难、声音嘶哑、上腔静脉梗阻综合征(头面部、颈部、上胸及上肢充血、水肿、静脉曲张)和何纳综合征(同侧瞳孔缩小、上眼睑下垂、眼球内陷、前额少汗等症状)。

2)其他症状　如副癌综合征及癌转移引起的症状。

6.2　呼吸系统疾病老人护理

6.2.1　护理评估

6.2.1.1　健康史

1.现病史

询问老人咳嗽、咯痰的次数、量、性状,痰中是否带血;了解老人呼吸情况,记录症状出现的时间和特点、病情进展情况,了解有无其他症状。

2.既往史

询问老人有无慢性支气管炎、肺气肿等呼吸系统疾病,若已被诊断患有呼吸系统疾病,还应了解治疗及治疗后情况。同时还应了解有无吸烟史,长期生活、工作的环境等情况。

6.2.1.2　身体评估

1.全身情况

有无心脏疾病,有无手术或外伤病史。

2.肺部评估

听诊肺部,从肺底部至肺尖,从左向右。了解老人有无呼吸音减弱和异常呼吸音。观察老人胸廓的外观以检查有无改变。

3.辅助检查

由于老人肺部感染症状体征不明显或不典型,故 X 线胸片检查有助于肺部感染的诊断。呼吸功能测定有助于了解老人的呼吸功能状况,非功能检查可发现生理死腔增加,肺总容量下降。动脉血气分析随着年龄增长,肺功能下降而出现二氧化碳分压升高和氧分压降低。此外,痰培养有助于对治疗方案的选择。

6.2.1.3 心理社会评估

询问老年人对自己呼吸系统状况的评价情况,是否有焦虑、恐惧、悲观情绪等;家属对老年人的关心及支持程度等。

6.2.2 常见的护理问题

(1)不能维持自主呼吸。

(2)清理呼吸道无效。

(3)睡眠型态紊乱。

(4)语言沟通障碍。

(5)营养失调:低于机体需要量。

(6)活动无耐力。

(7)缺乏知识。

(8)有感染的危险。

6.2.3 护理目标

(1)老人咳嗽减轻,痰液变稀,易咳出且量少,保持呼吸道通畅。能正确进行有效咳嗽。

(2)老人能安静入睡,休息时间延长。并能明白疾病对睡眠的影响以及促进睡眠的方法。

(3)呼吸困难减轻,表现为呼吸平稳,未使用辅助呼吸肌。脉血气分析值正常,即 $P_{O_2} > 8$ kPa(60 mmHg), $P_{CO_2} < 6.6$ kPa(50 mmHg)。

(4)老人能用改变后的交流方式表达自己的需要。

(5)老人体重未下降或增加。

(6)面色红润,皮肤弹性好。实验检查,白蛋白、血红蛋白达到正常水平。

(7)老人的活动能力增强及可自行下床活动

(8)使病人改变行为,以便能预防疾病,促进康复或能适应疾病生活。

(9)老人能描述疾病的发病原因、经过、产生症状的主要因素及症状的控制方法。

(10)老人感染的危险因素降低。未发生感染。

6.2.4 护理措施

6.2.4.1 咳嗽、咳痰的照护

1. 观察痰的颜色、性状、量、气味及其咳嗽的频率、程度等

住院老人遵医嘱留取新鲜痰标本进行培养和药敏试验，并根据药敏使用抗生素。

2. 指导和帮助老人进行有效咳嗽，及时清除呼吸道分泌物，保持呼吸道通畅

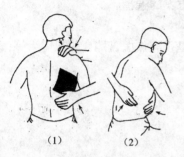

（1）　　　（2）

图 6-4　协助排痰固定老人
的正确姿势

指导并协助老人采取舒适体位，如端坐卧位、半卧位并定时更换，以利排痰。使用一次性痰杯，随时将痰液倾倒。鼓励老人多饮水，以维持老人足够的液体入量；同时适当补充蛋白质和维生素，保证充足的能量。排痰前、后进行口腔护理，以保持口腔清洁。必要时遵医嘱使用超声雾化和蒸气吸入，湿化呼吸道，促进痰液排出。对于身体虚弱而无咳嗽排痰者，宜助其定时翻身，由外向内，由下向上轻拍背部，行深呼吸后用力咳嗽、咳痰，促使痰液排出。对于痰多昏迷者，宜用鼻导管吸痰，一般将导管插至咽部送到气管内进行吸痰。若痰液黏稠、量多，妨碍呼吸而抽不出者，则宜尽早施行气管插管或气管切开，再用负压器抽吸，保持呼吸道通畅。插管老人插管前若不能咳出痰液者，经口、鼻、气管吸痰。插管后如果出现异常呼吸音或气管压力增高时给予吸痰。必要时按医嘱给予消炎、化痰、止喘药以及超声雾化，促进痰液排出，以利呼吸。（见图6-4,6-5）

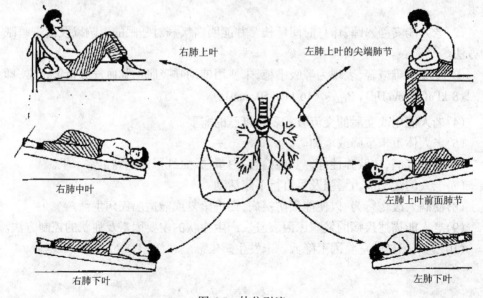

右肺上叶　　　　　左肺上叶的尖端肺节

右肺中叶　　　　　左肺上叶前面肺节

右肺下叶　　　　　左肺下叶

图 6-5　体位引流

3.观察老人日常的睡眠形态以及扰乱睡眠的相关因素

提供有助于老人入睡的休息环境,避免大声喧哗,保持周围环境安静,关闭门窗,拉上窗帘。指导老人学会促进睡眠或入睡的方式,如睡前泡脚、听音乐、看书报等。有计划地安排护理活动和治疗,尽量减少对老人睡眠的干扰。缓解咳嗽、咳痰,给予舒适的体位,有利于呼吸和排痰,防止呼吸道分泌物受阻。必要时睡前遵医嘱使用抗炎、止咳、祛痰、平喘解痉药,减少咳嗽对睡眠的影响。记录老人的睡眠状态。

4.指导老人坚持缩唇呼吸,刺激或有意识地用力咳嗽,将痰液咳出

嘱病人多饮水,每日保持摄入量在 2 000 ml 以上。随时给老人提供支持与帮助。有计划地安排各种治疗和护理操作时间,尽量保证老人充足的休息时间。(见图 6-6)

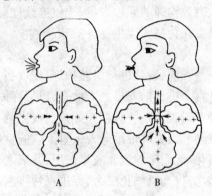

6.2.4.2 呼吸困难的照护

(1)呼吸衰竭时嘱老人绝对卧床休息,并保持舒适体位,如坐位或半坐卧位,以利呼吸。严密监测呼吸型态的变化,如呼吸的频率、节律、深度等。(见图 6-7)

(2)对住院老人嘱其遵医嘱吸氧,给氧过程中观察氧疗效果,若呼吸困难缓解,心率下

图 6-6 缩唇呼吸

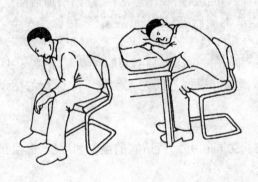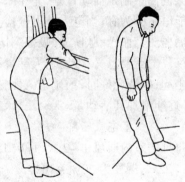

图 6-7 呼吸困难时采取的体位

降,紫绀减轻,面色红润表示给氧有效。若呼吸过缓或意识障碍加重,提示二氧化碳潴留加重,应通知医生,并准备呼吸兴奋剂和辅助呼吸器。

(3)通气不足者给予人工辅助呼吸,必要时给予气管插管或气管切开,施行机械呼吸,同时做好其相应的护理。在呼吸道保持通畅的情况下,遵医嘱给予呼吸兴奋剂静脉滴注。

(4)对于呼吸困难的老人尽量减少其说话次数;保持病室安静,减少环境中嘈杂声的干扰;鼓励老人慢慢说,说话之间可以停顿,呼吸或休息一会后接着说。

(5)对于气管插管/气管切开,说话不清的老人给其解释不能说话的原因;同老人交谈时要有耐心,态度和蔼,创造一个轻松和谐气氛,以免老人紧张或烦躁;鼓励老人慢慢地说,并重复自己的要求,不要急躁。

6.2.4.3　生活照护

(1)鼓励老人采取任何方式向工作人员及家属表达自己的需要

利用卡片、笔、本、手势、图片,提供简单而满意的双向交流方式。尽量提问一些简单的句子,可以让老人用是、否或点头、摇头来回答。安排熟悉老人情况,能够与老人有效沟通的照护人员,提供连续性照护,减少无效交流次数。以轻松的、非指责性的方式为病人提供各种护理。

(2)嘱老人卧床休息,减少不必要的活动,降低消耗

饭前、饭后进行口腔护理,促进病人食欲。创造一个舒适的进餐环境,协助老人进食。进食前安排老人休息,以保存体力。定时监测体重,白蛋白、血红蛋白的水平,必要时遵医嘱静脉补充能量。提供色、香、味美皆适宜的多样化食物,刺激老人食欲。鼓励老人家属带给老人平时爱吃的食物。提供高热量、高蛋白、高维生素、高脂肪易消化、无刺激的流质或半流质,并嘱老人少吃多餐,多进食,以维持机体能量。同时多饮水,提高机体免疫力,促进毒物排泄。

3. 观察老人的活动程度

去除或减少相关因素。对于虚弱和疲乏的老人,要尽量保证老人充足的睡眠;与老人共同商量制定活动计划,先在床上活动四肢,后在床边活动,逐渐增加活动量,以老人能够耐受为宜;当老人外出做检查或上厕所,照护人员应陪同,保证其安全。活动前后监测其血压、脉搏、呼吸等病情变化。对于长期卧床老人,应向其讲解活动对身体恢复的重要意义;鼓励老人翻身,预防长期卧床容易引起的并发症;抬高床头,让老人坐起;病情允许时,鼓励老人下床活动。根据不同老人制定一个可行的活动计划,并逐渐增加其活动量。

4. 保持病室空气新鲜

每日病室内通风 1～2 次,每次 15～30 min,并保持适宜的温度和湿度,温度控制在 20～22℃,湿度为 50%～70%。

5. 根据老人需要将日用品放在易伸手拿到的地方

随时观察老人,及时了解老人,发现问题,为老人解决其生活需要。

6. 向老人讲述和解释疾病的起因、经过及主要治疗和护理方法

指导老人如何预防和促使疾病早日康复,进行肺功能锻炼等。教会老人如何配合治疗和护理,如饮食、活动对疾病的影响等。通过交谈确认老人对疾病和未来生活方式的顾虑,针对病人的顾虑,给予解释和指导。

6.2.4.4　防止感染等并发症

(1)工作人员接触老人前要洗手,并限制探视,减少感染因素。仔细观察老人的体温变化及肺部感染表现。

(2)注意观察病情变化,对咯血量较多的老人应备好抢救物品,防止窒息。对晚期肺癌老人可适度使用止痛剂,提高老人的生存质量。

【相关知识】我国肺结核疫情特点

(1)受感染人数多。我国结核病感染率高于全球平均1/3人口感染的水平。

(2)患病人数多。全国活动性肺结核患者约有500万人。

(3)每年新发病人数多。据 WHO 估计,我国每年新发活动性肺结核病人130万人。

(4)结核病死亡人数多。每年因结核病死亡15万人,是各种传染病死亡人数总和的2倍。

(5)西部地区及农村患者多。比东部沿海省份高2倍。

(6)耐药患者多。我国结核病耐药率达27.8%。

6.2.5 健康教育

6.2.5.1 提高免疫力

帮助老人加强身体的耐寒锻炼,气候变化时注意衣服的增减,避免受凉,耐寒锻炼需从夏季开始,先用手按摩面部,后用冷水浸毛巾拧干后擦头面部,渐及四肢。体质好、耐受力强者,可全身大面积冷水摩擦,持续到9月份,以后继续用冷水摩擦面颈部,最低限度冬季也要用冷水洗鼻部,以提高耐寒能力,预防和减少本病的发作。同时,应避免尘埃和煤烟对呼吸道的刺激,有吸烟嗜好应戒除。

6.2.5.2 加强观察

肺癌患者一旦出现典型症状,相当一部分已经是肺癌晚期。因此,定期对高危人群进行 X 光检查及筛检,对肺癌的早期发现、早期治疗具有重要意义。

6.2.5.3 预防措施

提倡戒烟,避免和减少吸入含有致癌因素的空气和粉尘,改善劳动和生活条件。

6.2.5.4 卫生宣教

开展防治肺癌的卫生宣教,提高老年人对肺癌的警惕性,以便早期发现、早期治疗。

【思考与练习】

1.如何提高视力下降的老人的生活自理能力?

2.如何与听力下降的老人进行沟通?

3.陈老,男,67岁。20年前因受凉开始咳嗽,咯白色黏液及浆液泡沫样痰。以后每逢过度劳累、气候变化或感冒后症状加重,每逢冬季病情复发,持续 3 个月,气候转暖时可自然缓解。5 年前出现喘息,服用氨茶碱可稍缓解。近 1 周因受凉咳嗽、咯痰症状加重,痰为黏液脓性,伴有发热,体温达 38~39 ℃,曾静脉输液青霉素不见好转而要求就诊。

(1)老人现存的护理诊断有哪些?

(2)应采取哪些护理措施?

7

心血管系统疾病老人的健康照护

人体随着年龄增加,各种组织逐渐老化,心脑血管尤为明显,60～70岁老年人心输出量与20～30岁人相比,减少20%～30%,大脑皮层细胞减少约25%;动脉弹性降低和血流分布、血液黏滞度的改变促使冠状动脉和脑动脉硬化、血栓形成、冠心病、高血压病、脑梗塞等心脑血管疾病发病率明显增加,致死率和致残率也随之增加,给家庭和社会造成负担。

近年来,心血管疾病已经成为老年人常见疾病。随着社会生活水平的提高和工作节奏的加快,心脑血管疾病已成为威胁中老年人健康和长寿的第一号杀手。心脑血管疾病发病最主要的原因为动脉粥样硬化,而高脂血症是动脉粥样硬化的病理基础,因此预防及治疗心脑血管疾病最重要的是降低血脂,预防动脉粥样硬化,这样才能降低心脑血管疾病的发病率和死亡率,延长人类寿命。从辨证论治的角度讲,老年人对心脑血管疾病的发病原因及症状有所了解,掌握病因、预防发病,及时治疗,意义明显。

7.1 心血管系统常见疾病概述

7.1.1 老年人心血管系统变化

7.1.1.1 老年人心脏解剖学变化

人的心脏外形及血管见图7-1所示。

1.心腔

心脏的几何形态随增龄而变化,表现在老年人心底与心尖的距离缩短,左右心室容积在收缩期和舒张期均有轻度缩小,左房扩大20%,主动脉根部右移和扩张。

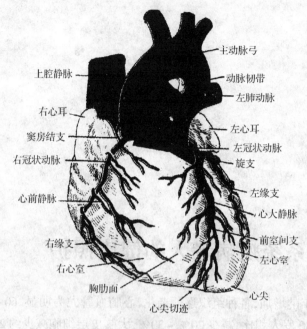

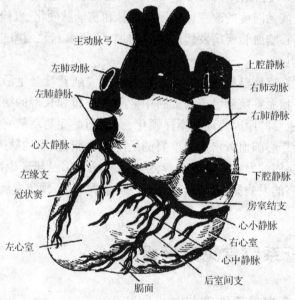

图 7-1　心的外形和血管

2.心内膜和心瓣膜

心内膜和心瓣膜因长期受血流的冲击,其胶原纤维和弹力纤维随增龄而增生,使心内膜呈弥漫而不均匀的增厚,可出现灰白色斑块,左心腔较右心腔明显。心瓣膜增厚以游离缘最明显,有时呈锯齿状,整个瓣叶硬化。左心瓣膜因承受更大的血流冲击而退行性变更明显,并在此基础上易发生瓣膜钙化或黏液样变性。主动脉瓣钙化通常沿主动脉瓣环沉积,然后向瓣叶扩展,以无冠瓣明显。瓣膜主动脉面可见针尖至米粒大小的钙化灶,使瓣膜增厚、僵硬、活动受限,可导致主动脉瓣狭窄。二尖瓣钙化通常较主动脉瓣轻,可引起二尖瓣关闭不全。

3.心肌

随着年龄的增长,心肌细胞开始肥大而心肌细胞数目并未增多。心肌细胞老化的典型表现是脂褐素(老化色素)沉积,位于细胞核的两极,一般从45岁开始逐年增多,可使衰老的心肌颜色变深,呈棕色。现已证明脂褐素沉积是线粒体被破坏所致,可引起细胞内蛋白质合成障碍,从而减少心肌细胞内收缩蛋白的补充。脂肪浸润可发生于老年心脏任何部位,尤以右房右室明显,几乎波及心脏全层;房间隔的脂肪浸润可累及传导系统,产生房室传导阻滞。老年人心肌间质容易发生结缔组织增生、脂肪浸润及淀粉样变等改变。

4.传导系统

心脏传导系统随增龄而表现为细胞成分减少、纤维组织增多、脂肪浸润。40岁前窦房结起搏细胞占70%,以后逐渐减少,到70岁后起搏细胞减少到10%,使心脏内在节律性降低。窦房结的老化妨碍了激动的形成和传导,是老年人产生病态窦房结综合征的重要原因。房室结的老化和二尖瓣环钙化使房室束和左束支起始部扭曲,使老年人容易发生房室传导阻滞。

5.心外膜与心包

心包的弹性纤维随增龄而增生,使心包增厚变硬,导致左室舒张期顺应性降低。心外膜下脂肪随增龄而增多,尤其是大血管根部、左室及房室沟等部位,从而增加了心脏负担。

6.血管

随着年龄增长,主动脉胶原纤维增生和弹性纤维减少、断裂或变性,使主动脉壁僵硬度增加,一方面表现为主动脉扩张性能减退和主动脉脉搏波传递速度增快;另一方面表现在主动脉容积增大,管壁增厚、长度延长、屈曲和下垂及主动脉根部右移。理论上,生理性动脉老化的特点是全层弥漫性和连续性地进展、管腔扩大。动脉粥样硬化是以内膜病变为主,纤维增殖性肥厚,通常伴有脂质和钙盐沉着,如病情恶化则形成血栓、出血和溃疡等病变,其特点是主要病变在内膜,呈局灶性和阶段性进展,管腔变窄。实际上,二者往往难以严格区分。静脉增龄性变化有管壁胶原纤维增生、弹性降低、管腔扩大、内膜增厚、静脉瓣萎缩或增厚,因而老年人容易发生静脉曲张。一般浅层静脉可有轻度硬化,极少有脂质沉着或钙化,深层静脉则不发生硬化。

7.1.1.2 老年人循环系统生理学特点

1.窦房结功能减退

由于窦房结的老化,老年人窦房结自律性降低,表现在最大心率和固有心率(交感和副交感神经封闭后的心率)随增龄而降低,窦房结恢复时间随增龄而延长。窦房结自律性降低,削弱了对心脏其他节律点的控制,因而容易发生心律失常。窦房结的老化,也可使冲动在窦房结传导的速度减慢。老年人窦房结对迷走神经和交感神经的敏感性都降低。老年人活动时心率增加较年轻人少,其恢复时间也延长。

2.心功能的变化

随着年龄的增长,左室射血时间、射血前期延长,左室内压最大上升速率减慢,表明老年人心肌收缩能力降低。由于老年人心肌间质纤维化、淀粉样变及心包增厚等增龄性变化,心脏僵硬度增加,其顺应性降低,心室舒张不充分,导致舒张早期被动充盈速率减慢。此外老年人心脏储备功能降低,其与以下因素有关。

(1)老年人冠状动脉(冠脉)储备功能降低,其最大冠脉流量较青年人降低35%,应激时冠脉供血不能相应增加。

(2)心肌肥大而供应心肌的毛细血管网减少,使氧气和代谢产物的扩散距离增加。

(3)心肌细胞线粒体老化、自由基对线粒体不断损伤,使 ATP 产生减少,不能满足心肌代谢的需求。

3.血压的变化

由于老化使主动脉弹性储备作用降低,静息血压随增龄而升高,以收缩压明显,但到 80～90 岁后收缩压才稳定,60 岁后舒张压有下降趋势,因而老年人表现为收缩压升高和脉压增大。体内调节血压的因素很多,主动脉弓和颈动脉窦压力感受器调节的压力反射是最主要的瞬间调节反射。当血压降低时,压力感受器发放冲动减少,反射性地抑制迷走神经、兴奋交感神经,通过增加心率、收缩动静脉,使血压回升。老年人由于主动脉弓和颈动脉易发生动脉粥样硬化,其压力感受器的敏感性降低,对突然的体位变化,就失去即时的、精细的调节,使老年人容易发生体位性低血压。持久的血压调节则以肾脏为主,涉及肾素、血管紧张素、醛固酮、加压素、心钠素等多因素的调节系统。老年人肾素、血管紧张素、醛固酮活性降低,这可能是血管紧张素转换酶抑制剂对老年高血压疗效差的原因。

7.1.2　常见老年心血管系统疾病特点

7.1.2.1　老年性高血压

1.概念

高血压是以体循环动脉压增高为主要表现的临床综合征,是最常见的心血管疾病,可分为原发性及继发性两大类。在绝大多数患者中,高血压病的病因不明,称之为原发性高血压,占总高血压患者的 95%以上。

高血压是老年常见疾病之一,随着人均寿命的延长,老年人口日益增多,老年高血压患者也相应增多。美国 1950 年老年人口占总人口数的 8%,1985 年则上升到 12%。2004 年我国老龄人口占总人口数的 11%,老人高血压患者将近 5 000 多万。因此,老年高血压的防治及理论研究已成为医学界十分关注的问题。

目前,我国采用国际上统一的标准,即收缩压 ≥140 mmHg 和(或)舒张压 ≥90

mmHg 即可诊断为高血压。单纯收缩性高血压是指患者收缩压 > 160 mmHg,同时舒张压 < 90 mmHg。单纯收缩性高血压是老年高血压病常见类型之一,美国老年人收缩期高血压计划(SHEP)试验研究显示,单纯收缩期高血压在 60 ~ 69 岁人群占 6%;在 70 ~ 79 岁人群中占 11%;在 80 岁以上人群中占 18%。单纯收缩期高血压的发病率随着年龄呈曲线增加。

2.主要表现

原发性高血压通常起病缓慢,早期常无症状,可以多年自觉良好而偶于体格检查时发现血压升高,少数患者则在发生心、脑、肾等并发症后才被发现。高血压患者可有头痛、眩晕、气急、疲劳、心悸、耳鸣等症状,但并不一定与血压水平相关,且常在患者得知患有高血压后才注意到。体检时可听到主动脉瓣第二心音亢进,主动脉瓣区收缩期杂音或收缩早期喀喇音。长期持续高血压可有左心室肥厚并可闻及第四心音。高血压病初期只是在精神紧张、情绪波动后血压暂时升高,随后可恢复正常,以后血压升高逐渐趋于明显而持久,但一天之内白昼与夜间血压水平仍可有明显的差异。高血压病后期的临床表现常与心、脑、肾功能不全或器管并发症有关。

7.1.2.2 冠心病

1.概念

冠状动脉粥样硬化性心脏病指冠状动脉粥样硬化使血管腔阻塞,导致心肌缺血、缺氧而引起的心脏病,它和冠状动脉功能性改变(痉挛)一起,统称冠状动脉性心脏病,简称冠心病,亦称缺血性心脏病。人的冠状动脉分布如图 7-2 所示。

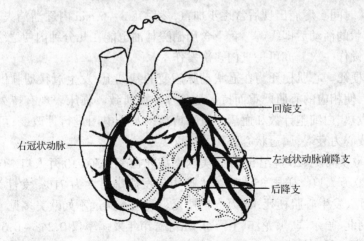

图 7-2　冠状动脉的分布

冠状动脉粥样硬化性心脏病是动脉粥样硬化导致器官病变的最常见类型。本病多发生在 40 岁以后,男性多于女性,脑力劳动者较多。在欧美国家本病极为常见,美国占人口死亡数的 1/3 ~ 1/2,占心脏病死亡数的 50% ~ 75%。在我国,本病不如欧美多见,约占心脏病死亡数的 10% ~ 20%,其中以北京、天津最高。但近年有增多的趋势。

冠心病分为:无症状型冠心病、心绞痛型冠心病、心肌梗死型冠心病、缺血性心肌病型冠心病、猝死型冠心病。

2.主要表现

1)心绞痛 心绞痛是冠状动脉供血不足,心肌急剧的、暂时的缺血与缺氧所引起的临床综合征。其特点为阵发性的前胸压榨性疼痛感觉,主要位于胸骨后部,可放射至心前区和左上肢,常发生于劳动或情绪激动时,持续数分钟,休息或用硝酸酯剂后消失。

心绞痛以发作性胸痛为主要临床表现,疼痛的特点如下。

(1)部位。主要在胸骨体上段或中段之后可波及心前区,有手掌大小范围,甚至横贯前胸,界限不很清楚。常放射至左肩、左臂内侧达无名指和小指,或至颈、咽或下颌部。

(2)性质。胸痛常为压迫、发闷或紧缩性,也可有烧灼感,但不尖锐,不像针刺或刀扎样痛,偶伴濒死的恐惧感觉。发作时,患者往往不自觉地停止原来的活动,直至症状缓解。

(3)诱因。发作常由体力劳动或情绪激动(如愤怒、焦急、过度兴奋等)所激发,饱食、寒冷、吸烟、心动过速、休克等亦可诱发。疼痛发生于劳动或激动的当时,而不是在一天劳累之后。典型的心绞痛常在相似的条件下发生,但有时同样的劳动只在早晨而不是在下午引起的心绞痛,提示与晨间痛阈较低有关。

(4)持续时间。疼痛出现后常逐步加重,然后在 $3 \sim 5$ min 内逐渐消失,一般停止原来诱发症状的活动后即缓解。舌下含用硝酸甘油也能在几分钟内使之缓解。可数天或数星期发作一次。亦可一日内多次发作。

2)心肌梗死 心肌梗死为在冠状动脉病变的基础上,发生冠状动脉供血由急剧减少或中断,使相应的心肌严重而持久地急性缺血所致。临床表现有持久的胸骨后剧烈疼痛、发热、白细胞计数和血清心肌酶增高以及心电图进行性改变;可发生心律失常、休克或心力衰竭,属冠状心脏病的严重类型。

本病在欧美常见,20 世纪 50 年代美国本病死亡率 $>300/10$ 万人口,70 年代以后降到 $<200/10$ 万人口。美国 $35 \sim 84$ 岁人群中年发病率男性为 71%,女性为 22%;每年约有 80 万人发生心肌梗死,45 万人再梗死。我国本病远不如欧美多见,20 世纪 80 年代北京、河北、哈尔滨、黑龙江、上海、广州等省市年发病率仅 $0.2\% \sim 0.6\%$,其中以华北地区最高。其症状有:

(1)疼痛。是最先出现的症状,多发生于清晨,疼痛部位和性质与心绞痛相同,但多无诱因,且常发生于安静时,程度较重,持续时间较长,可达数小时或数天,休息和含硝酸甘油片多不能缓解。患者常烦躁不安、出汗、恐惧,或有濒死感。少数患者无疼痛,一开始即表现为休克或急性心力衰竭。部分患者疼痛位于上腹部,被误认为胃穿孔、急性胰腺炎等急腹症;部分患者疼痛放射至下颌、颈部、背部上方,被误为骨关节痛。

(2)全身症状。有发热、心动过速、白细胞增高和血沉增快等,由坏死物质吸收所引起。一般疼痛发生后 24～48 h 出现,程度与梗死范围呈正相关,体温一般在 38℃,持续约一周。

(3)胃肠道症状。疼痛剧烈时常伴有频繁的恶心、呕吐和上腹胀痛,与迷走神经受坏死心肌刺激和心排血量降低组织灌注不足等有关。肠胀气亦不少见。重症者可发生呃逆。

(4)心律失常。见于 75%～95% 的患者,多发生在起病 1～2 周内,而以 24 h 内最多见,可伴有乏力、头晕、昏厥等症状。各种心律失常中室性期前收缩最多见,如室性期前收缩频发(每分钟 5 次以上),成对出现或呈短阵室性心动过速,多源性或落在前一心搏的易损期时(R 在 T 波上),常为室颤动的先兆。房室传导阻滞和束支传导阻滞也较多见。前壁心肌梗死如一生房室传导阻滞表明梗死范围广泛,情况严重。

(5)低血压和休克。疼痛期中血压下降常见,未必是休克。如疼痛缓解而收缩压仍低于 80 mmHg,有烦躁不安,面色苍白,皮肤湿冷,脉细而快,大汗淋漓,尿量减少(＜20 mm/h),神志迟钝,甚至昏厥者,则为休克表现。休克多在起病后数小时到 1 周内发生,见于约 20% 的患者,主要是心源性,为心肌广泛(40% 以上)坏死,心排血量急剧下降所致,神经反射引起的周围血管扩张属次要,有些患者尚有血容量不足的因素参与。

(6)心力衰竭。主要是急性左心衰竭,可在起病最初几天内发生,或在疼痛、休克好转阶段出现,为梗死后心脏舒缩力显著减弱或不协调所致,发生率约为 32%～48%。出现呼吸困难、咳嗽、发绀、烦躁等症状,严重者可发生肺水肿,随后可发生颈静脉怒张、肝大、水肿等左心衰竭表现。右心室心肌梗死者可一开始即出现右心衰竭表现,位血压下降。

7.1.2.3 心力衰竭

1.概念

心力衰竭是指由于心脏疾病导致心功能不全的一种综合征,绝大多数情况下是指心肌心缩力下降使心排血量不能满足机体代谢的需要,器官、组织血液灌注不足,同时出现肺循环和(或)体循环淤血的表现。很少数情况下心肌收缩力尚可使心排血量维持正常,但由于异常增高的左心精通充盈压,使肺静脉回流受阻,而导致淤血,后者常见于冠心病和高血压心脏病心功能不全的早期或原发性肥厚型心肌病,称之为舒张性心力衰竭。心力衰竭时通常伴有肺循环水肿的早期和(或)体循环的被动性充盈故又称之为充血性心力衰竭。

2.主要表现

1)左心衰竭 左心衰竭的病理生理基础是以肺循环淤血为主,因肺循环淤血,肺循环压升高,肺活量减低,肺弹性减迟,肺顺应性降低,且肺淤血也阻碍毛细血管的气体交换,从而产生一系列临床症状和体征。

(1)疲劳和乏力可出现在心力衰竭的早期。平时即感四肢乏力,活动后进一步加剧。

(2)呼吸困难是患者自觉症状,也是呼吸费力和呼吸短促征象的综合表现。患者呼吸困难严重时表现为胸闷、气促。辅助呼吸肌参与呼吸动作以及鼻翼扇动等。分为劳力性呼吸困难和夜间阵发性呼吸困难。①劳力性呼吸困难,是左心衰竭患者的早期症状之一。患者于休息情况下并不出现呼吸困难。在从事一定的体力劳动负荷,如运动、走路或上楼梯时,即觉呼吸困难。随着病情的变化和加重,即使从事非常轻的体力活动时也可出现气短、呼吸费力,甚至发展到休息时也常常感到呼吸困难。②夜间阵发性呼吸困难,是左心衰竭的典型表现。患者在白天从事一般活动时尚无呼吸困难的表现,夜间入睡时也能取平卧位,但睡眠中突然呼吸困难而惊醒,必须坐起后片刻,症状方逐渐缓解。严重者呼吸困难、气喘明显,并有哮鸣音,咳嗽反复不止,咳出带血黏液样痰或泡沫痰,必须端坐较长时间后,气喘方可渐渐消退。

(3)端坐呼吸。端坐呼吸是左心衰竭较有特征性的表现,轻者仅需增加 $1 \sim 2$ 个枕头即可使呼吸困难缓解,严重时患者呈半卧位或坐位才能避免呼吸困难,最严重的患者需要坐在床边或椅子上,两足下垂,上身前倾,双手紧握床沿或椅边,借以辅助呼吸,减轻症状。这是端坐呼吸的典型体位。端坐呼吸提示患者心力衰竭程度较重。

(4)咳嗽、咳痰及声音嘶哑。心力衰竭时肺淤血,气管及支气管黏膜亦淤血水肿,呼吸道分泌物增多,可引起反射性咳嗽、咳痰增多,有时可于心力衰竭发作前成为主要症状。咳嗽多在劳累或夜间平卧时加重,干咳或伴泡沫痰。

(5)咯血。心力衰竭时,肺静脉压力升高时可传递到支气管黏膜下静脉而使其扩张,当黏膜扩张的静脉破裂时便可引起咳血;淤血的肺毛细血管破裂时也可引起咯血。咯血量多少不定、呈鲜红色。

(6)夜尿增多。夜尿增多是心力衰竭的一种常见和早期的症状。正常人夜尿与白昼尿的比例是 1:3,白天尿量多于夜间。心力衰竭患者的夜尿增多,夜尿与白昼尿的比例倒置为 $(2 \sim 3):1$。

(7)胸痛。有些病人可产生类似心绞痛样胸痛,原发性扩张型心肌病患者,约一半病人可发生胸痛,这可能与扩张和肥厚的心脏心内膜下缺血有关。

(8)中枢神经系统症状。可表现有失眠、焦虑、恶梦,重者有幻觉、谵妄,后者伴时间、地点、人物的定向力障碍,进一步发展为反应迟钝、昏迷。若单独由心力衰竭引起,常提示疾病的终末期。

2)右心衰竭　右心衰竭主要表现为体循环压增高和淤血,从而导致各脏器功能障碍和异常,体征明显,症状相对较少。右心衰竭的症状主要是胃肠道、肾脏、肝脏等淤血引起的症状。胃肠道淤血可导致食欲不振、厌油、恶心、呕吐、腹胀、便秘及上腹胀痛等。疼痛常呈钝痛或伴沉重感,可因上腹或肝脏触诊而加重。通常慢性淤血不引起疼痛.而慢性淤血急性加重时,病人可产生明显上腹胀痛。恶心、呕吐、厌油需注意与心脏用药如洋地黄、奎尼丁、胺碘酮等引起的副作用鉴别。肝脏淤血肿大及肝包膜发胀刺激内脏神经引起疼痛。早期主要感觉右上腹饱胀不适或沉重感,随着慢性淤血加剧,渐感肝区隐痛不适。若为急性肝肿胀或慢性淤血急性加重时,肝区疼痛明显,有时可呈剧痛而误诊为急腹症,如急性肝炎、胆囊炎等。深吸气、劳累、紧束腰带及肝脏触诊等可加重疼痛。若右心衰竭是继发于左心衰竭时,因右心衰竭后,右心室排血量减少,肺淤血减轻,反可使左心衰竭的呼吸困难减轻。但若右心室衰竭因心排出量明显降低而恶化时(可以看作是心力衰竭的终末期表现或继发性肺动脉高压),呼吸困难反会变得很严重。少数较严重的右心室衰竭病人,因脑循环淤血、缺氧或利尿剂的应用诱发水电解质平衡失调等,也可出现中枢神经系统症状,如头痛、头晕、乏力、烦躁不安、嗜睡、谵妄等。

7.1.2.4 心律失常

1.概念

在正常情况下,心脏的搏动起源于窦房结,窦房结以一定的频率范围发出规律的激动,并通过一定顺序将激动传布于心房和心室。无论心脏搏动的频率、节律、起源部位、传导速度或激动的次序发生异常,均称为心律失常。以往,心律失常有时被称为"心律不齐"或"心律紊乱",然而有很多心律失常的心跳节律是整齐的,甚至比窦性心律更为规则,如室上性心动过速、房扑等,有些心律失常的心率可以在正常范围,如加速性交界性或室性心律。此外,在Ⅰ度房室传导阻滞、束支阻滞等病人中,心脏体征可以完全正常。因此,用心律不齐或心律紊乱取代心律失常是不正确的。心律失常按临床表现分类,则可分为快速性心律失常(包括窦性心动过速、期前收缩、室上性和室性心动过速、扑动和颤动)及缓慢性心律失常(包括窦性心动过缓、窦性停搏和逸搏心律、传导阻滞)两类。

按心律失常的发生原理分类,可区分为激动形成和激动传导异常两大类。

2.症状

心律失常最重要的主诉症状是心悸、眩晕、黑蒙、晕厥以及胸闷、胸痛和呼吸困难。

1)心悸 心律失常最常见的症状是心悸,常见于窦性心动过速、室上性和室性心动过速、期前收缩、心房扑动或颤动以及窦性心动过缓或Ⅱ度以上房室传导阻滞等。窦性心动过速、阵发性室上性心动过速和室性心动过速发作时,病人的心悸主要是由于快速心跳,此时心搏的节律是规则的。各种期前收缩及心房颤动时因为心动周期不规则,心脏有间歇的长时间停顿,病人有心脏停跳的感觉。此外,室性期前收缩较长代偿间期之后的心搏,由于心室充盈明显增加,心搏强而有力,患者可有心跳特别强的心悸感。窦性心动过缓、Ⅱ度以上房室传导阻滞等缓慢性心律失常发生时,心率缓慢,心室舒张期延长,心室充盈度增加,心搏较强,病人可有心跳过重的心悸感。

2)黑蒙与晕厥 晕厥指突然而暂时性的意识丧失或障碍,可由于心脏、血管等因素或代谢、神经精神异常等所致。由于心排血量急剧减少或暂停、致使脑缺血、缺氧而突然发生的短暂意识丧失,称心源性晕厥。心律失常所致晕厥可发生心动过速或心动过缓,临床以心动过缓多见。一般认为,在清醒状态下心脏暂停供血3 s以上可发生眩晕、黑蒙。大于5 s可发生昏厥,超过10 s则发生抽搐及阿-斯综合征。此外,短阵室颤、室扑导致心跳骤停也是发生晕厥的原因。

7.1.2.5 外周动脉疾病

1.概念

闭塞性动脉硬化是动脉粥样硬化病变累及周围动脉并引起慢性闭塞的一种疾病。多见于腹主功脉下端的大、小型动脉。由于动脉粥样斑块及其内部出血或斑块破裂,导致继发性血栓形成而逐渐产生管腔狭窄或闭塞,导致患肢缺血等临床表现。本病多见于老年人,发病年龄多在50~70岁之间,尤以70岁以上多发。男性多于女性。患者中20%伴有糖尿病,糖尿病患者发生本病者比无糖尿病患者高11倍,且发病年龄更早,更易影响较小口径和较远侧部位的动脉。约35%患者伴有高血压。

2.症状

最典型的症状为间歇性跛行(Intermittent Elaudieation)。这是因肢体运动诱发的肢体局部疼痛、紧束、麻木或肌肉无力感,肢体停止运动后,症状即可缓解,重复相同负荷的运动则症状可重复出现,休息后又可缓解。如疼痛出现于臀部、股部提示狭窄病变在髂动脉。临床上最多见的是股动脉狭窄所致的腓肠肌性间歇性跛行。病情进一步发展,动脉严重狭窄以致闭塞时,肢体在静息状态下也可出现疼痛等症状,称为静息痛。多见于夜间肢体处于平放状态时,可能与丧失了重力性血液灌注作用有关,若将肢体下垂可使症状减轻,更严重时肢体下垂也不能缓解症状,患者丧失行走能力,并可出现缺血性溃疡。

7.2 心血管系统疾病老人护理要点

7.2.1 护理评估

7.2.1.1 健康史

1.既往史

通过询问了解老人既往有无冠心病、高血压病、高脂血症、糖尿病、慢性肾脏疾病、肿瘤等病史,了解有无胸闷、胸痛、心前区不适、头晕、头昏等症状,有无心血管系统住院史、手术史等。

2.用药史

通过询问了解老人是否服用抗高血压药、扩血管药、调血脂药、抗心律失常药、抗心力衰竭药、镇静安定剂、抗凝剂等。

3.家族史

通过询问了解家族中有无高血压病、高血脂、冠心病、糖尿病、晕厥、心肌梗塞等。

7.2.1.2 身体评估

(1)检查老人有无被动体位,生命体征的测量是否异常,如脉搏、心跳、呼吸等。

（2）检查老人有无感到空气不足、呼吸费力，有无呼吸困难、气促等症状。可以进行观察老人是否有鼻翼煽动、张口耸肩。

（3）检查老人全身皮肤状况，有无水肿或破损。用手指轻压皮肤是否有凹陷。

（4）检查老人是否有咳嗽、咳痰或咯血。

（5）检查老人的指甲、口唇和耳垂是否有紫绀现象。

（6）检查老人四肢有无局部疼痛、紧束、麻木或肌肉无力感，停止运动后症状缓解等间歇性跛行的症状。

7.2.1.3　诊断学检查

1.标准 12 导联心电图（ECG）

ECG 可以分析与鉴别各种心律失常，也可以反映心肌受损的程度，发展过程和心房、心室的功能结构情况。检查有无房室肥大、冠状动脉供血不足、心肌梗死、心律失常等。

2.动态心电图（Holter）

Holter 能够发现常规 ECG 不易发现的心律失常和心肌缺血。

3.心电向量图（VCG）

VCG 可以分析与鉴别各心室肥厚、束支传导阻滞、冠状动脉供血不全、心肌梗塞。

4.心脏彩超（UCE）

UCE 用以检查心脏的结构和功能是否异常。

5.运动平板实验

本实验协助早期轻型冠心病及隐匿性冠心病的诊断，判别胸痛性质是否为心绞痛。

6.动态血压测量（ABPM）

ABPM 用以检查血压是否正常。

7.冠脉造影（CAG）

CAG 用以检查冠状动脉粥样硬化引起的血管狭窄或阻塞情况。

7.2.2　常见的护理问题

（1）睡眠紊乱。

（2）语言沟通障碍。

（3）自理缺陷。

（4）清理呼吸道低效。

（5）便秘。

（6）营养不足。

（7）有废用综合征的危险。

（8）活动无耐力。

（9）焦虑。

(10)恐惧。

(11)疼痛。

(12)感染的危险。

(13)活动受限。

(14)有外伤的危险。

【相关链接】全国高血压病防治日

10月8日是全国高血压病防治日。据专家介绍,健康的生活方式、有效药物预防和治疗高血压尤为重要。关键要抓住四个方面:调节血脂、预防血栓在心脑血管内形成、抗动脉硬化、用药物保护微血管的完整性。同时,要建立心脏卫生的"四大基石":即有益于健康的饮食习惯、不受烟草侵害的生活方式、规律的体育运动、良好的心理社会环境。老年人除应改变饮食习惯以外,还应坚持适量运动和体力活动,如散步、骑车、慢跑等。这既可减肥降脂,又有降压作用,但运动方式和运动量必须因人而异、循序渐进。

7.2.3 护理目标

(1)老人主诉已得到充足的睡眠,表现出睡眠后精力充沛。

(2)老人能安全地进行自理活动,卧床期间生活能够得到满足。

(3)老人能掌握有效咳痰的方法,紫绀、呼吸困难等表现减轻。

(4)老人主诉便秘症状减轻或消失,建立了定时排便的习惯。

(5)老人能摄入足够的营养素,营养状况有所改善。

(6)老人恢复最佳活动功能,身体活动能力增强。

(7)老人能运用应对焦虑恐惧的有效方法,生理和心理的舒适感增加。

(8)老人患病期间没有发生肺部感染、跌倒等。

7.2.4 护理措施

7.2.4.1 合理安排日常生活

安排有助于睡眠和休息的环境,保持安静的睡眠环境,避免大声喧哗;在病人睡眠时间关闭门窗,拉上窗帘,夜间睡觉时使用地灯;保持病室温度舒适,盖被适宜;尽量满足老人以前的睡眠习惯和睡眠方式;有计划地安排护理活动,尽量减少对老人睡眠的干扰;睡前减少活动量,避免喝浓茶或咖啡,睡前泡脚或洗热水澡;指导老人使用放松技术,如缓慢地深呼吸,全身肌肉放松等;遵医嘱使用镇静剂。

7.2.4.2 锻炼自我照护能力

指导和鼓励老人最大限度地完成自理活动;床旁备呼叫器,常用物品放在老人容易拿到的地方;协助洗漱、更衣、床上擦浴;及时提供便器,协助做好便后清洁工作;保证食物的温度、软硬度适合老人的咀嚼和吞咽能力。

7.2.4.3 促进排痰

嘱老人做深呼吸运动,同时协助老人翻身或行胸背部的叩击,促进痰液的排出;取半坐卧位,有利于痰液咳出,减轻呼吸困难的症状。

7.2.4.4 饮食照护

饮食中增加纤维素含量,补充足够的水分,给予足够的优质蛋白、低脂肪、低糖、低盐、高维生素和适量的含钙、铁的食物。

7.2.4.5 心理护理

理解老人,耐心倾听老人的诉说,对老人提出的问题要给予明确的回答,建立良好的护患关系;帮助老人总结以往挫折的经验,探讨正确的应对方法;对老人的合作和进步给予肯定和鼓励;家庭成员参与,共同努力缓解老人的恐惧焦虑心理,如陪伴、转移注意力的交谈,适当地按摩等;鼓励老人参加一些可增加舒适和松弛的活动。

7.2.4.6 安全照护

保持病室周围环境光线充足、宽敞、无障碍物。老人离床活动、上厕所或外出时应有人陪伴,并给予搀扶。对长期卧床老人,嘱其缓慢改变姿势,避免突然改变体位;给老人加床栏,防止坠床。为老人备好辅助用具,如手杖、助听器等,并指导老人正确使用。

7.2.5 健康教育

7.2.5.1 正确服用药物

对使用降压药物的老人,要注意提醒其直立、起床时动作要缓慢,避免直立性低血压。指导老人注意药物矛盾反应,如用硝苯地平治疗心绞痛反而加重心绞痛,甚至诱发心律失常,一旦出现不良反应时及时停药、就诊。指导老人不随意购买及服用药物,要在医生的指导下服用。注意服药"三忌":一忌大量服药,二忌突然停药,三忌临睡前服药。对家属进行有关安全用药知识教育,使他们学会正确协助和督促老人用药,防止发生用药不当造成的意外。

7.2.5.2 保证适当运动

老年人要选择合适的活动,锻炼要求有足够又安全的活动强度,应根据个人的能力以及身体状况来选择,如果在运动中出现严重的胸闷、气喘、心绞痛或心率减慢、心律失常等应立即停止运动,并及时就医。运动要循序渐进,持之以恒。

7.2.5.3 合理平衡饮食

根据老人的生理特点,少吃多餐的饮食习惯较为适合,要避免暴饮暴食或过饥过饱,禁止吸烟。选用富含纤维素的蔬菜类,要少食产生热量过多的食物,如动物脂肪、大米、面及糖等。多吃碱性食物,宜吃植物油,如豆油、菜子油、花生油、麻油等。

7.2.5.4 保持乐观情绪和良好的心态

忌暴怒、惊恐、过度思虑以及过喜过悲,少看有刺激性的影视片,少参加有刺激性的活动,精神紧张、情绪波动都会诱发心绞痛。

7.2.5.5 养成有规律的生活习惯

嘱老人要起居正常。顺四时适寒暑,早睡早起,寒冷季节注意保暖,减少户外活动,寒冷刺激会使血管收缩,增加心脏负担,减少心肌供血而产生疼痛。

7.2.5.6 自我照护

患了高血压的老人,除了日常的药物治疗外,自己还可以进行积极的调治,安排一些有益于身心健康、消除紧张因素、保持血压稳定的活动,如:种花草、养鸟养鱼、听音乐、学书法、绘画、钓鱼等;晚上临睡前用温水泡脚并进行自我按摩。

【思考与练习】

1. 简述老年人心血管系统疾病的预防措施。

2. 如何对患有心血管疾病的老年人进行健康教育。

3. 患者男,65岁。1周前因劳累而发生胸骨后闷痛,经休息约 10 min 缓解,近 2 天发作次数频繁,稍有劳累即可诱发,含服硝酸甘油 5 min 内可缓解,入院当天早晨又发作,疼痛部位、性质同前,服用硝酸甘油无明显效果,持续约 20 min 才缓解。既往无类似情况发生。体格检查:体温 36 ℃,脉搏 90 次/min,呼吸 24 次/min,血压 120/90 mmHg。痛苦表情,神情,自动体位,双肺无异常。心音纯,心律规整,心率 90 次/min。腹软,肝脾未触及,四肢与脊柱无异常。

问题:

1. 请问该患者可能存在哪些健康问题?

2. 请为该患者制定护理计划。

8

消化系统疾病老人的健康照护

消化系统由消化管和消化腺两部分组成,其主要功能是对食物进行消化和吸收,为机体新陈代谢提供物质和能量来源。食物在消化管内被分解成结构简单、可被吸收的小分子物质的过程称为消化,这种小分子物质透过消化管黏膜上皮细胞进入血液和淋巴液的过程就是吸收。对于未被吸收的残渣部分,消化道则通过大肠以粪便形式排出体外。

随着年龄的增长,老年人的消化道结构发生了一系列的退行性改变,功能亦受到一定的影响,从而导致一系列的消化道问题甚至是疾病。老年人患消化系统疾病的死亡率远低于其他系统的疾病,但老年人群中慢性胆囊炎、消化道肿瘤的发病率较高。此外,不良的饮食习惯、营养不良、缺乏正确的服药知识、情绪低落、活动减少等因素都会影响老年人消化系统的健康,即使没有器质性疾病的情况下,也可能出现消化不良、打嗝、便秘、腹泻、恶心、呕吐、厌食、胃肠道胀气、体重增加与减轻的症状或现象。

8.1 消化系统常见疾病概述

8.1.1 老年人消化系统变化

人的消化系统如图 8-1 所示。

8.1.1.1 口腔

1.牙齿及牙周组织

随着年龄的增长,牙齿釉质和牙本质逐渐磨损,牙龈萎缩使牙根暴露,牙釉质变薄使牙本质神经末梢外露,对冷、热、酸、辣等刺激敏感,容易引起酸痛;牙髓的暴露易导致疼痛。牙髓血管内膜变厚,管腔变窄,牙髓供血减少,使牙齿容易折裂。唾液腺

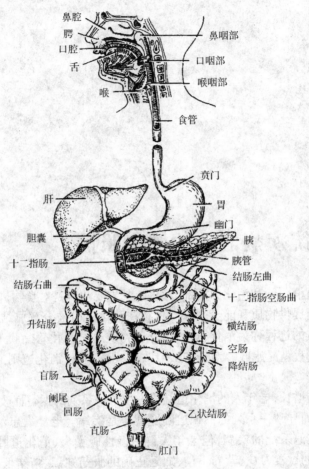

鼻腔
腭
口腔
舌
喉
鼻咽部
口咽部
喉咽部
食管
贲门
肝
胃
胆囊
幽门
胰
十二指肠
胰管
结肠右曲
结肠左曲
十二指肠空肠曲
升结肠
横结肠
空肠
降结肠
盲肠
阑尾
回肠
乙状结肠
直肠
肛门

图 8-1　消化系统模式图

分泌减少、夜间食用甜食、食物嵌塞、不恰当的刷牙及剔牙习惯促使龋齿及牙周炎的发生,牙槽骨萎缩,牙齿部分或全部脱落,牙列变松,而牙齿的脱落又会加速牙槽骨萎缩。

2.唾液腺

老年人的唾液腺分泌减少,而处于病理状态或使用某些药物进一步减少了唾液的分泌,既影响了口腔的自洁作用和对淀粉的消化功能,又使牙齿失去唾液的滋润、冲洗和营养作用;黏膜萎缩易于角化,易导致口干和说话不畅。

3.口腔黏膜

黏膜上皮萎缩、表面过度角化而增厚,有害物质如过冷、过烫、酸、咸等食物、药物等更容易伤害到口腔黏膜,易引起慢性炎症,可引起口腔黏膜疼痛,产生溃疡。

4.其他

如味觉的改变(见第五章感官系统疾病老人的健康照护)。上述改变易产生口腔干燥症、口腔溃疡、口腔黏膜白斑病等。

8.1.1.2 消化道运动

老年人的口腔、食管、胃、小肠和大肠等方面的运动功能均有不同程度的改变。主要表现在牙齿部分或全部脱落,肌肉及骨骼的结构和功能也逐渐退化,导致咀嚼功能减退,吞咽功能欠佳,食物不易嚼烂。因此,老年人在食物选择上受到限制,只能进软食、精食,结果容易造成消化不良、便秘乃至相应营养素缺乏。另外,老年人食管、胃的蠕动及输送食物的功能均减弱,胃张力、排空速度亦减弱,小肠、大肠均萎缩,肌层变薄,收缩力降低,蠕动减退,直肠对内容物压力的感觉亦减退。上述胃肠运动的变化,均会导致老年人消化功能减退、便秘等。因平滑肌退化、弹性降低,导致胃肠道张力低下容易造成胃肠扩张、内脏下垂和憩室形成,进一步影响胃肠功能,极易引起消化系统疾病的发生。

8.1.1.3 消化腺分泌

老年人分泌机能的改变主要表现在胃酸、胃蛋白酶、胰淀粉酶、胰脂肪酶等的分泌量减少,其活性亦减低,从而导致老年人对食物的化学性消化机能减退,进而亦影响到吸收机能。另外,老年人还因动脉硬化性血管阻塞性病变而影响消化器官的供血而进一步导致消化器官功能的降低,影响维生素 A、D、Bl、B12、糖、脂肪、叶酸、胡萝卜素、铁、钙的吸收。有一点必须强调的是,虽然老年人分泌机能较青年人差,但对碳水化合物、脂肪的消化一般不受影响。

8.1.1.4 胃肠道黏膜

老年人胃肠道黏膜常有黏膜变薄、分泌减少、吸收功能减弱等改变,机体免疫功能下降,也会使胃肠道黏膜上皮细胞生化、恶变发生率上升。胃酸的分泌减少,对杀灭进入胃内的细菌作用亦减退,胃黏膜上皮细胞分泌黏液减少,使胃黏膜容易受到机械损伤、自身消化、细菌侵袭等伤害,导致慢性胃炎、消化道溃疡的发病率上升。造成老年人吸收功能减退的原因,除胃酸及各种消化酶的分泌减少外,与肠壁供血欠佳(老年人常有肠道血管粥样硬化或心脏疾患,使血流灌注不足,使有效吸收面积减少)以及肠壁黏膜萎缩、小肠上皮细胞数量减少等因素有关。大肠黏液分泌减少,对水分的吸收功能减弱,易产生便秘。心、脑、肺等疾病都可影响胃肠功能,出现不同程度的胃肠道症状,有的还并发应激性消化性溃疡或胃肠黏膜弥漫性出血。因老年人服药机会多,品种杂,易引起医源性消化道黏膜损伤。

8.1.1.5 肝脏

老年人肝脏明显缩小,肝细胞数量减少,纤维组织增多,肝血流速度也随增龄而下降,50岁后,每年下降 0.3%~1.5%,同时细胞组织学改变明显,尤其细胞核的变化更为显著。肝脏合成蛋白质功能下降,虽然血清总蛋白无异常,但白蛋白有下降趋势。肝细胞内各种酶的活性降低,对内、外毒素的解毒功能降低,易引起药物不良反应造成肝损伤,对胆汁的分泌、排泄功能也减弱。由于肝功能的减退,可出现胆汁淤滞或药物性肝炎等,还可直接或间接地导致全身各脏器受损。老年人保持胆固醇稳定和胆固醇吸收的机制逐渐失效,胆结石的发病率上升,在 55～65 岁的男性大约 10% 有胆结石,女性约 20% 有胆结石,而到 71～80 岁时约为 40%。

8.1.2 常见老年人消化系统疾病特点

消化系统的常见疾病有牙列缺损及缺失、口腔黏膜干燥症、口腔炎、舌炎、牙周组织病、口腔癌、食道裂孔疝、上消化道出血、食管癌、消化性溃疡、慢性胃炎、胰腺炎、胆囊炎、胆石症、胃癌、肝癌、急性阑尾炎、结肠憩室病、结肠息肉病、结肠癌、直肠癌、便秘等。

8.1.2.1 牙列缺损及缺失

1.概述

牙齿的部分丧失称为牙列缺损,全口牙缺失称为牙列缺失。

2.表现

上下颌间距缩短,系因缺牙形成的间隙,尤其是上下颌交叉缺牙所致。颞颌关节功能紊乱、面部左右不对称,系牙列缺损长期得不到修复,进而养成单侧咀嚼习惯所致。食物残渣遗留于牙缝,牙槽易引发局部病灶。全口牙齿缺失可致颌面部呈现老年人综合征:①面部下 1/3 部位缩短,与整个面形不对称;②面部肌肉松弛,皮肤出现明显皱纹;③发音不清;④咀嚼无力,影响营养状况。

【相关知识】全国"爱牙日"

1989 年由卫生部、国家教委等 9 个部委联合签署,确定每年 9 月 20 日为全国"爱牙日"。其宗旨是通过"爱牙日"活动,广泛动员全社会的力量。在群众中进行牙病防治知识的普及教育,增强口腔健康观念和自我保健意识教育,养成口腔保健习惯,从而提高全民族的口腔保健水平。

8.1.2.2 口腔黏膜干燥症

1.概述

因唾液腺的分泌减少而造成口腔黏膜干燥。

2.表现

老人因唾液分泌减少可出现口干、说话不畅,对口腔的自洁功能亦降低,吞咽食物变得困难。

8.1.2.3 口腔炎

1.概述

口腔炎即口腔中的黏膜出现炎症,口角出现溃烂、破裂和痂皮称为口角炎。口腔炎最常见的是口腔溃疡,多是由于过度疲劳、精神紧张、营养不良、口腔不洁、免疫功能低下而导致细菌感染所致。老人常因缺乏维生素 B 族、口角的口水和食物的残渣引发细菌感染而引起口角炎。

2.表现

口腔黏膜出现红肿、起水泡、溃烂等现象,局部灼痛,流口水,常伴口臭、口干、尿黄、大便干结等表现,吃咸、辣等刺激性食物时加重。常反复发作。

8.1.2.4 牙周组织病

1.概述

牙周组织病简称为"牙周病",是人类常见的疾病之一,发病率很高。由于这种病是一种慢性发展的疾患,多数病员没有什么自觉症状,所以人们也常常不太注意它,甚至有些口腔科医生也忽视了给病人作及时的治疗。牙周病一般是泛指发生于牙周组织的各种病变,包括牙龈炎、牙龈增生和牙周炎几类疾病,主要包括牙根周围的牙槽骨、牙周膜和牙齿三部分的病变。牙龈炎是指一组发生于牙龈组织而不侵犯其他牙周组织的疾病;牙龈增生是指某些由于局部刺激以外的因素引起的牙龈非炎症性增生;牙周炎是侵犯牙龈和牙周支持组织的慢性炎症性疾病。

【相关知识】引起牙周病的因素

造成牙周病的因素有外源性和内源性两种。外源性因素(局部性促进因子),主要有口腔卫生不良、牙石、食物嵌塞、创伤性牙合、医源性因素、吸烟等;内源性因素(全身促进因子),主要有内分泌功能不良、代谢紊乱、免疫缺陷、慢性消耗性疾病、营养不良、遗传因素等,使宿主抵抗力减弱,导致牙周组织对细菌损害易感,从而容易发生牙周病。总之,牙菌斑是牙周病的主要因素,在局部和全身因素的介入下,相辅相成,导致牙周病的发生。

2.表现

其主要表现为牙周袋形成和袋壁的炎症、牙槽骨吸收、牙龈萎缩,牙周病发展到晚期就逐渐使牙齿松动,以至于脱落。因此,牙周病是丧失牙齿、破坏咀嚼器官的主要原因,老年人牙齿丧失大多由牙周病所致。

8.1.2.5 口腔癌

1.概述

口腔癌是10种最常见的癌症之一。口腔癌是指发生在口腔的唇颊、腭、舌、口底、牙龈黏膜、上下颌骨的恶性肿瘤。其发病率随年龄增长而增高,据统计,口腔癌的好发年龄为50~70岁,以男性多见。所以,中、老年人预防口腔癌显得特别重要。科学家已证实吸烟与口腔癌的发生成正比;此外,嚼槟榔、饮酒、营养不良、环境中的光辐射和核辐射、口腔中的局部刺激如尖锐的牙尖、不良修复体等,都被认为是诱发口腔癌的因素。

2.表现

1)癌前疾病 癌前疾病是指在某种因素的作用下可发生癌变的独立疾病。与口腔癌有关的癌前疾病主要包括以下几种。①口腔黏膜白斑是公认的癌前疾病,可表现为平伏的白色病损,或呈皱纹纸样,颗粒状,甚至发生溃烂。好发于颊,唇黏膜。口腔黏膜白斑的癌变率超过 5%。②口腔黏膜红斑在近年来已被视为比白斑癌变率更高的疾病,虽然红斑的发生率远低于白斑,但其危险性却不容忽视,癌变率高达90%。舌、口底和咽侧被认为是红斑的高度危险区。③扁平苔癣为一种常见的口腔黏膜病,其癌变率在 1%左右,以糜烂型、萎缩型和斑块型较易恶变,部位以颊黏膜为最常见。④口腔黏膜下纤维性病变,被认为与咀嚼槟榔有关,有 1/3 患者最终可发展成癌。主要表现为进食灼痛、口干、口腔黏膜萎缩等。常见于两侧颊黏膜及唇、舌等部位。

2)早期口腔癌　主要有以下表现:①口腔颌面部出现新生物,表面颗粒状,菜化样或早期出现溃烂、疼痛等症状;②舌、颊等部位出现不明原因的疼痛,麻木;③牙齿不明原因的疼痛,迅速松动、脱落等;④口腔或颜面部的溃疡两周仍不愈合者;⑤不能解释的口腔黏膜白色或红色的斑块及侵润块。

提高人们对口腔癌警告标志的认识,可以有效进行预防。口腔癌的警告标志包括:口腔内溃疡 2 周以上尚未愈合;口腔黏膜有白色、红色和发暗的斑;口腔与颈部有不正常的肿胀和淋巴结肿大;口腔反复出血,出血原因不明;面部、咽部和颈部都有不明原因的麻木和疼痛等。

8.1.2.6 反流性食管炎

1.概述

反流性食管炎是指胃、十二指肠内容物反流至食管内而引起的食管黏膜发生的消化性炎症。发病率随着年龄的增长而增高,40 岁以上者达到 75%。本病主要是由于各种原因引起的食道—胃接连区高压带的抗反流功能失调,或由于局部机械性抗反流机制障碍。不能阻止胃、十二指肠内容物反流到食管,以致胃酸、胃蛋白酶、胆盐和胰酶等物质损伤了食道黏膜,引起炎症、糜烂、溃疡或狭窄。本病常与慢性胃炎、消化性溃疡或食道孔癌等病并存,也可单独存在。

2.表现

本病初期,食管黏膜呈不同程度的充血和水肿,进而可出现黏膜糜烂和溃疡,并伴黏液性或血性渗出。后期逐渐有纤维组织增生而形成瘢痕狭窄。

本病主要症状为胸骨后烧灼痛。反流严重者,在躯干前屈或晚上卧床时,不仅可有频发疼痛,并常有酸性或苦味的胃或肠内容物溢入口腔。晚期可出现咽下困难和食管阻塞。部分患者亦可有黑粪、呕血和贫血。

8.1.2.7 食管裂孔疝

1.概述

食管裂孔疝是指部分胃囊从膈食管裂孔进入胸腔。多由于先天性横膈脚发育不良、食管周围韧带松弛、腹内压增高等因素造成或诱发。食管裂孔疝多见于 50 岁以上老年人。

2.表现

较为典型的食管裂孔病表现为胸骨后中下 1/3 处、剑突下或左右季肋部的隐约胀痛、绞痛或牵拉痛,可向背、肩部放射,伴嗳气或呃逆,持续数分钟至 1 h,常自动缓解。症状常在饱餐后 1～1/2 h 发作,与体位相关,平卧、弯腰、用力屏气时加重,半坐或直立使症状减轻。治疗的目的在于减轻症状。少食多餐、减肥、睡前避免进食,抬高床头,使用制酸剂可减轻症状,病情严重时需手术治疗。

8.1.2.8　食管癌

1.概述

食管癌是老年人较常见的一种恶性肿瘤,估计全世界每年约有 20 万人死于食管癌。我国的食管癌发病有明显的地区特点,北方比南方多见,男性多于女性,发病年龄多在 40 岁以上,50～70 岁年龄组占全部食管癌死亡的 60% 以上。

【相关知识】与食管癌密切相关的四大因素

(1)饮食习惯。食管癌高发区有食用酸菜、豆浆、萝卜干、薯干和发酵食物的习惯。此外,食物过硬、过热、进食过快、长期饮烈性酒、热酒、口腔不洁或龋齿等可能是诱发因素。

(2)环境因素。水土中钼、锰、铜、铁、锌、镍等元素含量偏低可能是诱因。

(3)遗传因素。遗传与食管癌可能有一定关系。

(4)慢性刺激。慢性食管炎、反流性食管炎、食管黏膜白斑病、口腔卫生差、牙龈炎、长期慢性炎症刺激也可诱发本病。

2.表现

食管癌患者在早期多有程度不同的自觉症状,包括吞咽梗噎感、吞咽疼痛、胸骨后痛、咽干发紧、食管内异物感、胸后闷胀、食物通过缓慢、有摩擦感或停滞感、剑突下、上腹痛等。而当食管癌发展到中、晚期时,则进行性吞咽困难,梗阻加重,可伴有食物反流和嗳气,前胸或后背可有经常性的沉重感或疼痛。有的最后不能进水、呕吐,吐出物为大量的泡沫状黏液。有的由于癌瘤压迫气管可有咳嗽、呼吸困难或声音嘶哑,少数老人可有呕血或黑便。当肿瘤浸润大血管特别是胸主动脉时可造成致死性出血。晚期还会出现贫血、消瘦、营养不良、恶病质等体征。

8.1.2.9　慢性胃炎

1.概述

慢性胃炎系指不同病因引起的各种慢性胃黏膜炎性病变,是老年人的多发病之一,占各种胃病总数的 1/2。胃镜检查发现约 2/3 为浅表性胃炎,约 1/3 为浅表萎缩性和萎缩性胃炎。本病进展缓慢,常反复发作,中年以上好发病,并有随年龄增长而发病率增加的倾向。

2.表现

部分患者可无任何症状,多数患者可有不同程度的消化不良症状,体征不明显。各型胃炎其表现不尽相同。

1)浅表性胃炎 可有慢性不规则的上腹隐痛、腹胀、嗳气等,尤以饮食不当时明显,部分患者可有反酸、上消化道出血,此类患者胃镜证实糜烂性及疣状胃炎居多。

2)萎缩性胃炎 不同类型、不同部位其症状亦不同。胃体胃炎一般消化道症状较少,有时可出现明显厌食、体重减轻、舌炎、舌乳头萎缩。萎缩性胃炎影响胃窦时胃肠道症状较明显,特别有胆汁反流时,常表现为持续性上中腹部疼痛,于进食后即出,可伴有含胆汁的呕吐物和胸骨后疼痛及烧灼感,有时可有反复小量上消化道出血,甚至出现呕血。

老年人慢性胃炎症状无特异性,症状轻微或无自觉症状,有时是在胃镜或病理组织学检查后做出诊断,且症状与病理改变常不一致。常见的症状是上腹饱胀和隐痛,伴有胃黏膜糜烂者可有少量出血,很少出现黑便。对患者应定期随访,每年作一次胃镜检查。

8.1.2.10 消化性溃疡

1.概述

消化性溃疡(peptic ulcer)是指胃肠道黏膜被自身消化液消化所形成的慢性溃疡,包括食管、胃、十二指肠及胃肠吻合口等部位的慢性溃疡,但临床上以胃溃疡和十二指肠溃疡多见。发生在胃和十二指肠球部的溃疡,约有1/3~1/2发生于60岁以上老年人。

2.表现

老年人消化性溃疡症状多不典型,据国内外统计资料,约40%~50%无症状。老年人以胃溃疡多见,也可发生十二指肠溃疡。胃溃疡直径常可超过2.5 cm,且多发生于高位胃体,病变靠近贲门和胃体,因此,常表现为无规律的中上腹痛,可出现吞咽困难,胸骨下紧迫感和疼痛等,而与食管疾病和心绞痛混淆。还可出现呕血和(或)黑粪、消瘦等症状,很少发生节律性痛,夜间痛及反酸。老年人的消化性溃疡可出现严重出血、穿孔、梗阻等并发症,常常难以控制。

【相关知识】幽门螺旋杆菌的发现

1979年,病理学医生Warren在慢性胃炎患者的胃窦黏膜组织切片上观察到一种弯曲状细菌,并且发现这种细菌邻近的胃黏膜总是有炎症存在,因而意识到这种细菌和慢性胃炎可能有密切关系。

1981年,消化科临床医生Marshall与Warren合作,他们以100例接受胃镜检查及活检的胃病患者为对象进行研究,证明这种细菌的存在确实与胃炎相关。此外他们还发现,这种细菌还存在于所有十二指肠溃疡患者、大多数胃溃疡患者和约一半胃癌患者的胃黏膜中。

经过多次失败之后,1982 年 4 月,Marshall 终于从胃黏膜活检样本中成功培养和分离出了这种细菌。为了进一步证实这种细菌就是导致胃炎的罪魁祸首,Marshall 和另一位医生 Morris 不惜喝下含有这种细菌的培养液,结果大病一场。

基于这些结果,Marshall 和 Warren 提出幽门螺杆菌涉及胃炎和消化性溃疡的病因学。1984 年 4 月 5 日,他们的成果发表在世界权威医学期刊《柳叶刀》(lancet)上。成果一经发表,立刻在国际消化病学界引起了轰动,掀起了全世界的研究热潮。世界各大药厂陆续投巨资开发相关药物,专业刊物《螺杆菌》杂志应运而生,世界螺杆菌大会定期召开,有关螺杆菌的研究论文不计其数。通过人体试验、抗生素治疗和流行病学等研究,幽门螺杆菌在胃炎和胃溃疡等疾病中所起的作用逐渐清晰,科学家对该病菌致病机理的认识也不断深入。

2005 年 10 月 3 日,瑞典卡罗林斯卡研究院宣布,2005 年度诺贝尔生理学或医学奖授予这两位科学家以表彰他们发现了幽门螺杆菌以及这种细菌在胃炎和胃溃疡等疾病中的作用。

8.1.2.11 上消化道出血

1.概述

上消化道出血是指屈氏韧带以上的消化道包括食管、胃、十二指肠或胰胆管等病变引起的出血;胃空肠吻合术后的空肠病变出血亦属此范围。在上消化道出血病例中,老年患者占 1/3。老年上消化道出血具有出血量大、再出血多、病死率高等特点,是临床常见的急症之一。

2.表现

大量出血是指在数小时内失血量超出 1 000 ml 或循环血容量的 20%,其临床主要表现为呕血和(或)黑粪,往往伴有血容量减少引起的急性周围循环衰竭。这是常见的急症,病死率高达 8% ~ 13.7%。近十几年来,由于急诊内镜、选择性腹腔动脉造影和放射性核素,99m 锝(99 mTc)腹部扫描的广泛应用,对出血部位和病因一般能迅速做出诊断。

1)呕血和(或)黑粪 出血部位在幽门以下者,可仅有黑便,在幽门以上者兼有呕血。若出血量大,速度快,常有呕血,粪便呈暗红甚至鲜红色。空肠或回肠出血的部位较低,虽出血量不大,在肠内停留时间较久,可表现为黑粪。

2)周围循环衰竭表现 出血量 400 ml 以内可无症状,出血量中等可引起贫血或进行性贫血、头晕软弱无力,突然起立可产生晕厥、口渴,肢体冷感及血压偏低等。大量出血达全身血量 30% ~ 50%(约 1 500 ~ 2 500 ml)即可产生休克,表现为烦躁不安或神志不清、面色苍白、四肢湿冷、口唇发绀、呼吸困难、血压下降至测不到,脉压差缩小(小于 3.33 ~ 4 kPa)及脉搏快而弱(脉率大于 120 次/min)等,若处理不当,可导致死亡。

3)发热 中度或大量出血病例,于 24 h 内发热,多在 38.5 ℃以下,持续数日至 1

周不等。

8.1.2.12 胰腺炎

1.概述

胰腺炎(Pancreatitis)是胰腺因胰蛋白酶的自身消化作用而引起的疾病。根据病程胰腺炎可分为急性和慢性两类。急性胰腺炎是由于胰蛋白酶消化胰腺本身组织而引起的化学性炎症;慢性胰腺炎是指胰腺的复发性的或持续性的炎性病变。其发病原因与胆汁或十二指肠液反流入胰管或胰管梗阻。其他如创伤和手术、某些感染、药物、高血钙或高脂血症等,也是胰腺炎诱发因素。急、慢性胰腺炎在老年人中较多见,并随年龄增长有逐渐增多趋势。

2.表现

急性胰腺炎临床特点是突然发作的持续性的上腹部剧痛,伴有发热、恶心、呕吐、血清和尿淀粉酶活力升高,严重者可发生腹膜炎和休克。慢性胰腺炎表现为反复发作的急性胰腺炎或胰腺功能不足的征象,可有腹痛、腹部包块、黄疸、脂肪泻、肉质下泄、糖尿病等表现。

老年人慢性胰腺炎症状不典型,疾病发作的缓解期中上腹可有钝痛或隐痛,甚至无痛,食欲减退、饭后腹胀、不能耐受油腻食品、便秘多次发作,易并发糖尿病,可出现血清胆红素增高。急性发作时表现为中上腹剧痛,阵发性加重。少数疼痛呈束带状向两腰背部放射,一般解痉药常无法止痛。恶心、呕吐,呕出物为胆汁。低热、轻度黄疸。平时忌油腻食物、暴饮暴食、禁烟酒。慢性胰腺炎发作期应禁食,从静脉补充能量、维生素和微量元素。对急性胰腺炎的老年病人要加强对生命体征的监护,监测24 h 出入量;抗休克、纠正水电解质失衡、禁食、胃肠减压、使用解痉剂。

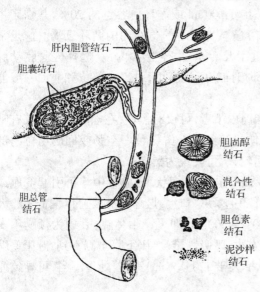

图8-2 胆石的分类

8.1.2.13 胆囊炎、胆石症

1.概述

急性胆囊炎是老年人较为常见的一种严重且危险的急腹症。大多数胆囊炎的发生,都因胆囊内存在着结石,阻塞了胆囊管,使胆汁排出不畅,继而发生细菌感染,形成胆囊炎。胆石有不同的种类(见图8-2)。也有一部分病人,胆囊内并无结石,细菌由肠道或血循环进入胆囊而形成胆囊炎。胆囊炎的病人由于胆汁成分改变、胆汁浓缩,以细菌和炎性坏死物质为核心,也易形成胆结石,故胆囊炎、胆结石常伴随存在。急性胆囊炎起病多与饱食、吃油腻食

物、劳累及精神因素等有关。

2. 表现

急性胆囊炎常突然发病,一开始就出现右上腹绞痛、呈阵发性加剧,并向右肩或胸背部放射,伴有恶心及呕吐。慢性胆囊炎的临床表现多不典型,并不明显,平时可能经常有右上腹部隐痛、腹胀、嗳气、恶心和厌食油腻食物等消化不良症状,有的病人则感右肩胛下、右季肋或右腰等处隐痛,在站立、运动及冷水浴后更为明显,白细胞增多者较少见。单纯性急性胆囊炎大多没有黄疸或仅有轻度黄疸,如同时有胆管结石感染和胆总管结石发作则病情常较重且复杂,出现显著的梗阻性黄疸。B 型超声波是此病的主要诊断手段。急性发作期应禁食,严重呕吐者可放置胃管、静脉补充营养、维持水电解质平衡、解痉止痛。缓解期应避免高脂饮食、过饱,戒酒,口服消炎利胆的中药,对重要脏器无严重病变者择期行胆囊切除术。

8.1.2.14 胃癌

1. 概述

胃癌(Carcinoma Of Stomach)是老年人消化道最常见的恶性肿瘤之一。据统计,55岁以上老年病人占全部胃癌发病人数的 70% 以上,75～79 岁组的发生率及死亡率均达高峰。本病主要是食用含有亚硝酸胺致癌食品,如熏制食物、腌菜、霉变食物等所致。

2. 表现

早期胃癌无特殊症状和体征。由于癌肿浸润胃壁,上腹部常出现不适、疼痛、空腹时或饭后胃痛、食欲差、呕吐、恶心、时常伴有腹泻、黑便、体重减轻、对食品的喜恶忽然改变等表现。中晚期可因癌肿溃烂引起上腹部疼痛、消化道出血或穿孔。疼痛与进食常无明显关系或进食后加重,持续时间较长。癌肿的繁殖、消耗引起乏力、营养不良、消瘦、贫血等症状。粪便隐血常持续阳性,晚期左锁骨上可扪及淋巴结。老年人胃癌的自觉症状不如青壮年明显,且因常有其他脏器的慢性疾病并存而容易使症状混淆。治疗以积极、早期的外科手术为主,辅以术前后化疗加免疫治疗。化疗的常用药物为 5-氟尿嘧啶。

8.1.2.15 肝癌

1. 概述

肝癌分原发性和继发性两种。继发性肝癌系由其他脏器的肿瘤经血液、淋巴或直接侵袭到肝脏所致。原发性肝癌是指肝细胞或肝内胆管细胞发生的癌肿。原发性肝癌为我国常见恶性肿瘤之一,死亡率在恶性肿瘤中居第三位,仅次于胃癌和食管癌。原发性肝癌的病因与发病原理迄今尚未确定,多认为与多种因素综合作用有关,如乙型、丙型肝炎病毒感染,食用黄曲霉毒素及其他化学致癌物质等。

2. 表现

原发性肝癌起病较隐匿,早期并无明显症状,普查时才发现血清中甲胎球蛋白(AFD)增高。肝癌患者常见症状有肝区疼痛,一般为间歇性或持续性钝痛、胀痛或刺痛,且呈进行性加重、恶心、消瘦乏力、食欲减退、发热,并伴有皮肤黏膜下出血。晚期会出现黄疸。

【相关知识】甲胎蛋白

甲胎蛋白是一种糖蛋白,英文缩写 AFP。正常情况下,这种蛋白主要来自胚胎的肝细胞,胎儿出生约两周后甲胎蛋白从血液中消失,因此正常人血清中甲胎蛋白的含量尚不到 20 g/L。但当肝细胞发生癌变时,却又恢复了产生这种蛋白质的功能,而且随着病情恶化它在血清中的含量会急剧增加,甲胎蛋白就成了诊断原发性肝癌的一个特异性临床指标。

甲胎蛋白在肝癌出现症状之前的 8 个月就已经升高,此时大多数肝癌病人仍无明显症状,肿瘤也较小,这部分患者经过手术治疗后,预后可得到明显改善,故肝硬化、慢性肝炎病人、家族中有肝癌患者的人应半年检测一次。

8.1.2.16 结肠憩室病

1.概述

憩室可出现在肠道的任何部位,好发于乙状结肠和降结肠。结肠憩室是结肠壁向外凸出形成袋状,可以是单个,但更多是一连串由肠腔向外的囊状突出。结肠憩室可分为真性与获得性两类。真性憩室是结肠壁的先天性全层薄弱,憩室含有肠壁各层。获得性憩室则系黏膜通过肠壁肌层的弱点疝出,因此它是继发于肠腔内压力的增高,迫使黏膜经肠壁肌肉的薄弱区向外突出。

随着人体老化,憩室病的发病率逐步提高,45 岁以上的人中发生获得性结肠憩室约有 5% ~ 10%,>85 岁者中则增至 2/3 人存在此病。

2.表现

约有80%结肠憩室病的患者并无症状,如果最终被发现的话,只是在作钡灌肠 X 线摄片或内窥镜检查时意外发现。与憩室有关的症状,实际上是其并发症——急性憩室炎和出血的症状,在无并发症结肠憩室病患者中的症状如偶发性腹痛、便秘、腹泻等,是由于伴随的动力疾病,而憩室的存在只是巧合。

伴有急性憩室炎时有程度不同的局限性腹部疼痛,可呈刺痛、钝痛和绞痛,大多疼痛部位在左下腹,偶尔位于耻骨上、右下腹或整个下腹部。病员常有便秘或排便频数,或同一病员二者兼有,排气后可使疼痛缓解。炎症邻接膀胱可产生尿频、尿急。根据炎症部位和严重性还可伴恶心和呕吐。

8.1.2.17 结肠息肉病

1.概述

凡从黏膜表面突出到肠腔的息肉状病变,在未确定病理性质前均称为息肉,按病理可分为:腺瘤样息肉(包括乳头状腺瘤)最常见、炎性息肉(肠黏膜受长期炎症刺激增生的结果)、错构瘤型息肉,其他如黏膜肥厚增生形成增生性息肉、淋巴组织增生、类癌等疾患。临床上以大肠息肉多见且症状较明显。

2.表现

间断性便血或大便表面带血,多为鲜红色,致大出血者不多见;继发炎症感染可伴多量黏液或黏液血便,可有里急后重,便秘或便次增多,长蒂或位置近肛者可有息肉脱出肛门,亦有引致肠套叠外翻脱垂者。少数患者可有腹部闷胀不适,隐痛或腹痛症状。

8.1.2.18　大肠癌

1.概述

大肠癌包括结肠癌、直肠癌和肛管癌,其中以直肠癌最多见。结肠、直肠癌以55~65岁为发病高峰,70岁以后发病率有所下降,男性发病率大于女性。老年人结肠、直肠癌的发生部位以直肠最多,其次为乙状结肠。因癌肿所在部位不同,症状亦有所区别(见图8-3)。

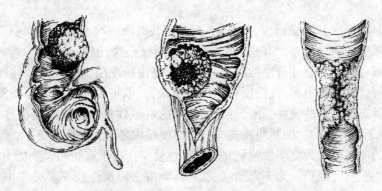

图8-3　结肠、直肠癌分类(肿块型、溃疡型、浸润型)

2.表现

大肠癌首先要注意的是肛门出现的症状。大部分患者在排便时感觉到肛门深处疼痛,或有异常感,或觉得排便困难,经常有残便感,且频频产生便意等。此外,排便习惯也会改变,腹泻或便秘,或腹泻、便秘交替出现,时有里急后重、肛门坠痛,并有腹部隐痛。病久则出现慢性不完全性机械性肠梗阻的表现,先腹部不适、腹胀,然后出现阵发性腹痛、肠鸣亢进、便秘或粪便变细以致排气排便停止。晚期会出现腹部包块、贫血、发热、全身无力、消瘦等症状。到后期会引起局部侵袭,出现骶部疼痛;穿孔时会发生急性腹膜炎,腹部脓肿。

8.1.2.19　痔

1.概述

痔是直肠下段黏膜和肛管的静脉丛淤血、扩张和屈曲所形成的静脉团。是最常见的肛肠疾病,发病率随着年龄增长而增高。

2.表现

根据痔所在的部位不同,可分为内痔、外痔和混合痔(见图8-4)。内痔由直肠上

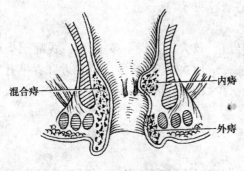

混合痔

内痔

外痔

图 8-4　痔的分类

静脉丛形成,位于齿状线以上。内痔分为四度:便时出血,痔不脱出肛门为Ⅰ度;常便血,便时痔脱出肛门,便后自行回纳为Ⅱ度;偶有便血,痔在腹内压增加时脱出肛门,需用手回纳为Ⅲ度;偶有便血,痔长期脱出肛门,不能回纳或回纳后又脱出为Ⅳ度。外痔由直肠静脉丛形成,位于齿状线下方,表现为肛管皮肤下有一个至数个椭圆形突出。混合痔因直肠上下静脉丛互相吻合,齿状线上、下静脉丛同时曲张形成。

8.1.2.20　便秘

1.概述

便秘是排便次数明显减少,每 2～3 天或更长时间一次,无规律,粪质干硬,常伴有排便困难感的病理现象。有些正常人数天才排便一次,但无不适感,这种情况不属便秘。便秘可区分为急性与慢性两类。急性便秘由肠梗阻、肠麻痹、急性腹膜炎、脑血管意外等急性疾病引起;慢性便秘病因较复杂,一般可无明显症状。按发病部位,可分为两种。①结肠性便秘。由于结肠内、外的机械性梗阻引起的便秘称之为机械性便秘;由于结肠蠕动功能减弱或丧失引起的便秘称之为无力性便秘;由于肠平滑肌痉挛引起的便秘称之为痉挛性便秘。②直肠性便秘。由于直肠黏膜感受器敏感性减弱导致粪块在直肠堆积。见于直肠癌、肛周疾病等。习惯性便秘多见于中老年和经产妇女。

2.表现

局部症状为肛门坠胀、疼痛、排便困难,有时挤出少许干球状粪块,但仍有排不尽感,有时腹胀、左下腹痛。全身症状有头晕、头痛、乏力、食欲不振、焦虑、坐卧不安等。老年人的便秘以功能性多见,应慢慢养成良好的排便习惯,定时排便。注意水分的摄入,进食不可过于精细,多食富含纤维的食物、蔬菜,多吃水果,增加饮水量,并用一些滑润性的通便药,如麻仁丸、液体石蜡、甲基纤维素等。

8.2　消化系统疾病老人护理要点

8.2.1　护理评估

8.2.1.1　健康史

1.既往史

通过询问病人的口腔卫生情况,包括刷牙和义齿护理方法,了解有无牙龈出血、过敏、牙痛的病史,询问最近一次口腔诊治记录。询问病人的饮食情况,包括每天主要摄人的食物品种、数量以及味觉、食欲和体重的变化;有无食物过敏、消化不良等现象,有何诱因。询问病人的排便情况,包括大便习惯、颜色、质地、有无出血以及大便时是否需用力等。询问病人消化道病史,如口腔内溃疡、疼痛、吞咽困难、胃的烧灼感、食欲不振、恶心、呕吐、腹泻、便秘、黄疸、溃疡、结肠炎、胆囊炎、胰腺炎等。了解有无消化系统疾病的手术史。

2. 用药史

如服用助消化药物,应用泻药和灌肠剂的频度、时段,是否长期服用阿司匹林等。

3. 家族史

询问家族中有无患溃疡病、结肠炎或胃肠肿瘤者。

8.2.1.2 身体评估

1. 检查口腔

请病人取出全部义齿以观察口腔中各个部分。观察口腔黏膜颜色、有无溃疡、白斑;观察牙龈颜色,有无溃疡、肿胀、流血;观察牙齿有无龋齿或牙齿断裂、缺失;观察舌有无溃疡、肿胀、偏斜、舌苔及舌的运动;了解口腔有无异常口臭。

2. 检查腹部

观察腹部有无瘢痕、曲张静脉、皮肤色素改变、不对称的腹部鼓胀,听诊肠鸣音,触诊有无腹部肿块。如有必要,进行直肠指检以了解有无炎症、出血、肿瘤、痔和粪便嵌塞。

8.2.1.3 诊断性检查

1. 实验室检查

检查全血红细胞、血红蛋白、血细胞压积以了解有无贫血、脱水。出现低钾可能与胃肠吸收、腹泻、呕吐、小肠瘘管等病变有关;低钙可能为胃吸收不良;低钠可能为吸收不良和腹泻。癌胚抗原(CEA)超出正常值应多为结肠、直肠癌和炎症性肠道疾病。胆红素增高应考虑肝、胆系统疾病。粪便隐血试验阳性可能是消化性溃疡、结肠癌、溃疡性结肠炎。

2. X 线摄片

胃肠钡餐检查(Gastrointestina Limagery,GI)以了解食管、胃、十二指肠和空肠有无狭窄、溃疡、肿瘤、息肉、裂孔疝等。术后要遵医嘱给予缓解剂,并评估有无腹胀、肠蠕动音,观察排便情况。钡剂灌肠(Bariumen Ema,BE)以了解结肠位置、活动情况,监测肿瘤、憩室、狭窄、阻塞、炎症、溃疡性结肠炎和息肉。告诉病人术前两天食低渣或清流质饮食,用缓泻剂并灌肠。如老年病人当天要做这二项检查应先行钡剂灌肠,因钡剂灌肠易令老人疲倦和不适。检查后 24 ~ 72 h 内大便呈白色,要多饮水以防粪便嵌塞(fecalimpaction),有疼痛、腹胀、出血等即就诊。

3. 内镜检查

内镜检查(Endoscopy)直接观察胃肠系统并同时给予治疗。但不适合于有严重心肺疾患的老人。胃、十二指肠镜检前禁食 8 h。术前遵医嘱给予阿托品,术前让老年人取下义齿。

纤维乙状结肠镜可检查乙状结肠远端、直肠和肛门以诊断良、恶性肿瘤,并检出直肠远端、肛门的炎症性疾患。病人在术前 24 h 进清流质,前一天晚餐前服泻药。检查时老年人可取左侧卧位。纤维镜检查后护理人员要观察病人有无出血、腹痛、发热等穿孔征象。乙状结肠镜检后让老人平卧休息片刻,以防出现体位性低血压。

4.超声波检查(Ultrasonography)

超声波用于检查实质性脏器如胰腺、肝、胆、脾和后腹膜组织等实质性脏器的病理变化。超声波对人体无伤害。病人在检查前应禁食 8 h。

5.胆道系统造影检查

胆道系统造影检查以了解有无结石、梗阻、炎症、胆管增粗等。造影要用碘制剂,故须问清老人有无碘过敏并做碘试验。检查后嘱病人大量饮水以促进碘剂的排泄。

8.2.2　常见的护理问题

(1)舒适的改变。

(2)微循环灌注不足。

(3)排便异常(便秘、腹泻、大便失禁)。

(4)营养失调:低于或高于机体需求量。

(5)体液不足。

(6)知识缺乏。

8.2.3　护理目标

(1)老人自诉腹痛程度减轻、次数减少。老人能运用有效的方式缓解疼痛,减少诱发因素,主诉疼痛程度减轻,发作频率降低。经过治疗休养,老人能独立完成日常生活。

(2)呕吐、黑便次数减少并消失,生命体征正常。

(3)老人能找出并避免引起便秘的因素,减少对药物的依赖。便秘症状减轻,大便次数和粪便性状逐渐改善,排便时间较为规律。老人的大便状态、粪便性状接近或恢复到健康时的状况,伴随症状减轻或消失。

(4)老人大便失禁的次数明显减少,控制排便的能力接近或达到正常水平。

(5)老人使用合适的义齿,保持口腔、义齿的清洁。

(6)老人能得到社区有关机构帮助,保证每日有合理的营养摄入。老人能改变静止不动的生活方式,并适当控制饮食。

(7)老人能避免或正确服用消炎止痛药;保持充足的体液,无口干出现;呕血便血的次数、量逐日减少。

(8)老人学会寻找信息源;病人及家属能描述引起消化道疾病的危险因素、药物的名称、服法、作用和副作用。

8.2.4 护理措施

8.2.4.1 排便的护理

(1)评估导致便秘的原因,与老人一起讨论有效的通便方法,并指导老人应用这些方法。

(2)调整膳食结构,保证每日粗细粮搭配,给予足量的蔬菜和一定量的水果。减少精制面粉和糖等低渣食物的摄入。蔬菜、水果、粗粮中含较多食物纤维可刺激肠道、增加蠕动。此外,果皮、蔬菜皮均为很好的粗纤维食物,对低张力性便秘最为有效,食用富含纤维的食物还能减少大肠癌的发病率。

(3)足量饮水。每日饮水量保证在 2 000 ml 左右,当出汗或某些药物造成水分额外丢失时要另外补充。晨起饮温开水或温淡盐水 200~300 ml 以促进肠蠕动。

(4)适量运动。适量运动,尤其是到户外活动能使老年人保持最佳的生理功能和心理状态,有利于增加胃肠蠕动,增进食欲,控制体重。

(5)防止出现感知性便秘,即老年人因不能每日排便而自我诊断为便秘,并滥用泻药、灌肠等方法以保证每天排便。护理人员要对老人解释排便习惯个体差异大,每周 3~12 次排便,排便状况无异常均属正常范围。

(6)老人出现便秘时指导其及时就诊,切忌自行滥用泻药以至于漏诊。一般便秘尽量少用泻药。必要时遵医嘱服缓泻剂或用开塞露等。

(7)慢性便秘可用温盐水灌肠,操作时要注意灌肠液与床面间的高度、灌肠速度和量,操作宜轻柔。

(8)当粪便嵌塞于肛门直肠,用泻药无效时,护理人员或家属用指挖法将干结粪便粉碎取出,或用油剂保留灌肠,将粪块软化后用手指粉碎,再以生理盐水灌肠彻底清除。

(9)对大便失禁的老人,应告诉老人避免食用含有轻泻作用的食物及引起过敏的食物(如某些水产品),注意腹部保暖。根据病人的排便时间,按时帮助以减少大便失禁次数,增强老人的自信心。

(10)对于肛门直肠调节机制异常的病人,选用适当的排便训练计划,制定、执行饮食计划(如进食高纤维、低脂、温热流质饮食等)、排便训练计划(配合饮食计划,建立规律排便时间)、生物反馈法(教导病人感受并观察有关肛门括约肌活动情形,以提高病人对直肠扩张的感受性和警觉性),定时给予轻泻剂与栓剂及每次饭后即给予便盆的方法。教会病人、家属使用便盆失禁器具并及时清洁肛周皮肤,使用油膏。

(11)对因便秘或粪便嵌顿引起的大便失禁,护理人员或指导家属手挖粪结石后,每日灌肠 1~2 次,待结肠干净后,对有功能损伤或不活动的老人应限制纤维食物,每周灌肠 1~2 次。

(12)劳逸结合,根据病情决定活动量,循序渐进,逐步增大活动量,忌突然进行大运动量活动,保持足够睡眠。

8.2.4.2 口腔护理

指导老人保持口腔卫生,晨起、餐后刷牙,及时清除牙缝中残留食物。尽可能保留自己的恒牙,对缺损的牙列要及时安装义齿。当口腔中多个恒牙脱落或丧失功能时应及时拔去残牙,及时装上全口义齿,以防牙龈萎缩及咀嚼困难而影响食欲、消化功能和外貌。指导老人保护、清洁义齿,晚上就寝时取下义齿清洁后置冷开水中。

8.2.4.3 饮食护理

(1)帮助老人寻找有关的社区服务机构为老人提供膳食。并指导老人挑选合适的膳食品种。

(2)指导老人合理饮食,少食多餐,忌食生冷、硬、刺激、酸辣、油煎、豆类食物,忌烟酒,生活、饮食要有规律。住院老人遵医嘱给予流食或半流食,避免暴饮暴食,制定有规律的饮食制度。对消化性溃疡老人,要注意观察腹痛与进食、服药的关系。消化性溃疡病人忌暴饮暴食、多纤维、过冷过热、刺激性食物,不宜喝浓茶、咖啡。牛奶和豆浆能一过性稀释胃酸,但其中所含的钙和蛋白质能刺激胃酸分泌,不宜多饮。可改用酸奶。

(3)胆囊炎、胆石症、胰腺炎病人应采用低脂饮食,避免食用油炸食物、奶油、蛋、牛肉等食品,忌饮酒。

8.2.4.4 疼痛照护

(1)密切观察腹痛的部位、时间、性质、范围与进食、排便的关系,注意有无全身症状和伴随症状。注意观察老人呕吐物和排泄物的颜色,同时注意血压、脉搏、呼吸、面色、四肢温度等变化,及时发现上消化道出血情况。

(2)保持老人情绪稳定,消除不安心理,避免情绪激动。关心、理解、体贴、同情老人,让其感到温暖、可信任、精神愉快。经常找老人交谈。通过各种方式转移、分散注意力,试用有规律的按摩,有节奏的深呼吸和松弛疗法等减轻、解除疼痛。对诊断不明者,特别是急腹症老人应禁食,不作腹部热敷和灌肠,禁用麻醉止痛剂。

(3)注意老人的体位,仰卧时,上半身抬高,下肢轻微屈曲,在膝关节下放枕头。侧卧时,下肢轻微屈曲,背部用枕头支撑。

(4)对肝癌老人应注意疼痛的变化,若发生突然性的剧烈疼痛,要警惕是否有癌结节包膜下出血的可能。

8.2.4.5 出血和呕吐的照护

1.密切观察病情变化

消化道出血老人最早的临床表现常为头晕、面色苍白或短暂的晕厥。当发现消化道出血时应严密观察神志、生命体征和末梢循环、肢体是否温暖、颈静脉充盈情况。加强观察失血性周围循环衰竭症状,如眩晕、心悸、黑矇、发热等,准确记录每小时尿量和呕吐、黑便情况,估计病人出血量,必要时用心电监护。

2.安排舒适的体位

病人呕血时,采用侧卧位或仰卧位,脸转向一边,防止窒息;便血时,采用仰卧位,也可调节至病人自觉最舒适的体位。仔细观察呕吐物或排泄物颜色,避免因所用容器的颜色和室内光线不足而干扰观察结果。

3.休克的护理

对出血性休克的老人取休克位,保持安静和呼吸道通畅,必要时吸氧。迅速建立静脉通道、配血,开始应快速补液,以补充有效循环血量。要了解老人原来的心功能,根据中心静脉压调节输液量,避免因输液过多、过快而引起急性肺水肿及心率失常、心衰。

4.及时为病人去除污物

呕血后,即刻去除呕吐物并帮助病人漱口,做好口腔护理。防止恶心刺激再次引起呕吐。随时换去污染的衣被,帮助病人擦洗被污染的部位,保持皮肤清洁。

5.提供安静、舒适、温暖的环境

安慰病人,减轻病人的紧张和恐惧感。尽量不让病人或家属看见呕吐物和排泄物,以免呕血、便血的刺激影响病人情绪和休息。

8.2.5 健康教育

8.2.5.1 对老人正确的饮食指导

向老年病人介绍合理饮食的重要性。尊重老人的饮食习惯,按照老人营养和饮食需求,帮助老人选用高蛋白的饮食,如鱼类、瘦肉等,保证每日有一定量的米饭、面制品、薯类、各种有色蔬菜、水果的摄入。定时定量进食、少量多餐,选用易消化、适合老年人无牙或用义齿的食物。食品多用蒸、煮方式烹调。食品应保持新鲜。

8.2.5.2 帮助老人养成良好的排便习惯

使老人懂得保持大便通畅的重要性,制定时间表,安排有足够的时间排便,避免他人干扰。防止意识性的抑制便意。有便意时不要忽视,保持良好的排便环境和姿势。选择适合老人的便器。使用便器椅,提供老年人排便坐姿的依托,减轻排便不适感,保证安全。指导老人在坐位时把脚踩在小凳子上,身体前倾;心情放松,先深呼吸,再增加腹压;并用双手示、中、无名指重叠,沿结肠走向,自右上腹向左上腹作腹部按摩,促进肠蠕动。

8.2.5.3 正确应用口服药物

注意用药剂量、服药方法,密切观察用药后反应。出现口干、恶心、胃痛、便秘等副作用时,及时采取对症处理。

8.2.5.4 密切观察出血的性质

指导老人和家属观察继续出血或再出血的表现;在恢复期,大便颜色应转为黄色。大便隐血试验阴性,提示出血停止;如反复呕血,甚至由咖啡色转化为鲜红色,便血次数增加,形状变稀,或出现头晕、眼花、出冷汗等,都是出血征象,要及时就诊。

8.2.5.5 警惕消化道肿瘤的先兆

老年人因免疫系统功能减退,对肿瘤细胞的监视和杀灭功能下降,恶性肿瘤的发病率上升。对于有不明原因的呕血、便血或粪便隐血试验阳性、以往无胃肠道疾患而近期有胃肠道不适、经门诊治疗无明显好转者、慢性萎缩性胃炎、腺瘤型胃息肉、恶性贫血、胃体有显著萎缩及胃溃疡老人要及时就诊,加强随访,争取及时发现、及早治疗。大肠癌起病隐匿,早期仅有粪便隐血阳性,随后出现大便习惯改变、腹痛、贫血、腹部或直肠肿块等。老年人出现上述的早期征象时应及时就诊。

【思考与练习】

1.如何指导患有消化道疾病的老人进行合理饮食?

2.如何对排便异常的老人进行照护?

3.张老,78岁,8年来餐后1 h左右剑突下隐痛,无反酸及烧灼感,但常感上腹部饱胀、嗳气,多于秋季复发,每次持续3~5天,服用复方胃友后症状可缓解,近2个月来上腹部持续性疼痛加重,且服药无效,食欲不振,消瘦,体重减轻5 kg,四肢乏力,间断黑便,每次量约50 g,未介意。近1个月出现头晕、耳鸣、活动后有心悸、气短。

(1)你建议老人应怎么办?

(2)你考虑老人出现了哪些护理问题? 应采取哪些护理措施?

4.在社区如何为老人进行健康宣教?

9

泌尿生殖系统疾病老人的健康照护

泌尿系统由肾、输尿管、膀胱及尿道四部分组成(见图9-1)。它的主要功能是排出尿液。机体内溶于水的代谢产物如尿素、尿酸和多余的水分以及被破坏的激素、毒素和药物等物质,它们经循环系统运送至肾,在肾内形成尿液,再经输尿管道排出体外。泌尿系统是人体代谢产物最主要的排泄途径,排出的废物不仅量大,种类多,而且尿的质和量经常随着机体内环境的变化而发生改变。肾不仅是排泄器官,而且对调节机体内环境的稳定和电解质平衡也起重要作用。如果肾功能障碍,代谢产物则蓄积于体液中而破坏内环境的相对恒定,从而引起新陈代谢紊乱,严重时将危及生命。

生殖系统是生物体内的与生殖密切相关的器官成分的总称。生殖系统的功能是产生生殖细胞、繁殖新个体、分泌性激素和维持副

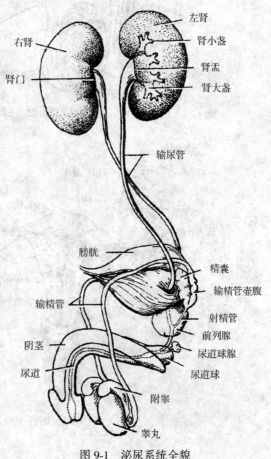

图 9-1 泌尿系统全貌

性征。人体生殖系统有男性和女性两类。按生殖器所在部位,又分为内生殖器和外生殖器两部分。男性内生殖器包括睾丸、附睾、输精管、射精管、精囊腺、前列腺等。外生殖器有阴茎和阴囊(见图9-2)。女性内生殖器包括卵巢、输卵管、子宫和阴道。外生殖器有阴阜、阴蒂、阴唇、处女膜和前庭大腺等(见图9-3)。

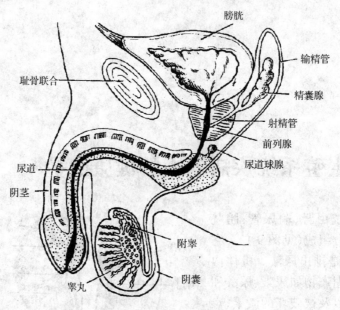

图 9-2　男性生殖系统

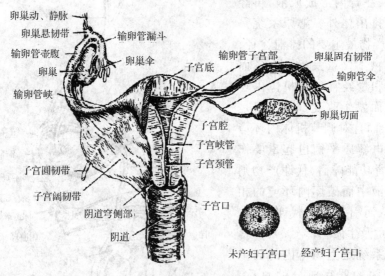

图 9-3　妇性生殖系统

9.1 泌尿生殖系统常见疾病概述

9.1.1 老年人泌尿生殖系统变化

9.1.1.1 肾脏结构的改变

青年时期单个肾脏重 250~270 g,到 80 岁时减轻至 180~200 g,肾脏重量减少主要是肾皮质的减少所致。随着年龄的增长,出现生理性肾小球硬化,70 岁以后硬化的肾小球为 10%~12%,80 岁时最高可达 30% 左右。

9.1.1.2 肾血流量的改变

肾脏的血流改变主要是肾动脉粥样硬化。肾小动脉弯曲、缩短、管壁内膜增厚,肾血流量减少。机体对氨基和尿酸清除率,20~29 岁时约为 600 ml/(min·1.73 m²),80~89 岁时只有原来的 1/2。

9.1.1.3 浓缩稀释功能下降

随着年龄的增长,肾脏的浓缩功能下降。健康人尿比重测定结果显示,40 岁时为 1.030,到 80 岁时为 1.023。尿渗透压则相反,20~39 岁时,最大渗透压为 1 109 mmol/L,到 60~79 岁时为 882 mmol/L,肾脏的正常稀释功能也在下降。在水利尿试验中最低渗透压在 77~88 岁的老年人为 92 mmol/L,而在 17~40 岁人群为 52 mmol/L。

9.1.1.4 水电解质平衡

老年人对钠代谢的调节能力受损,当机体缺钠时,保钠能力降低,而在钠负荷时,排钠能力下降,易导致水钠潴留。

9.1.1.5 酸碱平衡

老年人可维持正常范围的 pH 及 HCO_3^-,但是,当酸负荷时动用碱贮备及改变尿 pH 的代偿能力慢且费时,碱负荷时情况相似。容易发生酸碱失衡、酸碱中毒和急性肾功能衰竭。

9.1.1.6 肾脏内分泌功能

老年人前列腺素分泌减少,导致血管收缩,血流量减少。血浆肾素活性降低 30%~50%。使水钠失衡,血和尿中醛固酮平均减少 50%,影响血流量。促红细胞生成素减少,红细胞成熟与生成障碍,引起贫血。

9.1.1.7 药物排泄

肾小球滤过率(GFR)下降,使药物排泄减慢,易发生药物积蓄中毒,老年人肾脏对药物和某些化学制剂的毒性特别敏感。

9.1.1.8 输尿管变化

输尿管肌层变薄,支配肌肉活动的神经细胞减少,输尿管张力减弱,尿液进入膀胱流速减慢,易产生返流而引起逆行性感染。

9.1.1.9 膀胱变化

膀胱肌肉萎缩,肌层变薄,纤维组织增生,使膀胱收缩无力,容量减少。50 岁后膀胱容量要比 20 岁时减少 40% 左右。易产生尿外溢、残余尿增多、尿频、夜尿增多、排尿无力或排尿不畅等。老年妇女可因盆底肌肉松弛,膀胱出口处漏斗样膨出,引起尿失禁。

9.1.1.10 尿道变化

60 岁以上的老年人尿道易纤维化、括约肌萎缩,使尿流流速减慢,排尿无力、不畅,导致残余尿和尿失禁。

9.1.1.11 前列腺变化

通常在 40～60 岁时前列腺外区出现退行性变化。60 岁后前列腺逐步出现均匀的萎缩,随着年龄的增长,前列腺的结石也增多,易产生尿路梗阻。老年人因睾丸萎缩导致性激素分泌紊乱,出现前列腺良性增大,使尿流阻力增大,引起尿路梗阻,亦影响膀胱排空。

9.1.1.12 睾丸变化

睾丸从 30 岁以后开始缩小,至 70 岁时约为青春期的一半。随着年龄的增加精子形成能力逐渐降低,生精上皮细胞明显退化,输精管内腔闭塞,成熟精子细胞减少。50～60 岁以后睾丸酮的产生亦减少。

9.1.1.13 阴囊变化

阴囊松弛、阴毛变稀疏,阴囊平滑肌的反射性舒缩能力下降,使精子发育障碍。

9.1.1.14 阴茎变化

阴茎皮肤松弛,勃起所需时间延长,坚硬度降低,有时会出现阳痿。

9.1.1.15 男性性功能变化

从 50 岁以后,男性性兴奋逐渐减退,性欲反应不太灵敏,但老年人的性欲反应与性功能的个体差异很大,年过 60 岁的男性保持正常性功能者占 90%。

9.1.1.16 卵巢变化

卵巢的重量随着年龄的增长而逐步减轻,从成熟期的 9～10 g 降至 60～70 岁时的 4 g。卵巢性激素的周期性变化减退、激素水平低下,绝经后期分泌功能几近消失。血中雌激素水平降低使蛋白合成减少,骨吸收增加,骨基质减少,易引起骨质疏松及更年期综合症。雌激素水平降低后也可引起萎缩性膀胱炎和尿道疾患。晚期出现外阴萎缩、瘙痒、干燥、疼痛、尿道缩短、粘膜变薄,有尿频、尿急、尿失禁、皮肤粗糙、尿道感染症状,子宫脱垂,阴道壁膨出。

9.1.1.17 输卵管变化

随着年龄增加输卵管黏膜萎缩,管腔变狭或闭锁,受精机会减少。

9.1.1.18 子宫变化

宫体缩小,宫体与宫颈比例由育龄期的 4:1 变为 2:1,重量减轻。子宫内膜萎缩变薄,腺体稀少。子宫颈逐渐缩小变短,质地坚硬,内膜腺体黏液分泌减少,宫颈口狭窄。支持子宫的韧带松弛,易使子宫、阴道壁、伴同直肠及膀胱下垂脱出。

9.1.1.19　阴道变化

阴道萎缩,干燥,阴道 pH 值由酸性转为碱性,局部抵抗力下降,易产生萎缩性阴道炎。

9.1.1.20　女性外生殖器变化

外阴萎缩,阴阜和大阴唇表皮变薄,角化作用增强,小阴唇也变薄,阴蒂缩小,小阴唇与阴蒂的敏感性降低,局部神经有退化现象。

9.1.1.21　乳房的变化

60 岁以后由于雌激素和孕酮缺乏,整个乳房组织呈退行性改变,使乳房缩小,加之皮肤松弛,使整个乳房下垂。

9.1.1.22　女性性功能变化

老年女性性功能下降或障碍受多种因素影响。首要因素是体内雌激素水平下降,第二性征退化,性器官萎缩。其次与机体逐渐衰老、丧偶、夫妻分居两地、身体弱或患有妇科疾病、乳房、子宫切除等隐私有关。表现在卵巢的性激素减少,排卵停止,雌激素分泌下降,月经停止。因雌激素分泌下降,子宫内膜增生,可引起功能失调性子宫出血。阴道在性激起期中渗出减少,润滑能力下降。性兴奋阶段大多延迟。

9.1.2　常见老年泌尿生殖系统疾病特点

9.1.2.1　更年期综合症

1.概念

妇女在绝经期从月经不规则至绝经伴有血管舒缩、精神神经症状、泌尿生殖道改变及骨质疏松症。

2.表现

更年期综合症有以下五个方面的症状。

1)血管舒缩症状　潮热、自汗、夜间盗汗、偶发心悸。潮热常突然发生,起于头部、颈部、胸部、然后波及全身,接着爆发性出汗,同时心跳加快。发作可持续数十秒至数十分钟。这一典型症状占更年期妇女的 75% ~ 85% .

2)月经紊乱　绝经期有 70% ~ 80% 的妇女出现月经紊乱,有的表现为周期逐渐延长而经期缩短,经量减少;有的表现为经期不规则,经期延长,经量增多甚至大出血;有的妇女月经突然停止。

3)精神神经症状　约 60% 更年期妇女表现为头痛、头晕、激动易怒、精神过敏、多疑、失眠、乏力、记忆力减退。

4)泌尿生殖道改变　外阴、阴道、尿道萎缩,阴道变薄、充血,易发生阴道炎、性交疼痛,尿路感染等。

5)骨质疏松　约有 25% 更年期妇女患有骨质疏松症。其中约 80% 出现在绝经后期,特征是松质骨丢失大于皮质骨,较早出现背痛,身高逐渐缩短,易产生脊柱畸形和骨折。

9.1.2.2 老年性阴道炎

1.概念

因卵巢功能减退,造成内源性雌激素缺乏导致的下生殖道萎缩。

2.表现

其临床表现为阴道分泌物增多,呈黄水样,严重者有血性或脓性分泌物,外阴常伴有瘙痒或灼痛感,或盆腔坠胀感。

9.1.2.3 子宫脱垂

1.概念

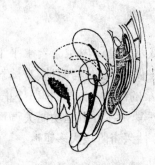

图9-4 子宫脱垂

子宫从正常位置沿阴道下降,宫颈外口达到坐骨棘水平以下,甚至子宫全部脱出于阴道以外(见图9-4)。

2.表现

Ⅰ度脱垂者多无明显不适。Ⅱ度、Ⅲ度脱垂者有以下四个方面的症状表现。

(1)病人在行走、劳动、下蹲或排便等导致腹压增加时,阴道口有块状物脱出。Ⅱ度脱垂病人经平卧休息,块状物可变小或自行还纳。Ⅲ度脱垂者休息后块状物亦不能自行回缩,常需用手推送还。子宫脱垂常伴有阴道前壁和后壁膨出。

(2)下腹及腰骶部酸痛,病人常感下腹、会阴部下坠感及腰骶部酸痛,站立、蹲位、走路时明显。月经期或体力劳动时明显加重。

(3)阴道分泌物增多,块状物脱出长期外露摩擦导致宫颈和阴道壁溃疡时可有少量出血,当合并感染时脓性分泌物渗出增多。

(4)排尿困难、尿潴留和尿路感染。

9.1.2.4 子宫内膜癌

1.概念

子宫内膜癌又称子宫体癌,是指子宫内膜发生的癌,绝大多数为腺癌,它是女性生殖系统三大常见恶性肿瘤之一。其高发年龄为58~61岁,占女性生殖系统恶性肿瘤的20%~30%。

2.表现

早期时妇科检查无明显异常,子宫不大。病情发展则可查到子宫明显增大,或绝经后子宫不萎缩,如正常大小。若合并宫腔积脓则检查发现子宫明显增大而极软。当癌灶向周围浸润时子宫固定,宫旁或盆腔内扪及不规则结节状块物。早期无症状,以后出现以下四个方面的症状。

1)阴道流血 主要表现为绝经后阴道流血,常为间歇性或持续性不多量流血。尚未绝经者则表现为经量增多、经期延长或经间期出血等。

2)阴道排液 未必都有,但若有,则表现为排液增多,早期为浆液性或浆液血性排液,晚期者则多见有恶臭之脓血性排液。

3)疼痛 为晚期症状,常见有腰腹疼痛。

4)全身症状 晚期患者出现全身症状,如消瘦、贫血、恶病质、发热等。

9.1.2.5 子宫颈癌

1.概念

宫颈癌是最常见的妇科恶性肿瘤。患者年龄分布呈双峰状,35~39岁和60~64岁为发病高峰,平均发病年龄为52.2岁。

2.表现

早期宫颈癌常无症状,也无明显体征,可与慢性宫颈炎无明显区别,甚至可见宫颈光滑或轻度糜烂。随着宫颈浸润癌的生长发展,外生型者见宫颈赘生物,如息肉状、乳头状,逐渐发展为菜花状,表面不规则,合并感染时出现灰白色渗出物覆盖于表面,触之易出血;内生型见宫颈肥大、质硬,宫颈管膨大如桶状,宫颈表面可以光滑,也可以有浅表溃疡。晚期由于癌组织大块坏死脱落,形成凹陷性溃疡,有时整个宫颈如空洞,内面覆有灰褐色坏死组织,有恶臭。癌浸润阴道壁则阴道壁见质地与癌组织相似的赘生物。浸润两侧宫旁组织时,妇科检查可扪及两侧宫旁增厚、变硬、有结节,当浸润达到盆壁时,检查有"冰冻盆腔"的感觉。当出现症状时,主要有以下三个方面的症状。

1)阴道流血 血量可以很少,绝经前(年龄相对轻的)患者常表现为接触性出血,即性交后或妇科检查后出血。绝经后妇女则常表现为绝经后不规则阴道出血。晚期患者则有多量出血,当病变侵蚀到较大血管时可引起致命的大出血。

2)阴道排液 阴道排液,稀薄如水样或米泔状,白色或血性,有腥臭。晚期患者癌肿破溃、组织坏死,继发感染后出现典型的大量脓性或米汤样恶臭白带。

3)晚期癌症状 癌侵犯周围器官组织后可出现以下症状:尿频尿急;肛门坠胀、里急后重、便秘;下肢疼痛;严重时输尿管梗阻而出现肾盂积水,甚至尿毒症;疾病末期呈现恶病质。

9.1.2.6 尿路感染

1.概念

尿路感染在老年人中最为常见。老年妇女多为大肠杆菌感染,老年男性为变形杆菌感染。当尿道中有任何物质存在或使尿流不畅因素存在(尿路狭窄、赘生物、插管)易使老年人尿路感染。也可因为不良的卫生习惯、液体摄入不足、丢失过多、激素减少降低了机体抵抗力。当人的身体健康状态不佳、动脉硬化、糖尿病等均易发生尿路感染。

2.表现

老年人尿路感染临床表现不典型。由于感觉迟钝及表达能力差,老年人发生尿路感染时常无尿路刺激症状,部分患者因平时就有尿失禁、遗尿、夜尿多或前列腺肥大所致的尿频,易与尿路刺激征相混淆,不易被发现。大部分老年尿路感染者临床表现为肾外的非特异性症状,如发热、下腹不适、腰骶部酸痛、食欲减退等,有些老年人仅表现为乏力、头晕或意识恍惚。

9.1.2.7 前列腺良性增生

1.概念

前列腺良性增生又称前列腺肥大,是中老年常见疾病,目前前列腺良性增生已经成为我国泌尿外科的最常见疾病之一。

2.表现

前列腺良性增生的主要症状为下尿路梗阻,早期为尿频、夜尿增多,进行性排尿困难和尿潴留是前列腺良性增生的主要临床表现,有炎症及伴发膀胱结石时,尿急、尿痛症状加重,也可出现血尿、充溢性尿失禁、泌尿系统感染、膀胱结石、肾功能损害等临床表现。排尿困难如:排尿起始延缓,排尿时间延长,射程缩短,尿线变细,随着梗阻加重可出现滴尿和排尿未尽感。当受寒、运动、饮酒和未能及时排尿时可出现尿潴留。

9.1.2.8 急性肾功能衰竭

1.概念

急性肾功能衰竭是指因各种原因导致肾功能在短期内(数小时或数天)急剧下降,体内水、电解质、酸碱平衡紊乱及代谢产物潴留而出现的临床综合征。急性肾功能衰竭患者血肌酐平均每天增加 $\geqslant 44.2$ umol/L。据统计,在老年住院患者中急性肾功能衰竭发生率为 $20\% \sim 35\%$,而60岁以上的急性肾功能衰竭患者占同期急性肾功能患者的 $57\% \sim 64\%$。

2.表现

急性肾功能衰竭主要表现为尿量突然明显减少,但有些患者可不明显。另外,有引起急性肾功能衰竭的诱因的相应临床表现,如严重感染、急性胃肠炎、消化道出血、手术创伤等。

9.1.2.9 膀胱肿瘤

1.概念

膀胱癌是泌尿系统最为常见的肿瘤,其发生率在男性肿瘤中占第4位,在女性肿瘤中约占第8位。膀胱癌可发生于膀胱的各层组织。上皮性肿瘤占95%以上,其中绝大多数为移行细胞乳头状肿瘤。好发年龄为 $50 \sim 70$ 岁,男女比例为 $4:1$。

2.表现

膀胱癌主要有以下的三个方面的症状。

1)血尿 为膀胱癌最常见的临床症状。3/4以上的患者常因血尿就诊。血尿的特点是间歇性无痛性肉眼血尿,呈洗肉水样或伴有片状血块。一般表现为全程血尿,终末加重。出血严重者可导致膀胱内血块阻塞,排尿困难。血尿可自行停止或减轻,容易造成治愈或好转的假象。

2)膀胱刺激症状　尿急及尿痛为晚期症状群,浸润性膀胱癌或广泛的原位癌可首先表现为明显的膀胱刺激症状。膀胱腺癌或鳞癌临床上也常表现为肉眼血尿伴尿频、尿急、尿痛、下腹部不适等尿路刺激症状,尤其是膀胱鳞癌的患者,有膀胱刺激症状者约占70%。部分患者可出现下腹部肿块。

3)下腹部肿块　体检可发现下腹部肿块。临近膀胱颈部的带蒂肿瘤常会引起排尿困难或尿潴留,患者可能会因为下腹部肿块、尿潴留就诊,膀胱肿瘤晚期时还可表现为下腹部浸润性肿块、严重贫血、下肢浮肿及腰骶部疼痛等症状。浸润性癌溃疡坏死、感染出血,反复发作可导致严重贫血、恶病质。

9.1.2.10　阴茎癌

1.概念

绝大多数阴茎癌发生于包茎及包皮过长者,与包皮垢和炎症刺激有关。阴茎癌是我国常见的恶性肿瘤,20世纪50年代占泌尿系统肿瘤的51.6%,占男性癌症的第1位。随着我国卫生条件的改善,目前其发病率已下降到8.9%以下。

2.表现

起先表现为硬块、红斑、丘疹或经久不愈的溃疡。若有包皮掩盖,则早期症状不易被发现。之后有脓性分泌物流出,伴有瘙痒、疼痛,肿瘤可长出包皮口或穿破皮肤呈菜花样,表面坏死,伴脓性分泌物,有恶臭。

9.2　泌尿生殖系统疾病老人护理

9.2.1　护理评估

9.2.1.1　健康史

1.既往史

了解患者既往的健康状况,曾患的疾病,有无糖尿病、冠状动脉粥样硬化性心脏病、高血压、贫血、慢性呼吸道疾病、神经系统疾病等,是否有过手术史和外伤史。询问老人有关尿的颜色、透明度和气味;是否曾有尿失禁或排尿后膀胱不能完全排空,下腹部或会阴部疼痛、烧灼感或瘙痒或外阴有分泌物。询问老年女性的妊娠生育史、停经情况、肿块、癌症和性病史,末次妇科检查的时间和阴道分泌物涂片检查时间。询问老年男性的前列腺有关问题和性病史。询问老年人的性功能和排尿的情况。

2.用药史

详细询问并掌握病人现在和过去的用药情况。注意是否用过或正在使用对肾脏有毒性的药物,如氨基甙类药。另外泌尿外科疾病大部分必须手术治疗,为了防止术中、术后大出血,对影响凝血功能的药物术前半个月必须停用。还应特别注意询问以下药物的使用情况:抗高血压药、糖尿病用药、激素类药等。详细询问病人的药物过敏史。

3.家族史

通过询问了解家族中有无泌尿生殖系统肿瘤的病史,有无糖尿病、心血管疾病、高血压、内分泌疾病、先天性泌尿道疾病、多囊肾、尿路结石等。

9.2.1.2 身体评估

(1)检查腹部有无肿块。

(2)检查盆腔有无肿块和不适。

(3)检查膀胱的充盈度,察看是否有尿潴留。

(4)检查外生殖器有无炎症和水肿。

(5)检查阴囊是否有肿块,阴囊是否对称。

(6)检查外阴部有无病变和肿块。

9.2.1.3 诊断学检查

1.留取尿标本

进行尿常规检查、尿三杯试验、尿沉渣显微镜检查、尿沉渣计数和尿脱落细胞学检查。

2.放射学检查

对肾脏、输尿管、膀胱进行 X 线检查,以显示脏器大小、形状、位置、有无软组织肿块、变形和结石。

3.内镜检查

膀胱尿道镜检查在直视下对膀胱和尿道腔内解剖学和大体病变进行观察,并可获得活检标本进行组织病理学检查。输尿管肾镜检查可诊断其他检查不能明确性质的上尿路充盈缺损、梗阻和血尿等,同时可进行腔内碎石、活检、狭窄段切开和小肿瘤切除等手术。经皮肾镜检查用于进行肾和部分输尿管疾病的诊断和治疗。

4.放射学检查

腹部平片对全泌尿系包括肾脏、输尿管、膀胱,必要时包括尿道进行 X 线检查,以显示脏器的大小、形状、位置、有无软组织肿块、变形和结石的存在。

5.静脉肾盂造影

检查肾脏、输尿管、膀胱的位置、大小、形状以及有无肾结石,排尿后造影以了解膀胱的排空功能。

6.残余尿测定

老人因梗阻性疾病如前列腺肥大、尿路结石等可使残余尿增加,严重时影响肾脏功能。

7.子宫内膜涂片检查

采集子宫内膜细胞和分泌物以了解子宫内膜情况。

8.子宫颈涂片检查

从子宫颈口获取分泌物,检查子宫和子宫颈内壁脱落细胞,以检查子宫颈癌。

9.2.2　常见的护理问题

(1)排尿异常。

(2)排尿困难、尿潴留(前列腺肥大)。

(3)压力性尿失禁。

(4)疼痛。

(5)有感染的可能。

(6)皮肤完整性受损的危险。

(7)社交障碍。

(8)睡眠型态紊乱。

(9)自我概念紊乱。

9.2.3　护理目标

(1)老人懂得合理用药的重要性,正规用药后,症状明显减轻。

(2)老人掌握引起感染的相关因素,并能自觉地采取相关的预防措施。

(3)老人掌握盆底肌肉训练的方法,并能自觉进行盆底肌肉的训练,症状逐步减轻,能自我护理。

(4)老人能遵医嘱服用镇痛的药物,掌握减轻疼痛的其他方法,且老人自我感觉更舒适。

(5)老人掌握引起急性尿潴留和前列腺出血的原因,能按时服药、接受手术治疗方案。

(6)老人能减少避免增加腹压的因素,并能接受手术治疗。

(7)老人皮肤完整性无改变。

(8)老人能保持正常的社会交往,掌握处理尿频、尿失禁的相关护理措施。

(9)老人掌握引起不适的原因,并能主动地增加舒适感,家属主动关心老人。

(10)睡眠状况得到改善、控制,睡眠充足,表现为白天精神振作。

9.2.4　护理措施

9.2.4.1　遵医嘱对症治疗

嘱老人按时按量遵医嘱服用抗生素,不能在尿路感染症状改善或消失后自行停药。

9.2.4.2　做好解释工作

(1)向老人讲解感染引起结石、结石导致梗阻,三者互为因果关系,积极治疗尿路感染。

(2)向老人讲解引起感染的相关因素,鼓励老人积极主动的预防感染发生的相关因素,增加液体量的摄取、维持会阴部清洁、穿棉质内裤。

(3)向老人解释增加饮水量的重要性,每天保证 2 000～3 000 ml 的饮水量。避免应用高硬度水。嘱接受体外震波碎石术后的老年患者每日饮水量不少于 2 000～

3 000 ml,以防止术后小血块堵塞,同时也起到尿道冲洗的作用。

9.2.4.3 对症护理

(1)教会老人保持会阴部清洁的方法。

(2)对因小结石引起的疼痛,应当适量运动,疼痛剧烈时,遵医嘱给予止痛剂。

(3)对肾结石术后的老年患者嘱其卧床休息,输尿管结石碎石术后要增加活动。

9.2.4.4 生殖系统护理

(1)嘱老年男性保持规律的性生活,热水坐浴以减轻前列腺充血,控制前列腺肥大。

(2)指导老年女性,在医生的指导下应用雌激素补充疗法,也可用子宫托或气囊置入阴道,增加尿道闭合力,防止溢尿。内裤被尿浸湿后及时用热毛巾清洁皮肤,换上干净的内裤。

(3)告知老年女性,阴道分泌物异常大多是由于体内雌激素水平下降引起。表现为分泌物增加、色黄、略有异味。在治疗老年女性阴道炎时,在排除生殖系统肿瘤后,在医生的指导下除应用抗生素,还可加用小剂量激素。指导老年女性保持外阴清洁,勤换内裤,保持内裤和毛巾的清洁,用专用盆。每晚用消毒液温水坐浴 20 min,可带指套自行清除阴道内残留的分泌物,以干扰细菌的生长环境。

(4)对有子宫脱垂的老年女性,为了避免子宫脱垂程度加重,尽量避免各种增加腹压的因素,如咳嗽、便秘、站立或行走过久、提取重物等。为了治疗和预防脱垂受损,系"丁"字带,以免生殖器脱落于外阴与内裤摩擦,导致组织破损和感染。为了防止脱落的生殖器感染,每晚用高锰酸钾温水坐浴 20 min,有破损者坐浴后局部涂抗生素软膏。

(5)告知老年女性和家属,更年期产生的系列不适应症状与雌激素水平下降有关,家人要关心、体贴、照顾更年期妇女。反应明显时可在医生的指导下采用雌激素替代疗法。

(6)指导老年女性预防阴道干燥的方法,鼓励继续维持性生活或手淫的方式,有助于阴道的循环,便于维持组织的伸缩性。可用水溶性的润滑剂以润滑阴道,也可使用雌激素软膏。

9.2.5 健康教育

9.2.5.1 生活护理

有肾结石或尿路结石的病人,要注意饮食的选择,适当限制牛奶、乳制品、豆类、豆制品、菠菜、香菇、麻酱、动物内脏和浓茶的摄入。同时要多饮水,每天保证饮水量在 2 000 ~ 3 000 ml。避免情绪激动,少吃辛辣、味重的食物以及咖啡和酒。尽量采用多件式穿着方式,以便潮热时可及时脱掉衣服。学会控制对潮热的反应,如采用淋浴、用冷毛巾或冰块、幻想冷却等方法。

9.2.5.2 预防排尿困难

前列腺良性增生的表现为排尿困难。短时间内不宜摄入大量的水分,避免过度疲劳和受凉,以免引起急性尿潴留。同时也要注意避免其他的诱发因素,如服用镇静剂、抗抑郁剂、利尿剂以及含酒精的饮料等。

9.2.5.3 预防尿失禁

盆底肌肉的锻炼收缩肛门,每次 10 s,方松间歇 10 s,连续 15～30 min,每日数次,坚持 4～6 周可明显改善尿失禁。

【思考与练习】

1. 老年人应如何防止压力性尿失禁?
2. 如何指导和协助前更年期妇女正确的处理潮热?

10

运动系统疾病老人的健康照护

运动系统包括骨、骨连结和骨骼肌三部分。它们在神经系统的支配下对身体起着运动、支持和保护的作用。骨与骨之间的连接装置称为骨连结。全身各骨通过骨连结构成骨骼。附于骨骼上的肌称为骨骼肌。肌收缩时，牵引骨移动位置，产生运动。此外，骨骼还是人体的支架，它与肌肉赋予人体以基本外形，并构成体腔的壁(如颅腔、胸腔、腹腔和盆腔)，以保护脑、心、肺、脾、肝等器官。人骨共有 206 块，以其分布部位不同分为躯干骨、颅骨和四肢骨(见图 10-1)。

10.1 老年人运动系统常见疾病概述

10.1.1 老年人运动系统变化

步入老年后，不少老人在不同程度上经历了肌肉痉挛、酸痛、关节僵硬、活动范围降低病症的困扰，而运动系统复杂的生理功能又与循环、内分泌和神经系统密切相关。老人常需花费更多的时间去完成每一项动作活动，可产生疼痛、营养不良、活动受限、自理缺陷、受伤、自我概念混乱、社会隔离等问题。

10.1.1.1 骨的退行性变

由于骨形成减少，吸收增加，单位体积骨量减少，从而导致骨退行性。尤其是女性进入绝经期后，由于雌激素水平下降，骨量丢失加速，出现老年性骨质疏松。

10.1.1.2 关节的退行性变

关节的退行性变在老年人中较为普遍，尤以承受体重较大的膝、髋关节和脊柱最为明显，这是老年人生理性的组织退行性变的表现。长期慢性创伤、过多的负重、牵拉会加重关节的退行性变。

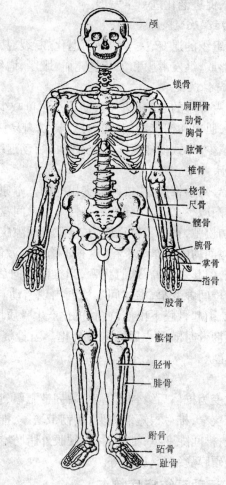

图 10-1　全身骨骼

1.软骨的退行性变

随着年龄的增长,负重关节面的透明软骨光滑度下降,尤其是过量活动与负重,使关节的软骨面变薄、软骨粗糙、破裂,完整性受到破环。由于关节软骨的变性,连接与支持骨与关节的韧带、腱膜、关节囊可因纤维化和钙化而僵硬,表现为关节活动受限。有时也因关节软骨全部退化,使活动时关节两端骨面直接接触而引起剧痛。此外,因在退化的关节软骨边缘出现骨质增生形成骨刺,导致关键活动障碍。

2.滑膜的退行性改变

由于滑膜的退行性改变使滑膜细胞的溶酶体活性下降,同时滑膜表面和毛细血管的距离扩大,引起循环障碍,促使关节软骨变性,导致软骨损害。

3.关节软骨的营养和代谢障碍

关节软骨的营养供给可因关节受压营养减少、代谢受阻,使软骨细胞出现不可逆的变性与软骨基性变性,促进老化进一步发展。

10.1.1.3 骨性关节炎病理改变

由于关节及其周围组织的退变,关节软骨面退化、断裂,甚至脱落,软骨下骨质增生硬化,关节边缘骨刺形成,继发滑膜和关节囊充血、肥厚、增生。

10.1.1.4 骨骼肌的退行性改变

成人肌肉总重量约占体重的 50%,老年人肌肉总量可减少至体重的 25%。肌肉老化使肌肉收缩力减弱,肌肉和韧带萎缩,肌力减退,肌肉易疲劳。又因老年人的神经系统功能减退,活动减少,导致动作反应迟钝,笨拙、行动迟缓。

10.1.1.5 椎间盘退行性变

椎间盘退行性变是导致颈椎病、腰椎间盘突出症的基本原因。随着年龄的增长,纤维环和髓核含水量逐渐减少,失去了弹性和韧性。当椎间盘破裂或脱出后,含水量进一步减少,椎间盘结构松弛,丧失了持重能力,导致椎间隙狭窄,椎旁韧带松弛。故当脊柱伸曲时,产生椎体间的前后错动不稳,这种不稳定刺激位于纤维环外层的神经后根分支——窦椎神经,引起颈肩痛、颈肌痉挛,当椎间盘向后突出压迫脊髓时则引起症状。椎间盘变性后椎间隙变窄,椎体间不稳会出现错动。此时常通过纤维及周围韧带而牵拉椎体边缘,引起骨膜下出血,血肿机化产生骨质增生,形成骨质或骨赘。当血肿较大而渗入后纵韧带时即形成后纵韧带骨化。当骨赘突出压迫周围神经根、脊、椎动脉时引起相应症状。

10.1.1.6 椎管狭窄

椎管狭窄的病理改变为椎体后缘骨质增生,后韧带肥厚、骨化、椎间盘突出;关节突肥大增生造成侧隐窝狭窄;椎弓根短缩内聚;黄韧带增厚;椎板增厚,从侧方和侧后方压迫硬膜和马尾神经;椎间隙变窄;椎体滑移;硬膜外脂肪增生及纤维化,血管增生曲张,硬膜外束带粘连、硬膜囊缩窄、压迹等。

10.1.2 常见老年人运动系统疾病特点

10.1.2.1 骨质疏松

1.概念

骨质疏松症是一种常见的骨代谢性疾病,由多种原因引起,以骨矿量减少、骨的微观结构退行性变为特征,骨的脆性增加而易于发生骨折,是一种全身性的骨骼疾病。骨质疏松分为原发性骨质疏松症和继发性骨质疏松症。

原发性骨质疏松症最常见,妇女的发生率是男性的 2~3 倍。原发性骨质疏松症没有明确的病理性原因,主要是生理内环境改变所引起的。Riggs 将原发性骨质疏松症分为两型,Ⅰ型和Ⅱ型。Ⅰ型指绝经后骨质疏松症,通常发生于绝经后的妇女,其特征是骨折好发于松质骨较多的部位,如脊柱、桡骨远端等。因雌激素拮抗甲状旁腺激素和皮质醇,可减少骨吸收、增加骨有机质合成,所以停经后雌激素缺乏使骨骼形成一个加速流失期,使松质骨的流失比皮质骨快,进而引起骨质疏松症。Ⅱ型指老年性骨质疏松症,通常发生在 70 岁以上者,其特点是骨折好发于有大量皮质骨及松质骨的部位,如髋部、脊柱及肱骨近端等。人在衰老过程中,皮肤合成维生素 D 的能力减弱,肾脏功能降低,使活性维生素 D_3 生成减少,这使得赖于后者的肠道钙吸收减弱。再加上甲状旁腺激素的增加以及雌、雄激素的减少,影响骨基质合成及钙代谢,进而引起骨质疏松症。

继发性骨质疏松症是由内分泌疾病、血液疾病、癌症、药物、遗传性疾病、胃肠疾病等引起的。具体有以下几种情况:内分泌性,如原发性甲状旁腺功能亢进症、甲亢、性腺功能减退、肾上腺皮质功能亢进和糖尿病;肿瘤性,如多发性骨髓瘤、转移性骨肿瘤、白血病;胃肠道,如胃切除后钙吸收功能障碍;营养性,如钙及维生素 D 缺乏;药物性,如长期使用抗惊厥药物、免疫抑制剂、激素和过多甲状腺素替代治疗;慢性病,慢性肾功能衰竭、慢性肝炎;结缔组织病,如类风湿性关节炎;肢体废用,如石膏固定、瘫痪、严重的骨关节炎和宇航员失重等,由于肢体不活动或不承重,骨骼受到的刺激不足,引起骨形成减少而骨吸收增多,导致骨质疏松症。

2.表现

早期原发性的骨质疏松症仅有轻微的症状,较难发现。腰背痛是骨质疏松症患者最常见的临床表现,当发生椎体压缩性骨折时更为明显。一般认为,骨质疏松症患者的腰背痛症状并非由骨质疏松本身引起,很可能是来自骨质疏松继发的脊柱结构改变或同时存在的脊柱推行性关节炎。骨质疏松患者易发生骨折。椎体压缩性骨折、髋部骨折和桡骨远端骨折是骨质疏松患者最常见的 3 种骨折。骨折的类型主要是由皮质骨和松质骨丢失的速率和时间决定的。女性绝经后椎体骨折与桡骨远端骨折的发生率迅速上升,65 岁以后桡骨远端骨折的发生率相对变化较小,而椎体骨折的发生率仍持续上升。髋部骨折的发生率上升相对缓慢,直到老年才明显增加。

10.1.2.2 膝关节骨性关节炎

1.概念

膝关节骨性关节炎是引起膝关节疼痛的主要原因之一,主要与损伤及过度肥胖、使用激素有关。50 岁以上的人膝关节 X 线片常有膝关节骨性关节炎的表现,但不一定有症状。相反,也有些早期膝关节骨性关节炎患者 X 片未见异常。

2.表现

膝关节疼痛是膝关节骨性关节炎最常见的主诉。伸曲膝关节可引起髌骨后缘摩擦感,上下楼梯时或由坐位站起时疼痛加重。体检时可见膝关节活动轻度或中度受限,可伴有膝关节交锁,但纤维性和骨质强直少见。股四头肌萎缩,膝关节肿胀积液。关节液检查可见白细胞增多,偶见红细胞。X线表现通常为阴性,中期髌骨上下缘可见小骨赘,晚期关节间隙变窄,关节边缘及髁间嵴骨质增生,软骨下骨见小的囊肿样改变。

10.1.2.3 髋关节骨性关节炎

1.概念

髋关节骨性关节炎通常为继发性,多数由先天性髋关节脱位、股骨头无菌性坏死、外伤等引起。如能在骨关节炎发生之前纠正原发性畸形,许多患者可以防止髋关节骨性关节炎的发生。没有生物力学异常或畸形的原发性髋关节骨性关节炎极少见。

2.表现

髋关节骨性关节炎早期可以没有明显体征,仅在活动时发生,休息后好转。疼痛可在髋关节的前侧、外侧或内侧,也可放射至坐骨神经分布区或膝关节附近。在清晨起床之后或白天由坐位站起时疼痛加剧。严重的髋关节骨性关节炎髋活动受限,此外可有上下楼困难等症状。严重者髋关节处于前倾位,托马斯征阳性。

10.1.2.4 颈椎病

1.概念

颈椎病是指颈椎间盘退行性变,及其继发性椎间盘挂接推行性变所致的脊椎、神经、血管损害而表现出的症状和体征。颈椎病按病变的部位、范围以及不同的受压组织可出现不同症状,临床上分为颈型、神经根型、脊髓型、椎动脉型、交感神经型和食道压迫型。

1)颈型颈椎病　以局部软组织病变为主,多数病人因颈椎处于强迫姿势过久而发病。表现为头、颈部疼痛,并有相应的压痛点,疼痛向枕部、肩部放射,头颈活动时疼痛加剧,活动受限。

2)神经根型颈椎病　是颈椎病中最多见的类型。主要表现为颈肩痛,严重者神经根性痛放射到前臂和手指。可出现神经根节段分布部位的皮肤感觉减退或过敏现象,也可伴有肌力减弱以及肱二头肌、肱三头肌肌腱反射改变等。

3)脊髓型颈椎病　颈椎间盘突出引起脊髓压迫症状,中老年人好发,不一定有肩痛。患者常诉手足无力,持物易坠落,行走不稳,行走时有踩棉花感,有的胸部有束带感,大小便失禁或尿潴留 + ,甚至四肢瘫痪。检查时可发现上下肢反射亢进,霍夫曼征阳性,踝阵挛、髌阵挛阳性,巴宾斯基征阳性。

4)椎动脉型颈椎病　椎动脉第二段在颈椎旁通过横突孔上行,当钩椎关节增生时,会压迫椎动脉而引起脑缺血。主要表现为椎-基动脉供血不全症状,如头痛、头晕、耳鸣、眼花、记忆力减退、恶心、呕吐等,还可有心动过速或过缓、多汗或无汗等。头颅旋转引起眩晕发作是本病的特点。

5)交感神经型颈椎病　可与神经根型颈椎病合并发生。主要表现为交感神经兴奋或抑制的症状,但以兴奋多见。可有以下五个方面的症状:头部症状为全头部痛或偏头痛,眩晕;眼部症状为眼裂增大或眼睑下垂,视力模糊;心血管症状为心动过速或过缓;周围血管表现为四肢冰凉,局部温度下降;发汗障碍的表现为一侧肢体多汗或少汗。

6)食道压迫型颈椎病　出现吞咽困难。

2.表现

椎旁或棘间压痛。神经根型颈部活动受限最明显,出现上肢疼觉减退或过敏,可出现一侧或双侧上下肢肌力下降、肌肉萎缩,尤其是内在肌改变最为明显。脊髓型多以后伸受限为主,可出现躯干和四肢感觉障碍,四肢肌力增强,早期手部多无明显肌力减退及肌肉萎缩。椎动脉型在颈部向某一方向旋转时可出现眩晕。

10.1.2.5 肩关节周围炎

1.概念

肩关节周围炎多为慢性发病,多数无外伤史,少数仅有轻微外伤。肩关节周围炎包括肩关节周围软组织退行性变,如肩峰下滑囊炎、冈上肌腱炎、肱二头肌长头腱鞘炎等。

2.表现

肩关节周围炎主要症状是逐渐加重的肩部疼痛及肩关节活动受限。疼痛一般位于肩关节前侧,有时可放射至肘关节、手及肩胛区,但无感觉障碍。夜间疼痛加重,患者不敢向患侧卧。持续疼痛可引起肌肉痉挛和肌肉萎缩。肩前后方、肩峰下、三角肌止点处有压痛,而以肱二头肌长头腱及喙肱间隙压痛最明显。当肩关节内旋时疼痛加剧。患侧手放健侧肩使喙肱受挤压可出现疼痛。

10.1.2.6 腰椎管狭窄症

1.概念

中央椎管、侧椎管与椎间孔隧道的狭窄称为椎管狭窄症。腰椎管狭窄有以下五个方面的原因。

(1)先天性:先天性峡部断裂、先天性骨性椎管狭窄。

(2)后天性:软骨发育不良症,脊柱塌陷后突形成椎管狭窄。

(3)继发性:外伤峡部断裂滑脱、肥大性滑脱、腰椎骨折性脱位。

(4)医源性:椎板融合术后、化学髓核溶解术后。

(5)其他:湿疹样乳腺癌、氟中毒等。

2.表现

表现为长期腰腿痛和间歇性跛行。病人在站立或行走时腰腿痛、麻木无力逐渐加重,以至不能继续再走,蹲下或休息片刻后症状消失。疼痛在站立时加重,卧床后减轻或缓解。

10.1.2.7 老年性骨折

1.概念

骨骼的完整性或连续性产生断裂称为骨折。骨折是老年人的常见病、多发病,随着年龄增长,骨老化、骨质疏松,极易发生骨折,最多见的是老年特有的骨折,即骨质疏松性骨折。外力直接作用于疏松的骨质上,极易发生骨折。

2.表现

骨折的主要表现为局部肿胀、疼痛、畸形、功能障碍等。老年人骨折多发生在骨质疏松部位,常见有下述几种。

1)股骨颈骨折 股骨颈骨折是老年人最常见的骨折。这是由于在股骨颈有一个骨小梁缺少的三角区(见图10-2),骨结构不够坚固,加上老年人骨质疏松改变,因而不需很大的外力就可以引起骨折;又由于该部位血供较差,骨折后往往不易愈合。骨折发生后产生疼痛、不能走路,但也有的不太疼痛,还可以勉强行走。此类骨折大多是有错位的,有些错位不严重(见图10-3),骨的断端互相嵌插在一起,经卧床或上牵引(顾着腿的方向长时间牵拉),可能自己长上。但是,大多数的骨折错位必须经过复位与打钉内固定手术治疗,否则没有长上的希望。对高龄老人有的还要考虑股骨头置换术。此外,股骨颈骨折常使老人被迫卧床不能活动乃至致残,并容易引起褥疮、血栓栓塞、肺炎及泌尿道感染等合并症,严重者可造成生命危险。因此,手术治疗不但能减少或消除疼痛,防止致残,还能提高生活质量和减少上述合并症的发生。

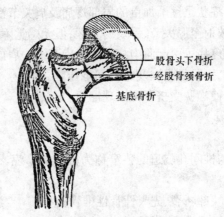

图 10-2 股骨颈骨折

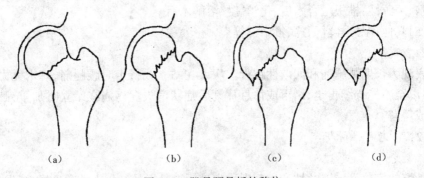

图 10-3 股骨颈骨折的移位

2)股骨粗隆间骨折 此种骨折也是老年人较多见的,因该处血液循环丰富,骨折后多半能自己长上,但是如果治疗不当,容易发生大腿内翻畸形。一般可采用牵引治疗。对高龄老人为了减轻疼痛及避免长期卧床产生合症,也应考虑手术治疗,让病人早期离床活动。

3)脊柱压缩性骨折 脊柱骨主要是由松质骨组成,加上老年人骨质疏松,很容易发生骨组织互相挤压与塌陷而造成压缩性骨折。脊柱压缩性骨折一般来说,多数都没有明显的受伤病史,在不知不觉中发生的。疼痛不重者不需严格卧床休息;疼痛较重者需短期卧床,服止痛药,可在床上随便翻身;高龄老人也不宜久卧床上,必要时可穿腰部支架。老年人常常多次在不同部位发生这类骨折,造成老年人驼背。

4)其他部位骨折 老年人除上述三类骨折多发外,尚可见到其他部位的骨折,如桡骨远端骨折(科雷氏骨折),肱骨颈骨折,胫、腓骨骨折等(见图 10-4)。

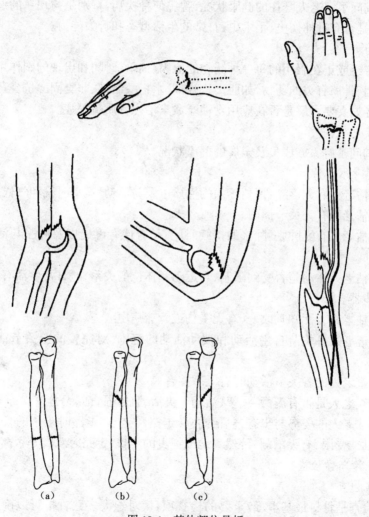

(a)　　　(b)　　　(c)

图 10-4 其他部位骨折

10.2 运动系统疾病老人护理

10.2.1 护理评估

10.2.1.1 健康史

1.既往史

通过询问了解老人既往的健康状况,曾患何种疾病,特别是与现在的疾病密切相关的疾病;是否有过外伤史、手术史;日常的生活型态和行为能力。

2.用药史

了解曾经或正在服用的每一种药物的原因、剂量、时间和出现的副作用。尤其是与治疗肌肉、骨骼有关的药物,如肌肉松弛剂、水杨酸制剂、非类固醇抗炎药和类固醇等。对停经妇女要了解是否在应用女性雌激素治疗骨质疏松症。

3.家族史

通过询问了解家族成员及亲属的健康状况。

10.2.1.2 身体评估

(1)评估老人有无疼痛,评估疼痛的性质以及与活动、运动时段和气候的关系。

(2)评估老人有无关节僵硬。

(3)评估老人有无肿胀、肿胀的持续时间、是否伴有疼痛以及肿胀与活动受限的关系。

(4)评估老人活动是否受到限制,与运动和体位的关系,对日常生活有无影响,是否使用助步器。

(5)评估老人有无知觉改变,有无受伤或背痛病史。

(6)检查老人各关节自主活动和被动活动的范围,对完整的全关节活动进行评价。

(7)检查老人的各关节活动时有无摩擦音。

(8)检查老人是否有震颤、痉挛、活动不灵活、肌肉强直或无力。

(9)评估老人的姿势与步态,包括站立、走路和坐下,走路时步子的长短、手臂摆动是否晃动或受限,有无蹒跚、砰然着地或拖曳的步伐;走路时双脚是否离开地面。

10.2.1.3 诊断学检查

1.X线检查

X线检查是骨科最基本、最重要的检查项目,对绝大多数骨折可以确诊,并为分型和治疗方法的选择提供主要的依据,对急性炎症晚期、慢性炎症、肿瘤可以起到定位的作用。

2.计算机体层摄影

计算机体层摄影用于常规X线检查或其他方法不能明确诊断的病人,如髋部、骨盆、肩胛骨骨折、椎管狭窄、椎间盘病变,可了解脊柱损伤时骨折片压迫脊髓的情况,可协助骨质疏松和骨关节病以及骨和软组织肿瘤的诊断,特别是对椎体是否被破坏和椎管内肿瘤的椎体是否被破坏,是否向周围扩散以及侵入椎管内或椎管内占位性病变压迫脊髓的情况的检查。造影增强 CT 扫描适用于骨与关节的炎症和肿瘤。

3.磁共振成像

磁共振成像对软组织分辨率高,多方位成像以及多参数成像。适用于:骨肿瘤、脊柱创伤、半月板及韧带损伤病人。

4.单光子发射型计算机断层扫描

单光子发射型计算机断层扫描检查的灵敏度非常高,能够早期发现和诊断骨骼的病变,并能够一次完成全身骨骼扫描。适用于:骨肿瘤、骨关节炎、骨髓炎、骨缺血性坏死;骨折定位,尤其是肋骨、颅骨、指骨等 X 线检查确诊困难的以及应力性骨折等;代谢性骨病,如骨质疏松、畸形性骨炎、骨纤维发育不良等;断肢(指)再植,以判断血管吻合口是否通畅及骨移植的存活。

10.2.2 常见的护理问题

(1)疼痛。

(2)营养状态改变。

(3)躯体移动障碍。

(4)便秘。

(5)自理缺陷。

(6)有受伤的危险。

(7)皮肤完整性受损的危险。

(8)知识缺乏。

(9)社会隔离。

10.2.3 护理目标

(1)老人能遵医嘱服用相关的药物解除疼痛,同时也能积极主动地采取非药物的方法解除疼痛。主诉疼痛缓解或次数减少、舒适感增加。

(2)老人能掌握治疗骨质疏松症药物的正确服法和使用相关药物的不良反应。

(3)老人掌握通过食物补充钙剂的方法,熟悉富含钙质的食物种类,钙质和维生素 D 的摄取复核要求。

(4)老人的日常需要能及时得到照顾,指导并协助老人进行功能锻炼,不出现关节僵硬和强直,不出现肌肉萎缩。

(5)老人能做力所能及的自理活动,如瘫痪病人用吸管呋吸饮用水漱口。

(6)老人掌握预防跌倒、烫伤等的方法,没有出现意外的伤害。

(7)老人的肠道功能保持正常,没有出现大便便结的情况。

(8)有活动障碍的老人没有因为限制活动而发生褥疮、坠积性肺炎、血栓性静脉炎和肌肉萎缩等并发症。

(9)老人能描述关节伤病后早期功能锻炼的重要性,能在体疗师和其他医务人员的指导下,按活动计划进行锻炼,并能演示有关器械的操作。

(10)老人掌握预防肌肉萎缩,防止关节僵硬、变形,防止便秘和皮肤破损、坠积性肺炎的发生等相关措施。

(11)老人保持良好的社会交往的能力。不出现抑郁等心理问题。

10.2.4　护理措施

10.2.4.1　疼痛护理

(1)与病人和家属讨论使疼痛减轻或加重的因素,嘱病人遵医嘱服用止痛药物,观察并记录用药的效果和不良反应。

(2)对服用止痛剂的老人进行用药的指导,临床上常用的镇痛消炎类药物,如布洛芬、吲哚美辛(消炎痛)等,这些药物常存在不同程度的不良反应,尤其是对胃的刺激较大,指导老人在饭后服药。

(3)指导老人减轻疼痛的方法。①指导和协助老人翻向健侧,半坐卧位,洗热水澡、按摩促进肌肉的松弛。②指导老人采用其他控制疼痛的方法,如热茶、音乐疗法、暗示疏导等。指导老人做放松骨骼肌张力的方法,以减轻疼痛。③如因病情需要,病人长时间处于同一体位或下肢太高时,应在膝关节下垫毛巾或小软枕,将患肢置于屈膝功能位,减轻腰部张力,还可利用枕头、棉被支撑疼痛部位。④腰背痛急性发作时,指导或帮助老人缓慢地或以俯卧的方式移到床上或就地躺下,使压力暂离腰背部,然后慢慢挺直背和腿,直至疼痛减轻。⑤根据病情需要,指导老人在理疗或被动活动前30 min 预防性的使用止痛药。⑥指导做石膏、牵引或内固定手术的老人,尽可能每小时活动身体数分钟,如上下甩动臂膀、扭动足趾、做足背屈和跖屈,以减轻肌肉痉挛、关节僵硬和疼痛。

(4)对上石膏的老人要仔细观察肢体末梢血液循环、包裹是否过紧、牵引装置能否有效解除疼痛。

(5)指导有颈椎退行性疾患的老人适当地使用支架、颈托、腰围及其他骨科器械,尤其是在炎症发作、长距离行走或负重时,配合关节制动休息及止痛。

10.2.4.2　加强观察

(1)老人如应用雌激素治疗骨质疏松症,详细了解病人家族史中关于肿瘤及心血管疾病的病史,严密监测子宫内膜增殖变化,指导病人注意阴道出血情况,定期作乳房检查,防止肿瘤和心血管疾病的发生。

(2)医护人员注意对老人皮肤造成缺血及压力的因素,根据条件使用电动翻身床、水床或可转移身体变动的床垫,采取措施保护骨突部位,避免用枕头和橡皮圈做坐垫,以免引起局部压迫和血液循环障碍。

10.2.4.3　生活护理

(1)饮食指导。指导老人从饮食中补钙。富含钙质的食品有牛奶、海产品、深绿色蔬菜、坚果类、豆制品等。鼓励病人多饮水,多食含纤维素丰富的蔬菜;经常按摩腹部,促进肠蠕动,必要时服用缓泻剂,利于排便。

(2)为老人制定翻身计划,帮助病人每 2 h 更换一次姿势。指导老人进行有效的咳嗽和深呼吸,帮助老人尽早活动,指导老人做力所能及的事情。如果老人不能行走,可让老人从床上转移到椅子上坐,指导老人做肌肉等长运动。

(3)指导老人选择合适的鞋子,在医生的指导下选用合适的助步器,腋杖对下肢功能障碍的病人最适用,步行器可代替腋杖,使用比较安全、方便,适用于缺乏持久力和较为年老的病人。

(4)指导因关节变形和活动受限引起自我形象紊乱的老人正确锻炼,保持功能和体形,调节自我,适应自我形象的改变。给老人创造与人交往的机会,避免出现社交障碍。

10.2.5 健康教育

10.2.5.1 对关节肌肉的保护

应用大关节活动而少用小关节,如使用背带包而不用手提包。提重物时,可用双手的绝不用单手提。拾物时作蹲下或屈膝,而不是弯腰。搬重物时先将双足分开与肩等宽,站稳后屈膝、身体靠近物体,腰部肌肉缓慢用力,避免弯腰扭伤腰肌。坐时双脚不交叉,保持身体中心平衡。枕头高度不超过 15 cm,以避免颈部过度屈曲。避免生活在潮湿的环境中。

10.2.5.2 运动疗法

制定运动计划,运动时脉率以最高心率(220 - 年龄)的 60% ~ 80% 为适度,运动强度以低、中度为宜,可选用步行、慢跑、游泳、骑自行车等。游泳对体重超重且患有骨关节炎的老人特别适宜。运动前应作 5 min 的热身运动,包括伸展颈、肩、腰和膝部的肌肉和韧带,然后是持续 15 ~ 20 min 的运动,最后做 5 ~ 10 min 的整理运动。运动量以运动后全身微微出汗,身体无过度疲劳感为宜。有规则的运动要长年坚持,才能预防和减轻骨质疏松症的发生和发展。

10.2.5.3 指导服用药物

1.服用钙剂

选用可咀嚼的钙片,以促进吸收。钙剂宜在饭后 1 h 或睡前服用。喝牛奶有不适者应避免选用乳酸钙,钙剂应与维生素 D 同时服用,以促进钙的吸收。血清钙过高可导致泌尿系统的损害,对患有泌尿系统结石、肉芽肿或高血钙者应限制钙剂的摄入。

2.服用非甾体类消炎药的指导

非甾体类消炎镇痛药常用以缓解类风湿关节炎和退行性关节炎的症状。该类药物常见的副作用是胃肠道不适,可能出现溃疡或消化道出血,宜在饭后服用以减轻副作用,护胃药与非甾体类消炎镇痛药同时服用能减轻溃疡的发生率。同时非甾体类消炎药还可能对肾脏造成损害,因此对应用此药的老人应当定期检查白细胞计数和肝肾功能。

10.2.5.4　饮食疗法

　　骨质疏松症应以预防为主,饮食疗法的重点是通过饮食补钙。牛奶富含钙质,鱼是补充钙质的良好资源,吃鱼能获得维生素 D,帮助钙的吸收。富含钙质的食物还有深绿色蔬菜、坚果类、海藻类、萝卜和大豆制品等。

【思考与练习】

1.老年人应如何防止骨质疏松?
2.如何指导和协助骨折老人进行功能锻炼?

11

代谢和内分泌系统疾病老人的健康照护

进入老年期,机体代谢和内分泌系统也会发生一系列功能和形态学方面的改变。老化的改变包括内分泌器官的萎缩变小和激素分泌减少,或者平时血浆激素水平正常,而在应激状态下某种内分泌腺的储备功能减退,可能少数内分泌腺功能增强。老年病人的临床表现一般不典型,病变涉及的器官较广泛。

11.1 代谢和内分泌系统常见疾病概述

11.1.1 老年人代谢和内分泌系统变化

人的内分泌器官如图 11-1 所示。

11.1.1.1 生长激素释放减少

生长激素是由垂体前叶分泌的,老年人脑垂体的变化主要是垂体的体积缩小,组织结构呈纤维化和囊状改变。老年人的生长激素(GH)释放减少,30 岁的男性血清生长激素峰值为 20ng/ml,而 80 岁以上降至 2ng/ml 以下。因此,老年人肌肉和骨矿物质减少,脂肪增多,体力下降,容易疲劳。

11.1.1.2 甲状腺素分泌减少

甲状腺素是由甲状腺分泌的,老年人甲状腺的变化主要是甲状腺缩小,有纤维化、淋巴细胞浸润和结节化。一般健康老年人血中的 T_3 水平男性降低约 20%,女性降低约 10%,甲状腺的吸碘率降低,且影响脂质代谢,使血中胆固醇的水平增高。

11.1.1.3 肾上腺的变化

肾上腺的变化主要是肾上腺皮质和髓质的细胞均减少,肾上腺重量逐渐减轻,60

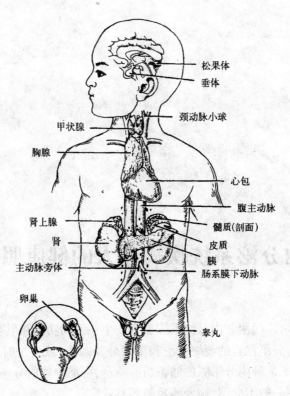

图 11-1　内分泌器官

岁以后减轻明显。随着年龄的增长,肾上腺皮质变薄,出现多灶性增生,肾上腺皮质细胞内有脂褐素沉积,结缔组织增生,包膜、间质和血管周围纤维组织增生,血清醛固酮水平下降,在应激状态下儿茶酚胺的分泌迟缓。老年人下丘脑—垂体—肾上腺系统功能减退,激素的清楚能力明显下降,因此,老年人对外界环境的适应能力和对应激反应的能力均明显降低。即对过冷过热、缺氧、创伤等的耐受力减退。老年人的运动能力和体力劳动能力均明显下降;老年人从事体力劳动后,需要较长时间才能恢复。

11.1.1.4　胰岛的变化

　　进入老年期后,胰岛可萎缩,胰岛内有淀粉样物质沉积,胰岛内的 A 细胞分泌高血糖素,胰岛内的 B 细胞分泌胰岛素,胰岛内的 D 细胞分泌生长抑素,E 细胞分泌胰多肽。其中高血糖素和胰岛素与糖代谢有关,生长抑素和胰多肽调节胰岛素和高血糖素的分泌。老年人高血糖素分泌异常增加,故非胰岛素依赖型糖尿病的发病率较高。老年人的胰岛功能减退,胰岛 B 细胞减少,并延迟对胰岛素的释放,细胞膜上胰岛素受体减少,对胰岛素的敏感性下降,使糖尿病成为老年人群中的常见病。

11.1.2　常见老年人代谢和内分泌系统疾病特点

11.1.2.1　糖尿病

1.概述

糖尿病是一组由遗传和环境因素相互作用而引起的临床综合征,因胰岛素分泌绝对不足以及靶细胞对胰岛素敏感性降低,引起糖、蛋白、脂肪、水和电解质等一系列代谢紊乱,临床上以高血糖为主要标志,久病可引起多个系统损害。

糖尿病可分为胰岛素依赖型糖尿病(IDDM,Ⅰ型)、非胰岛素依赖型糖尿病(NID-DM,Ⅱ型)、继发性糖尿病(包括胰腺疾病、内分泌疾病、药物或化学毒物引起者、胰岛素受体疾病、某些遗传综合征等)、葡萄糖耐量异常(IGT)、妊娠期糖尿病。

判断标准是:随机血糖≥11.1 mmol/L,或空腹血糖≥7.8 mmol/L,可诊断为糖尿病。随机血糖≤7.8 mmol/L,或空腹血糖≤5.6 mmol/L,可排除糖尿病。其他的需做糖耐量实验。

【相关知识】糖尿病对人类生活质量影响的 10 个方面

(1)死亡率增加 2~3 倍。

(2)心脏病及中风者增加 2~3 倍。

(3)失明者比一般人多 10 倍。

(4)坏疽和截肢者约比一般人多 20 倍。

(5)是引发致命肾脏病的第二个主要原因。

(6)易导致其他慢性损害(如神经病变、感染和性功能障碍)。

(7)与年龄相当的一般人相比住院人数增加 2 倍。

(8)直接用于医疗方面的花费大大增加,包括时间、药物、康复、护理和其他服务性工作以及物资需要。

(9)其他花费大大增加,如退休金以及由于残疾而丧失的生产能力所造成的损失。

(10)一般情况下,普通人一生患糖尿病的概率为 2%~12%。

2.表现

1)代谢紊乱综合征　典型的"三多一少"表现:多饮、多食、多尿、体重减轻。

2)并发症症状　急性并发症有酮症酸中毒、高渗性非酮症性糖尿病昏迷。慢性并发症有大血管病变(侵犯大动脉,引起冠心病、缺血性或出血性脑血管病、肾动脉硬化、肢体动脉硬化等)、微血管病变(微循环障碍、微血管瘤形成和微血管基地膜增厚,一是导致出现糖尿病肾病,表现为蛋白尿、水肿、高血压、肾衰;二是导致出现糖尿病视网膜病变)、神经病变(以周围神经病变为最常见,主要表现为感觉异常)、眼部病变(还可引起白内障、青光眼、曲光改变、虹膜睫状体改变等)、皮肤(易发生营养不良、感染、溃疡)。

3)感染 如肺部感染、尿路感染等。

11.1.2.2 肥胖症

1.概述

肥胖症是指人体脂肪积聚过多,引起脂肪代谢障碍,造成体重明显超重的疾病。单纯性肥胖指无明显内分泌代谢疾病,继发性肥胖主要为神经内分泌疾病所致。老年人肥胖症大多属单纯性肥胖,根据脂肪组织积聚部位的不同,可分为中心型肥胖和外周型肥胖。中心型肥胖又称内脏型、躯干型、男性型肥胖。脂肪组织堆积腹部为主。中心型肥胖进一步分为皮下脂肪积聚型和腹腔内脂肪积聚型。后者与脂质代谢紊乱关系更为密切。外周型肥胖又称女性型肥胖。以臀部、腹部脂肪组织堆积为主。轻度单纯性肥胖者可无症状,中度和重度肥胖者可出现症状群。

【相关知识】有关肥胖症

目前,全球肥胖症患者人数已经超过3亿人,并且还在不断增加,其中尤以欧美最为严重。在欧洲国家里,成年人肥胖症比例最高的国家是南斯拉夫,全国近40%的人口均患有不同程度的肥胖症,其次依次为希腊、罗马尼亚、捷克、英国、芬兰、德国等,这些国家肥胖症患者比例均超过或接近其全国人口的20%;肥胖症患者比例最低的国家是瑞士、挪威、荷兰、意大利等,全国肥胖症人口比例均低于10%。法国国家卫生与医学研究所的统计数字指出,与其他欧洲国家相比,法国的肥胖症患者比例并不算高,但在过去3年里,法国全国肥胖症患者人数骤增了66万,目前肥胖症患者占全国人口的比率为10%,这种发展趋势非常令人担忧。

2.表现

1)肺泡低换气综合征 此组症群又称为 Pick-Wickian 综合征。由于大量脂肪堆积于体内,体重过增,活动时须消耗能量,耗氧量亦增多,故肥胖者一般不喜欢运动,活动少而思睡,稍多活动或体力劳动后易疲乏无力,肥胖者总摄氧量增加,但按单位体表面积计算则比正常低。患者胸腹部脂肪较多时,腹壁增厚,横隔抬高,换气困难,故有 CO_2 滞留,P_{CO_2} 常超过 6.3 kPa(48 mmHg),正常为 5.3 kPa(40 mmHg)而缺氧,以致气促,甚至发生继发性红细胞增多症,肺动脉高压,形成慢性肺心病而心力衰竭,如体重减轻后可恢复。平时由于缺氧倾向与 CO_2 储留,呈倦怠嗜睡状,称 Pick-Wickian 综合征。

2)心血管系统综合征 重度肥胖者可能由于脂肪组织中血管增多,有效循环血容量、心搏出量、输出量及心脏负担均增高,有时伴有高血压、动脉粥样硬化,进一步加重心脏负担,引起左心室肥大,同时心肌内外有脂肪沉着,更易引起心肌劳损,以致左心扩大与左心衰竭。加之上述肺泡低换气综合征,偶见骤然死亡者。

3)内分泌代谢紊乱 空腹及餐后血浆胰岛素增高,基值可达 $30\mu u/ml$,餐后可达 $300\mu u/ml$,约一倍于正常人,患者既具有高胰岛素血症,C 肽分泌增加,同时又存在胰岛素抵抗,造成糖耐量减低或糖尿病。总脂、胆固醇、甘油三酯及游离脂肪酸常增高,呈高脂血症及高脂蛋白血症,成为动脉粥样硬化、冠心病、胆石症等病的基础。肥胖者血浆总蛋白、白蛋白、球蛋白通常在正常范围,某些氨基酸可增加,如精氨酸、亮氨酸、异亮氨酸、酪氨酸、苯丙氨酸等,这样,血糖和血浆氨基酸的增高形成刺激胰岛 β 细胞的恶性循环,于是肥胖加重。甲状腺功能一般正常,过食时 T3 增加,生长激素(GH)分泌迟钝。

4)消化系综合征　胃纳多亢进,善饥多食,便秘腹胀较常见。肥胖者可有不同程度的肝脂肪变性而肿大,伴胆石症者有慢性消化不良、胆绞痛发作史。

5)其他　肥胖者嘌呤代谢异常,血浆尿酸增加,使痛风的发病率明显高于正常人,伴冠心病者有心绞痛发作史。患者皮肤上可有淡紫纹或白纹,分布于臀外侧、大腿内侧、膝关节、下腹部等处,折皱处易磨损,引起皮炎、皮癣。平时汗多怕热、抵抗力较低而易感染。

【相关知识】"病态肥胖"的十大信号

信号一:黑棘皮病。

信号二:紫纹。

信号三:男性乳房发育。

信号四:月经紊乱。

信号五:睡眠呼吸暂停综合症。

信号六:脂肪肝。

信号七:腰围增粗。

信号八:食欲异常。

信号九:皮肤发黄,眼睑水肿。

信号十:儿童多毛。

11.1.2.3　甲状腺机能亢进

1.概述

甲状腺机能亢进症的简称为甲亢,系指由多种原因导致甲状腺功能增强,分泌甲状腺激素(T H)过多,造成机体的神经、循环及消化等系统兴奋性增高和代谢亢进为主要表现的临床综合症。

本病的病因和发病机理至今尚未完全阐明,有两种学说:一是垂体促甲状腺激素分泌过多学说,认为本病是垂体促甲状腺激素分泌过多所致,但通过测定患者血液中促甲状腺激素偏低、促甲状腺激素释放兴奋试验无反应、垂体切除仍可发生甲亢等事实否定了这一传统学说;二是免疫学说,认为甲亢是一种自身免疫性疾病,近代研究证明,本病是在遗传的基础上,因感染、精神创伤等应激因素而诱发,属于抑制性 T 淋巴细胞功能缺陷所致的一种器官特异性自身免疫病,与自身免疫性甲状腺炎等同属自身免疫性甲状腺疾病。曾有 204 例本病患者的调查表明,60%的患者有家族素质倾向。

2.表现

1)高代谢症群　患者可表现为怕热多汗,皮肤、手掌、面、颈、腋下皮肤红润多汗。常有低热,严重时可出现高热。患者常有心动过速、心悸、胃纳明显亢进,但体重下降,疲乏无力。

2)甲状腺肿　不少患者以甲状腺肿大为主诉,呈弥漫性对称性肿大,质软,吞咽时上下移动。少数患者的甲状腺肿大不对称,或肿大不明显。

3)眼征　眼征有以下几种:①眼睑裂隙增宽,少眨眼睛和凝视;②眼球内侧聚合困难或欠佳;③眼向下看时,上眼睑因后缩而不能跟随眼球下落;④眼向上看时,前额皮肤不能皱起。

4)神经系统　神经过敏,易于激动,烦躁多虑,失眠紧张,多言多动,有时思想不集中,但偶有神情淡漠、寡言抑郁者。

5)心血管系统　由于代谢亢进,使心率增速,心血搏出量增多,血循环加快,脉压差加大,多数患者述说心悸、胸闷、气促,活动后加重,可出现各种早搏及房颤等。

5)消化系统　食欲亢进,但体重明显减轻为本病特征。二者的伴随,常提示本病或糖尿病的可能。本病引起腹泻的原因是,由于进食多而易饥,加之过多的甲状腺素分泌,兴奋胃肠平滑肌使蠕动增快,引起消化不良,大便频繁。一般大便呈糊状,含较多不消化食物,有时伴有脂肪消化吸收不良呈脂肪痢。由于营养吸收障碍与激素的直接作用,肝脏可稍大,肝功能可不正常,少数可有黄疸及维生素 B 族缺乏的症状。

11.1.2.4　甲状腺功能减退

1.概述

甲状腺机能减退症简称"甲减",是指甲状腺功能低下,合成、分泌甲状腺激素减少的一种内分泌疾病;由于甲状腺合成或分泌甲状腺素不足或周围组织对甲状腺激素不应性引起。任何年龄均可发病。甲状腺位于颈前部喉结的下方,形状呈蝴蝶样(见图 11-2);事实上,人体内所有的代谢过程都受到甲状腺激素的影响。

2.表现

大多数病人都具有下列表现:怕冷,或不耐冷,少汗,食欲不振,便秘,胸痛,毛发脱落,心率减慢,心律不规则,体重增加,颜面虚浮,液体潴溜,皮肤紧张,表情呆板,或精神紧张、抑郁或精神失常,嗜睡或失眠,皮肤粗糙,性欲减退,月经失常,对药物不耐受,贫血,四肢麻木,声音低钝嘶哑。

4.1.2.5　痛风

1.概述

痛风是一组遗传性或获得性尿酸代谢失调的疾病。是长期嘌呤代谢障碍,血尿酸升高引致组织损伤的一组疾病。

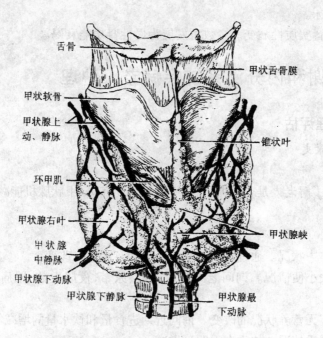

舌骨
甲状软骨
甲状腺上动、静脉
环甲肌
甲状腺右叶
甲状腺中静脉
甲状腺下动脉
甲状腺下静脉

甲状舌骨膜
锥状叶
甲状腺峡
甲状腺最下动脉

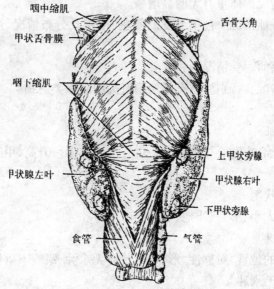

咽中缩肌
甲状舌骨膜
咽下缩肌
甲状腺左叶
食管

舌骨大角
上甲状旁腺
甲状腺右叶
下甲状旁腺
气管

图 11-2 甲状腺(前面、背面)

2.表现

1)急性痛风性关节炎 多夜间及凌晨突发,受累关节以拇趾的慢性关节炎和关节畸形。

2)肾结石及肾病 肾尿酸结石阻塞泌尿道引起肾绞痛和血尿,多数患者有肾性高血压及蛋白尿。

3)痛风性肾实质性病变。少数可发展为慢性肾功能衰竭。

11.2 代谢和内分泌系统疾病老人护理

11.2.1 护理评估

11.2.1.1 健康史

1.家族史

通过询问了解老人是否有糖尿病、甲状腺机能亢进、甲状腺机能减退、肥胖症、痛风症等家族史。

2.个人史

(1)了解体力状况。通过询问了解老人近期有无体力改变。

(2)了解大小便情况。询问老人排尿次数、尿量、夜尿次数、尿痛、大便次数、性状、颜色等。

(3)了解有无营养状况的改变。询问近期进食量和饮水量的增减等。

(4)了解体重情况。体重有无明显增减。

(5)了解身体特征情况。包括毛发的颜色、浓密及分布情况,音调、面容,身体的比例等。

(6)了解对冷热的耐受情况。

(7)了解用药情况。特别注意有无使用有关的激素类药物。

11.2.1.2 身体评估

1.测量生命体征

了解有无体温、心率和心律的异常。甲亢老人体温可升高,甲减的老人体温可正常,也可低于正常。

2.检查甲状腺状况

检查甲状腺的大小、形态、质地、有无结节等。

3.检查眼部情况

观察老人眼睛的位置、对称性、形状、眼睑有无水肿、眼睑下垂情况等。

4.检查肢体有无水肿

5.检查躯体情况

有无躯干部肥胖,锁骨上脂肪垫、水牛背和紫红色条纹等肾上腺皮质激素分泌过多的现象。

11.2.1.3 实验室检查

1.检查有无甲状腺疾病

血清四碘甲腺原氨酸(T_4),血清三碘甲腺原氨酸(T_3)、促甲状腺素、甲状腺吸碘试验等。

2.检查有无糖尿病

检查随机血糖、空腹血糖、口服葡萄糖耐量试验。

3.检查有无高尿酸血症

检查血尿酸。

11.2.2 常见的护理问题

(1)营养失调:低于机体需要量。

(2)自我概念紊乱。

(3)潜在并发症。

(4)活动无耐力。

(5)有皮肤完整性受损的危险。

(6)便秘。

(7)疼痛。

(8)知识缺乏。

11.2.3 护理目标

(1)患糖尿病老人及其家属能叙述饮食治疗与血糖控制之间的关系,配合饮食计划,用"食物换算表"进行食物的调换和搭配,坚持饮食控制。

(2)老人未出现感染的症状和体征。

(3)老人能叙述运动的积极作用,能坚持锻炼,活动耐力有所增加。

(4)老人能叙述引起皮肤破损的原因和预防方法,掌握皮肤特别是保护下肢皮肤的方法。患甲亢和糖尿病老人了解甲状腺机能亢进和糖尿病并发症的预防方法,并采取积极应对措施,老人未出现并发症。

(5)老人的排便型态恢复正常。

(6)积极治疗痛风等疾病,老人疼痛发作的次数减少、程度减轻。

(7)学习与疾病相关的知识,如药物服用知识、糖尿病自我监测方法等。

【相关知识】世界防治糖尿病日

加拿大著名的糖尿病专家班亭教授是第一位把胰岛素用于儿童糖尿病患者的医生,从而拯救了无数的患有糖尿病儿童的生命,为了缅怀班亭教授这一功绩,1991年世界卫生组织和国际糖尿病联盟决定把他的生日——11月14日,定为世界防治糖尿病日,号召世界各国在这一天广泛开展糖尿病宣传、教育和防治工作,以推动世界糖尿病防治工作的开展。

11.2.4 护理措施

11.2.4.1 糖尿病老人的照护

1.糖尿病老人的饮食护理

1)每日热量计算　按病人的性别、年龄、身高查表或计算理想体重[理想体重(kg)＝身高(cm)－105],然后参照理想体重和活动强度计算每日所需总热量。①成年人休息者每日每公斤标准体重予热量 20～25 kcal;②轻体力劳动者 25～30 kcal;③中体力劳动者 30～35 kcal;④重体力劳动者 40～45 kcal 以上,使病人体重恢复至理想体重的 ±5% 左右。

2)蛋白质、脂肪、碳水化合物分配　蛋白质量占总热量的 12%～15%,脂肪占 30%,碳水化合物约占 50%～60%。

3)三餐分配:按食物成分表将上述热量折算为食谱,三餐分配一般为 1/5,2/5,2/5 或 1/3,1/3,1/3。

4)食物种类　主食提倡用粗制米、面和适量杂粮,忌食葡萄糖、蔗糖、蜜糖及其制品。低脂、低胆固醇,多食富含纤维素、维生素的食物和蔬菜。

5)禁酒。

2.体育锻炼

(1)根据年龄、体力、病情及有无并发症,指导病人进行长期有规律的体育锻炼。

(2)体育锻炼方式包括步行、慢跑、骑自行车、健身操、太极拳、游泳及家务劳动等需氧活动。活动要适量。

(3)活动时间为 20～40 min,可逐步延长至 1 h 或更久,每日一次。

(4)用胰岛素或口服降糖药物者最好每日定时活动。活动时间宜在餐后 1 h。

(5)肥胖病人可适当增加活动次数。

(6)体育锻炼的注意事项有:①Ⅱ型糖尿病有心、脑血管疾患或严重微血管病变者按具体情况妥善安排,收缩压 > 180 mmHg 时停止活动;②仅靠饮食控制者或口服降糖药物治疗者活动前通常不需添加额外食物;③使用胰岛素的患者活动前可少量补充额外食物或减少胰岛素用量,活动量不宜过大,时间不宜过长,以 15～30 min 为宜,以防低血糖的发生。

3.口服降糖药物照护

(1)按时按剂量服药,不可随意增量或减量。

(2)观察药物不良反应:①磺脲类药物主要副作用是低血糖反应,胃肠道反应,偶有药物过敏如白细胞减少、贫血、皮肤瘙和皮疹;②双胍类药物常见不良反应为食欲减退、恶心、呕吐、口干苦、金属味、腹泻等,偶有过敏反应。

(3)观察病人血糖、GHB、FA、尿糖、尿量和体重的变化,评价药物疗效和药物剂量。

4.胰岛素治疗的照护

(1)胰岛素的保存。

(2)应用时注意胰岛素的换算,剂量必须准确。

(3)胰岛素注射部位选择与安排:常用皮下注射,宜选皮肤疏松部位,有计划按顺序轮换注射。每次要改变部位,注意消毒,以防感染。

(4)预防低血糖反应:表现为疲乏,强烈饥饿感,甚至死亡,一旦发生低血糖反应,立即抽血检查血糖外,可口服糖水、进食及静脉推注葡萄糖。

5.酮症酸中毒的照护

1)病情监测　在原有糖尿病临床表现基础上出现显著软弱无力、极度口渴、呼吸有烂苹果气味、尿量增多伴纳差、呕吐、头痛及意识改变者应警惕酮症酸中毒的发生。

2)酮症酸中毒紧急护理措施　①准确执行医嘱,确保液体和胰岛素的输入。液体输入量应在规定的时间内完成,胰岛素用量必须准确和及时。②病人绝对卧床休息,注意保暖,预防褥疮和继发感染,昏迷者按昏迷护理。③严密观察和记录病人神志状态、瞳孔大小和对光反射、呼吸、血压、脉搏、心率及每日出入液量等变化。在输液和胰岛素治疗过程中,需每 1~2 h 留取标本送检尿糖、尿酮、血糖、血酮、血钾、血钠、二氧化碳结合力。④教育病人认识糖尿病酮症酸中毒的诱因及提示发生酮症酸中毒的先兆。

6.皮肤照护

糖尿病常因脱水和抵抗力下降,皮肤容易干燥发痒,也易合并皮肤感染,应注意个人卫生,预防感染。定时给予擦身或沐浴,以保持皮肤清洁。此外,应避免紧袜、硬底鞋。

11.2.4.2　甲状腺疾病老年的照护

甲状腺疾病护理见图 11-3 所示。其护理要求如下。

(1)向患甲状腺疾病老人说明遵医嘱服药的重要性和正确服用的方法。如丙基硫氧嘧啶可抑制甲状腺激素合成及外周组织中 T4 转化为 T3;口服复方碘溶液可抑制甲状腺激素释放;－肾上腺素能受体阻滞剂,降低周围组织对 TH 反应;拮抗应激使用肾上腺皮质激素。

(2)对症处理。高热者予以物理或药物降温,监护心、肾功能,防治感染及各种并发症。

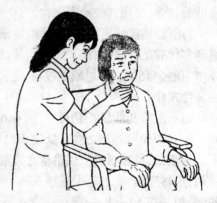

图 11-3　甲状腺疾病老人照护

(3)保证病室环境安静,严格按规定的时间和剂量给药。密切观察生命体征和意识状态并记录。昏迷者加强皮肤、口腔护理,定时翻身,以预防褥疮、肺炎的发生。

(4)仔细观察老人的各种反应,告知因疾病导致的个性与行为的改变可因治疗而恢复正常,给予真挚的心理支持。尽可能去除不良刺激,避免情绪紧张和激动。

（5）注意保护好角膜、结膜，防止感染和溃疡，经常协助老人滴眼药水，眼睛闭合困难者盖上纱布或眼罩。鼓励老人每天做眼球运动，以改善眼肌功能；指导老人外出戴深色眼镜，以防强光、灰尘刺激；嘱老人高枕卧位，低盐饮食，以减轻球后水肿。

（6）采取措施，防甲状腺危象发生。向老人讲解休息、预防感染、保持情绪稳定的重要性；密切观察老人神志及生命体征，做好记录；高热时予以物理降温；卧床者注意口腔卫生、皮肤卫生，定时翻身，防褥疮及肺部感染。

11.2.4.3　痛风老人的照护

1.加强宣传

向老人解释受寒、感染、进高嘌呤饮食、精神因素、服用影响尿酸排泄的药物可诱发痛风。

2.提供资料

给老人提供书面的饮食指导资料，并列出富含嘌呤以及不含嘌呤的食物，便于老人挑选。

【相关知识】嘌呤含量高的食物

胰脏、凤尾鱼、沙丁鱼、肝、牛肾、脑、肉汁、鲤鱼、鳕鱼、大比目鱼、鲈鱼、梭鱼、鲭鱼、贝壳类水产、熏火腿、猪肉、牛肉、牛舌、小牛肉、鸡汤、鸭、鹅、鸽子、鹌鹑、野鸡、兔肉、羊肉、鹿肉、肉汤、火鸡、鳗及鳝鱼、扁豆等。

3.指导急性痛风症老人饮食治疗

1）限制嘌呤　病人应长期控制嘌呤摄入。急性期应选用低嘌呤饮食，需选含嘌呤低的食物，禁用含嘌呤高食物。

2）限制热能　痛风症与肥胖、糖尿病、高血压及高血脂症等关系密切。因痛风症患者多伴有肥胖、高血压和糖尿病等，故应降低体重、限制热能，体重最好能低于理想体重 10%～15%。切忌减重过快，应循序而进；减重过快促进脂肪分解，易诱发痛风症急性发作。

3）蛋白质和脂肪　适量供给，标准体重时蛋白质可按 0.8～1.0 g 供给，全天在 40～65 g，以植物蛋白为主。动物蛋白可选用牛奶、鸡蛋。因牛奶、鸡蛋无细胞结构，不含核蛋白，可在蛋白质供给量允许范围内选用。尽量不用肉类、禽类、鱼类等，如一定用，可将瘦肉、禽肉等少量经煮沸弃汤后食用。脂肪可减少尿酸正常排泄，应适当限制，控制在 50 g/d 左右。

4）维生素和矿物质　供给充足 B 族维生素和维生素 C。多供给蔬菜、水果等碱性食物。蔬菜 1 000 g/d，水果 1 个/4～5 次；在碱性时能提高尿酸盐溶解度，有利于尿酸排出。再则蔬菜和水果富含维生素 C，能促进组织内尿酸盐溶解。痛风症病人易患高血压和高脂血症等，应限制钠盐，通常 2～5 g/d。

5）水分　多喝水，食用含水分多的水果和食品，液体量维持在 2 000 ml/d 以上，最好能达到 3 000 ml/d,以保证尿量,促进尿酸的排出;肾功能不全时水分宜适量。

(6)禁用刺激性食品 禁用强烈香料及调味品,如酒和辛辣调味品。过去曾禁用咖啡、茶叶和可可,因分别含有咖啡碱、茶叶碱和可可碱。但咖啡碱、茶叶碱和可可碱在体内代谢中并不产生尿酸盐,也不在痛风石里沉积,故可适量选用。

11.2.4.4 肥胖老人的照护

(1)正确评估老人营养状态及体重。

(2)教会老人及其家属计算理想体重的方法。

(3)饮食调节。嘱老人适当减少饮食量,特别是减少脂肪和糖类摄入量,但不能骤减,以防发生饥饿的痛苦。

(4)鼓励老人参与力所能及的家务劳动,如洗碗、扫地、擦桌椅、浇花等。

(5)指导老人进行能促进能量消耗又易于坚持的运动,如跑步、做操、散步、跳舞等。逐渐增加运动量和运动时间,以达到增加热量消耗、减轻体重的目的。

【相关知识】判断肥胖的方法

1.根据体重和肥胖度判断

　　理想体重(kg) = 身高(cm) - 105

正常体重在理想体重±10%范围内

　　肥胖度 = (实际体重 - 理想体重)/理想体重×100%

肥胖:体重 > 理想体重20%,肥胖度 > 20%

2.根据体重指数判断

　　体重指数(BMI) = 实际体重 kg/(身高 m)^2

体重指数的正常值为 20~24.9,≥25 属肥胖;25~29.9 为轻度肥胖,>30 为中度肥胖。

11.2.5 健康教育

11.2.5.1 糖尿病老人的健康宣教

(1)让老人充分认识到饮食治疗是控制血糖,防治并发症的主要手段,进食时应定量,并且长期坚持。

(2)让病人了解体育锻炼在治疗中的意义,坚持进行慢跑、游泳、骑自行车、步行等有氧运动。运动时应注意鞋袜适合,防止足部损伤,外出时应随身携带甜食以及病情卡片以应急需。

(3)向病人及其家属讲解使用口服降糖药物的作用原理及不良反应,以保证药物的最佳疗效,避免低血糖等不良的反应。

(4)教会病人及其家属正确使用快速血糖仪及血糖试纸,发现异常及时就诊。

(5)向病人及其家属说明应定期门诊检查检测血糖、血脂,出现恶心、呕吐时应及时就诊。

(6)指导病人预防感染:注意皮肤和足部的清洁,温水洗浴,避免烫伤,勤修指甲,鞋袜要干净,生活要有规律,保证充足的睡眠,戒烟酒。

(7)向病人及其家属讲解强调糖尿病需要终身的治疗,老年期是此病的高发期,应定期检查及早发现早治疗。并向患糖尿病的老人说明饮食治疗的重要性,督促老人及其家属严格执行并长期坚持饮食计划。关心老人进餐情况,经常检查老人是否按饮食计划进餐,并在治疗过程中按实际效果作必要的调整,使食谱中总热量和食品结构合理,控制体重在理想范围内,控制血糖,恢复体力。早中晚应按饮食计划定时、定量进餐。且与胰岛素注射时间配合。若老人无饱足感,可食用低糖、高纤维蔬菜,告诫老人生吃瓜果时,应自觉控制食用量。

【相关知识】试纸法测试血糖

将充足的一滴血滴在试纸的测试薄膜上,等待 12 s,然后与试纸瓶外标签上的血糖标记比色,得出血糖的大致范围。

11.2.5.2　老年甲状腺疾病的健康教育

1.知识宣教

教导老人有关甲状腺疾病知识和眼睛的保护方法,使老人学会自我照护,如上衣领宜宽松,避免压迫甲状腺,不可用手挤压甲状腺以免甲状腺激素分泌过多,加重病情。同时嘱老人保持良好的心理状态,防止过度劳累和精神刺激。

2.饮食指导

给予高热量、高维生素、高蛋白的饮食,鼓励多饮水。

3.用药指导

指导老人坚持长期服药,按时按量服药,不可自行减量或停药。

4.嘱咐老人定期复查

每日测脉搏,定期测体重,每周查血象一次,2 个月测定甲状腺功能。

【思考与练习】

1.引起老年性肥胖的原因有哪些?

2.患糖尿病的老年人易并发哪些并发症?

3.刘老,男,67 岁。于 4 个月前开始自觉口渴、多饮,每次饮水量约为 4 000 ml。多尿,每日 10 余次,每次尿量均较多。不伴尿急、尿痛及血尿,昼夜尿量无明显差异。没有明显多食,日进主食约 300～350 g,也无饥饿感。当时未注意,也未检查治疗。近 1 个月来上述症状明显加重,并出现严重乏力、消瘦,体重较前减轻 10 kg,从事正常活动。

(1)根据上述情况能判断有哪些护理诊断?

(2)请为老人制定照护计划。

12

神经系统疾病老人的健康照护

神经系统是直接或间接对人体各器官、系统功能进行调节的系统,即从整体上对机体起主导作用的调节系统。伴随着老年人生理功能的改变,神经系统的结构和功能也发生一系列的变化,使老年人躯体活动出现障碍、思维发生改变,语言沟通障碍,睡眠型态出现紊乱等一系列问题。

但是,脑的有些特性可延缓病态变化。包括脑细胞的过剩性、神经系统的可塑性及代偿机制。过剩的脑细胞指脑细胞实际数量比所需要的多。脑积水病人大脑皮质很薄,而病人智能是正常的。神经系统的可塑性表现在剩余的神经细胞中,细胞逐渐退化和死亡,树状突的代偿性延长、数目增加。树状突合理的重新联络可以代偿一些细胞。此外,大脑一旦受损害可出现代偿机制。如当主侧半球的语言中枢受损,非主侧半球可以代偿,且使说话功能逐步恢复;又如小脑外伤、血管疾病或肿瘤而致大块破坏后,往往可由其他运动系统取代而恢复。这种代偿机制在较低级的脊髓损伤后较差,而在较高级的中枢较好。

12.1 老年人神经系统常见疾病概述

12.1.1 老年人神经系统变化

12.1.1.1 神经细胞的数量减少

中枢神经系统与其他器官不同之处是神经系统的细胞不能再生。随着老化的进程,神经细胞的数目逐渐减少。正常大脑皮质的海马、杏仁核、脑干及小脑等各区的细胞数,到老年期都有不同程度的减少;大脑皮质、锥体细胞的树突、树突嵴及突触的数目均比年轻时出现明显减少,突触和其神经递质的释放也有不同程度的减少,因而,神经系统功能受到一定损害。一般来说,从 20 岁至 90 岁,人脑的重量约降低

10%,而脑室可增大3~4倍。

12.1.1.2 神经递质改变

1.多巴胺减少

机体内黑质-纹状体部分、中脑-边缘系统部分及结节-漏斗部分三部分属于多巴胺递质系统,其中黑质-纹状体部分的多巴胺神经元位于中脑黑质,其神经纤维投射到纹状体。黑质产生的脑内多巴胺,沿着黑质-纹状体投射系统分布,并在纹状体储存,其中尾状核含量最多。老年人脑内的黑质-纹状体多巴胺减少,可出现肌肉运动障碍,动作缓慢及运动震颤麻痹等现象。

2.乙酰胆碱合成及释放减少

乙酰胆碱作为主要的神经递质参与记忆过程。老年人大脑中的乙酰胆碱随着年龄的增加逐渐减少,使突触后膜对钠和钾的通透性减少,易出现近期遗忘。因此,乙酰胆碱的减少可导致记忆力减退。

3.儿茶酚胺和5-羟色胺减少

脑内蓝斑核合成和释放儿茶酚胺的数量在老年期会减少,使老年人睡眠不佳、精神淡漠、情绪抑郁等;另外,随着年龄的增加,脑内5-羟色胺含量减少,因此,老年人夜间睡眠时间会缩短。

4.乙酰胆碱转换酶降低

当体内乙酰胆碱水平降低时,易导致老年性痴呆。

12.1.1.3 脑动脉改变

老年人的脑动脉改变,一方面表现在脑动脉逐渐硬化,脑血液循环阻力增加,脑血流量减少,血流速度减慢,血液供应减少,能量代谢下降,葡萄糖利用率降低等,因而易导致脑软化;另一方面表现在细胞膜的组成成分磷脂合成降低,使细胞膜的通透性受到影响,进而影响神经的传导和受体的结合能力。故老年人对内外环境的适应能力降低,注意力不集中,记忆力下降,容易疲劳以及睡眠质量下降等。

12.1.1.4 神经肌肉改变

老年人的神经肌肉随着年龄的增长逐渐老化,其表现是脊髓前角的运动神经元减少,故对肌肉的营养减少,肌肉变硬、弹性丧失,肌力减弱,肌肉组织间脂肪和纤维组织生成,肌肉活动效率下降,容易疲劳等。此外,在运动中肌肉的耗氧量减少,神经-肌肉的不应性增加。所以老年人身体各部位的运动受限,影响老年人的生活、工作及对外界环境的适应能力。

12.1.1.5 睡眠型态改变

与年龄有关的神经系统变化还有睡眠型态的改变。随着年龄的增长,睡眠型态会发生一些改变:一是睡眠的总时间减少,以不速动眼睡眠的第四时相减少;二是被唤醒的阈值降低;三是不速动眼睡眠的第一、第二时相增加。

12.1.1.6 脑的其他改变

在脑的神经细胞中,老年色素脂褐质的沉积,血管和细胞中淀粉样物质的沉积、神经纤维缠结和老年斑的出现。在正常老人脑中存在老年斑和神经纤维缠结,更是老年性痴呆的特征性标记。

12.1.2 常见老年人神经系统疾病特点

12.1.2.1 震颤麻痹

1.概述

震颤麻痹(Parkinson Disease,帕金森病)是一种常见的中、老年人的疾病。主要是中脑的黑质和纹状体的神经介质多巴胺减少引起的慢性神经系统退行性病变。是以肢体震颤、肌肉强硬、活动减少为临床特征的锥体外系的慢性退行性病变。目前欧美国家50岁以上人群每10万人中的患病人数约200人,60岁以上人群的患病率为1%,全球帕金森病患者超过4 000万人。在我国,55岁以上老年人中约有170多万名帕金森病患者,患病率与欧美国家接近,其中60岁以上的人群中,每100人中就有1人。帕金森病已成为严重危及中老年人健康的"隐身杀手"。

2.表现

帕金森病的主要症状是震颤、肌张力增高、运动缓慢和减少,震颤是本病的重要特征。震颤早期出现在肢体远端,手部震颤多见且明显。

【相关知识】世界帕金森日

欧洲帕金森病联合会从1997年开始,将每年的4月11日定为"世界帕金森日",以此纪念最早描述这种疾病的英国内科医生詹姆斯·帕金森博士。世界卫生组织支持了世界帕金森病日的确定及欧洲帕金森联合会的纲领,并与一些国家政府部门、国际和地区医学团体合作,共同推动帕金森病的研究与治疗。

12.1.2.2 缺血性脑血管疾病

1.概述

缺血性脑血管疾病指因急性脑血管供血障碍引起的脑缺血性改变。一般发生于颈内动脉系统、椎-基底动脉系统。

2.表现

1)短暂性脑缺血(TIA) 可发生一过性供血不足,表现为言语、感觉、运动障碍等局灶性神经体征。但因受损血管系的颈内动脉系统、椎-基底动脉系统而不同。颈内动脉系统以一过性对侧肢体或单侧肢体活动障碍;肢体麻木、感觉减退或消失;左半球病灶可出现失语、失读、计算或书写障碍等。颈内动脉短暂性缺血的特征性表现是短暂的单眼失明。而眩晕、视力模糊、偏盲、呃逆、发音障碍、吞咽困难、共济失调、交叉性瘫痪或交叉性感觉障碍等是椎-基底动脉系的主要表现。短暂性脑缺血可持续数秒或数小时,在24 h内完全恢复,无后遗症。短暂性脑缺血应在严密监测出凝血时间和凝血酶原时间下尽早采取抗凝治疗,使用维持血压稳定、扩容剂及血小板集聚的药物。

2)脑梗塞　脑血栓形成和脑栓塞均为急性脑供血障碍、缺血、缺氧引起的脑局灶性软化,这个过程主要是脑动脉血管壁的病变,尤其是脑动脉粥样硬化使血管腔狭窄,加之血流缓慢、血液成分改变或血液黏度增加等因素,使已经狭窄的动脉管壁变得更加狭窄,甚至闭塞。栓子随血流进入脑动脉,阻塞其管腔,而出现局灶性症状和体征。脑血栓形成后,在采取同短暂性脑缺血的处理方法的同时,尽早作溶栓治疗、扩张血管、预防和治疗脑水肿。脑栓塞的治疗基本同脑血栓的治疗,但在作抗凝治疗之前应确认无出血性梗塞,同时积极治疗原发病。

【相关知识】老年性痴呆的来历

早在1892年由布洛壳和梦瑞尼司可发现老年痴呆症患者脑组织中存在老年癫块,当时把这种病称做老年性痴呆。15年后,即1907年,阿尔采莫氏发现了老年性痴呆的病人脑组织中,不仅有老年癫块存在,而且有该病的一种特征性的病理变化,即神经系统的缠结。所以于1913年将此种痴呆称阿尔采莫氏病或阿尔采莫氏痴呆。

12.1.2.3　血管性痴呆

1.概述

血管性痴呆(Vascular Dementia,VD)指脑血管障碍引起的智力功能和认知能力衰退所致的日常生活能力减退。老年人痴呆中血管性痴呆和阿尔茨海默病(Alzheimer Disease,AD)最常见。据报道,欧美各国AD多于VD,日本VD多于AD。

2.表现

早期症状是身体出现不适感,头痛、头晕、肢体麻木、睡眠障碍及耳鸣。病变部位和程度的不同而发生相应的体征,并可有锥体束和锥体外束症状和小脑症。出现行走缓慢,身体僵硬,看似患有帕金森病等局限性神经系统症状和定位体征。早期痴呆的特征是记忆力下降,但有自知力,部分病人由此产生焦虑或抑郁。在痴呆的进程中,有些人出现感知觉障碍和思维障碍,出现各种妄想。在病情加重过程中,各种精神和躯体功能退化,痴呆症状呈阶梯式加重,生活完全不能自理。本病的治疗原则是改善脑血流、预防脑梗塞、促进大脑细胞代谢及对症治疗。

12.1.2.4　脑出血

1.概述

脑出血是指脑实质内的出血,以动脉出血特别是高血压动脉硬化性出血最多见,死亡率高。约80%发生于大脑半球,以底节区为主,其余20%发生于脑干和小脑。脑出血患者多数有高血压病史,中老年人多见,寒冷季节发病较多,男性多于女性。

2.表现

1)全脑症状　①意识障碍:轻者躁动不安、意识模糊不清,严重者多在半小时内进入昏迷状态,眼球固定于正中位,面色潮红或苍白,鼾直播大作,大汗,尿失禁或尿潴留等。②头痛与呕吐:神志清或轻度意识障碍者可述头痛,以病灶侧为重;朦胧或浅昏迷者可见病人用健侧手触摸病灶侧头部,病灶侧颞部有明显叩击痛,亦可见向病灶侧强迫性头位。呕吐多见,多为喷射性,呕吐物为胃内容物,多数为咖啡色,呃逆也相当多见。③去大脑性强直与抽搐:如出血量大,破入脑室和影响脑干上部功能时,可出现阵发性去皮质性强直发作(两上肢屈曲,两下肢伸直性,持续几秒钟或几分钟不等)或去脑强直性发作(四肢伸直性强直)。少数病人可出现全身性或部分性痉挛性癫痫发作。④呼吸与血压:病人一般呼吸较快,病情重者呼吸深而慢,病情恶化时转为快而不规则,或呈潮式呼吸、叹息样呼吸、双吸气等。出血早期血压多突然升高,可达 26.7/16kPa 以上。血压高低不稳和逐渐下降是循环中枢功能衰竭征象。⑤体温:出血后即刻出现高热,系丘脑下部体温调节中枢受到出血损害征象;若早期体温正常,而后体温逐渐升高并呈现弛张型者,多系合并感染之故(以肺部为主)。始终低热者为出血后的吸收热。桥脑出血和脑室出血均可引起高热。⑥瞳孔与眼底:早期双侧瞳孔可时大时小,若病灶侧瞳孔也散大,对光反应迟钝或消失,是小脑幕切迹疝形成的征象;若双侧瞳孔均逐渐散大,对光反应消失,是双侧小脑幕切迹全疝或深昏迷的征象;若两侧瞳孔缩小或呈针尖样,提示桥脑出血。眼底多数可见动脉硬化征象和视网膜斑片出血,静脉血管扩张。若早期无视乳头水肿,而后才逐渐出现者,应考虑脑内局灶性血肿形成或瘤卒中的可能。⑦脑膜刺激征:见于脑出血已破入脑室或脑蛛网膜下腔时。倘有颈项僵直或强迫头位而 Kernig 征不明显时,应考虑颅内高压引起枕骨大孔疝可能。

2)局限性神经症状 与出血的部位、出血量和出血灶的多少有关。①大脑基底区出血:病灶对侧出现不同程度的偏瘫。偏身感觉障碍和偏盲,病理反射阳性。双眼球常偏向病灶侧。主侧大脑半球出血者尚可有失语、失用等症状。②脑叶性出血:大脑半球皮质下白质内出血,多为病灶对侧单瘫或轻偏瘫,或为局部肢体抽搐和感觉障碍。③脑室出血:多数昏迷较深,常伴强直性抽搐,可分为继发性和原发性两类。前者多见于脑出血破入脑室系统所致;后者少见,为脑室壁内血管自身破裂出血引起。脑室出血本身无局限性神经症状,仅三脑室出血影响丘脑时,可见双眼球向下方凝视,临床诊断较为困难,多依靠头颅 CT 检查确诊。④桥脑出血:视出血部位和波及范围而出现相应症状。常见出血侧周围性面瘫和对侧肢体瘫痪(Millard-Gubler 综合征)。若出血波及两侧时出现双侧周围性面瘫和四肢瘫,少数可呈去大脑性强直。两侧瞳孔可呈针尖样,两眼球向病灶对侧偏视。体温升高。⑤小脑出血:一侧或两侧后部疼痛,眩晕,视物不清,恶心呕吐,行走不稳,如无昏迷者可检出眼球震颤共济失调、讷吃、周围性面瘫、锥体束征以及颈项强直等。如脑干受压可伴有去大脑强直发作。

【相关知识】脑出血老人的功能锻炼

功能锻炼每日 3～4 次,幅度次数逐渐增加。随着身体的康复,要鼓励病人自行功能锻炼并及时离床活动,应严防跌倒踩空。同时配合针灸、理疗、按摩加快康复。

上肢功能锻炼:护理人员站在病人患侧,一手握住患侧的手腕,另一手置肘关节略上方,将患肢行上、下、左、右、伸曲、旋转运动;护理人员一手握住患肢手腕,另一手做各指的运动。下肢功能锻炼:护理人员一手握住患肢的踝关节,另一手握住膝关节略下方,使髋膝关节伸、屈、内外旋转、内收外展;护理人员一手握住患肢的足弓部,另一手做各趾的活动。

12.1.2.5 睡眠问题

1.概述

老年人的睡眠问题包括发作性睡病(Narcolepsy)、睡眠性呼吸暂停综合征(Sleep Apnea Syndrome,SAS)、失眠(Insomnia)及睡眠中的周期性腿部活动(Periodic Leg Movement)。发作性睡眠是一种特殊的睡眠失调,是以不可抗拒的短期睡眠发作为特点的一种疾病。在发作性睡病的人中约有70%会出现猝倒现象,表现为部分或全部失去肌张力,导致严重的跌伤。睡眠性呼吸暂停是指睡眠中停止呼吸,即睡眠中口、鼻腔无气体呼出持续10 s以上,1 h内发作超过8次。此病发病率高,可引起动脉血氧饱和度下降,夜间睡眠间断,白天嗜睡,具有一定的危险性。通常是由机械性的上呼吸道阻塞造成,另外是因中枢原因引起。主要表现之一是打鼾,老年人群中打鼾的发生率较高,其中男性占39%,女性占17%。但并非所有的打鼾者都会发生睡眠呼吸暂停综合征。老年人的失眠可能是焦虑的某一种形式,也可能是药物的相互作用或反应。睡眠中的周期性腿部活动,在老年人中较常见,当人试图入睡时有爬行、蔓延的感觉并伴有想动的冲动。

【相关知识】发作性睡病的来历

发作性睡病(Narcolepsy)一词,由Gelineau于1880年首创,用来描述一种病理状况,这种异常以在短时间内不自主的短暂的反复的睡眠为特征。患者有时会突然摔倒或不能站立,后来认为是猝倒。直到1975年第一届发作性睡病国际研讨会,才对发作性睡病做如下定义:发作性睡病是一病因不明的综合征,以具有发生异常睡眠的倾向为特征。包括白天嗜睡和经常夜间睡眠异常,出现病理性快动眼睡眠表现。快动眼睡眠异常,包括睡眠一开始就进入快动眼睡眠期,与快动眼抑制无关的猝倒和睡眠瘫痪。此症主要症状是白天嗜睡、猝倒、睡眠瘫痪和入睡前幻觉。

2.表现

1)发作性睡眠的表现如下。①睡眠发作。病人经常处于觉醒水平低落状态,下午尤为明显,饭后或温暖环境中尤易发病,每次发作持续数秒至数小时,一般十几分钟,可唤醒。一日可发作多次。②猝倒症。约70%病人可伴发,尤易在情绪激动时发作,如欢笑、焦虑、恐惧等均可诱发。常突然发生短暂的全身性肌张力降低和运动抑制而跌倒或跪下,轻者可仅有肢体的软弱无力。③睡眠麻痹。20%~30%的病人有睡眠麻痹发作,常于睡醒后或入睡时发生。病人意识虽然清醒,但全身无力和不能活动,一般历时数秒钟至数分钟而恢复。④睡眠幻觉。约 30% 的病人有睡眠幻觉,常于入睡时发生。可有各种幻视、幻听,内容多数鲜明,多属不愉快的日常经历,也可和睡眠麻痹伴发。夜间睡眠常多梦和易醒。

2)睡眠性呼吸暂停综合征表现如下。①阻塞型呼吸暂停综合征,指口、鼻气流消失,但胸、腹式呼吸依然存在,占 40%～90%。②中枢型睡眠呼吸暂停综合征,指口、鼻气流与胸、腹式呼吸运动均暂停,约占 15%。③混合性睡眠呼吸暂停综合征,指一次呼吸暂停过程中,开始出现中枢型暂停,继之出现阻塞型呼吸暂停。

【相关知识】夜间杀手

我国失眠的发病率大约是 15%,全球 42.5% 的人存在着不同程度的失眠问题。目前约有 4 000 万人受睡眠呼吸暂停疾病这一"夜间杀手"的威胁。遗憾的是,失眠人群中 80% 都不把失眠当作病,从没有治疗过。

12.2 神经系统疾病老人护理

12.2.1 护理评估

12.2.1.1 健康史

1. 既往史

通过询问了解老人有无糖尿病、高血压、肿瘤、感染、慢性肝脏疾病、慢性肾脏疾病、水电解质紊乱,了解有无耳鸣、麻木、视力模糊、头痛、肌肉抽动、惊厥、眩晕、疲乏无力、思维改变;有无创伤史、手术史及与神经系统功能相关的住院史等。

2. 用药史

通过询问了解老人是否服用抗痉挛药、解热镇痛药、中枢神经兴奋或抑制剂、镇静安定剂、抗高血压药物、麻醉剂及抗凝剂等。

3. 家族史

通过询问了解家族中有无癫痫、高血压、中风等。

12.2.1.2 身体评估

(1)检查老人有无不对称或畸形,有无肢体麻木或无力现象。

(2)检查老人有无发音困难或失语症,有无语言认识和理解困难或失读症。可让老人读出所见物品的名称;让视力好的老人读、写简单句子。

(3)检查老人立体感觉。让老人闭眼,轻触老人的前额、颊部、手足等部位,请老人说出感觉,并让老人用手触摸常用物件等。

(4)检查老人动作协调和小脑功能。让老人交替用双手手指触自己的鼻子或交替触检查者的手指。

(5)检查老人下肢动作协调功能。让老人仰卧,以一足的足跟沿另一下肢的胫骨下移。

(6)检查老人动眼神经功能。检查者用手指在老人眼前作水平或垂直方向移动，让老人眼球跟着手指移动。

(7)检查面神经功能。嘱老人作微笑、露齿等动作，观察口角是否偏向一侧。

12.2.1.3　诊断学检查

(1)计算机断层摄影(CT)，检查有无颅内出血、脑损伤、脑水肿、脑组织移位、脑萎缩等。

(2)磁共振摄影(MRI)，检查有无超早期的脑梗塞和脑肿瘤的迹象。

(3)脑电图(EEG)，测量大脑皮质表面的电活动，了解某些病情。

(4)脑血管造影，检查有无脑血管瘤、动静脉畸形、动脉阻塞、动脉栓塞及大血管移位等。

【相关知识】梳头防脑中风

梳头，不仅是美容化妆的需要，对自我保健也大有益处。俗话说："梳头 10 min，预防脑中风"。用梳子梳头可刺激头部经络和内脏相对应于头皮的全息穴位，把操作时产生的生物信息，通过经络与全身的传感关系作用于头部，使头部毛孔张开，邪气排泄外散。疏通经络，振奋阳气。还能加强神经反射作用，改善血液循环，促进组织细胞的新陈代谢。此外，梳头可获得较好的理疗效果。一般来说，最好每次梳理的时间在 10 min 左右，早晚各进行一次效果更好。

12.2.2　常见的护理问题

(1)语言沟通障碍。

(2)躯体移动障碍。

(3)自理缺陷。

(4)营养改变。

(5)睡眠型态紊乱。

(6)思维过程改变。

(7)家庭管理、维持能力受损。

(8)保持健康能力的改变。

(9)家庭应对无效。

(10)自尊紊乱。

(11)有感染的可能。

(12)有外伤的危险。

(13)舒适的改变：头痛。

(14)潜在并发症：脑疝。

(15)大小便失禁。

12.2.3 护理目标

(1)老人情绪较稳定,能正确对待言语障碍。

(2)老人能最大限度地保持沟通能力,能适应改变后的交流方式,如写、手势等。

(3)老人恢复最佳活动功能,身体活动功能增强。

(4)老人能够自行摆放瘫痪肢体的位置,保持身体平衡。

(5)老人能最大限度地恢复自理能力,配合家属或照护人员料理好自己的生活。

(6)老人能保持良好的营养状态,相关指标均达到正常标准。

(7)老人睡眠型态改善,夜间持续睡眠可维持 4~5 h。

(8)老人思维活动有改善,错觉、幻觉次数减少。

(9)老人家庭管理能力有改善。

(10)老人能获得足够的信息,得到情感等方面的支持。

(11)老人能够主动表达自己的感受,并积极实现自我价值。

(12)老人患病期间未发生肺部及泌尿道感染。

(13)老人未发生受伤、跌倒。病人能有安全的家庭及住院休养环境。病人及其家属能讲述潜在的危险因素。

(14)老人叙述疼痛减轻。老人叙说疼痛消失,感觉舒适。

(15)避免脑疝的发生,或尽量减轻脑疝的症状、体征。减轻脑疝对脑实质的损伤。

(16)老人会阴部皮肤和肛周皮肤完整,没有发生受损。老人能控制小便。不发生泌尿系感染和肛周围皮肤感染。

【相关知识】嚼口香糖有助于预防老年痴呆

日本专家研究显示:咀嚼可帮助老年人预防记忆力衰退现象。人在咀嚼时,大脑内海马部的活动信号明显增强,因此经常咀嚼可帮助活动大脑,而常嚼口香糖既不增加进食量,又是刺激海马功能的好办法,有助于预防老年痴呆。

12.2.4 护理措施

12.2.4.1 加强与老人的沟通

(1)向老人解释语言等障碍的原因,分析老人心理并给以帮助,注意保护老人的自尊心。

(2)教给老人如何回答,使其对谈话抱有信心。

(3)如不能理解老人的语言,就不要轻易点头示意或表示同意,不然会伤害老人的感情。

(4)为老人提供舒适安静的交流环境。

(5)当老人拟表达自己的情绪但又达不到目的而受挫折时,也要让家属了解老人的情况,对其交际态度要给以指导,不使其着急。

(6)当老人听力障碍时,与老人交流要有耐心,保持缓慢的语速,重复简单的句子,直到老人理解。切不可高声喊叫或强迫老人反应。与表达能力缺陷老人交流时可直接回答或提问。此外,还可用肢体语言为老人进行指导。转换话题时,事先告知老人,使其有心理准备。

(7)与视觉能力减退的老人交流时,可用具体物品、图片等,说出和写出其名称,指着实物让老人复述。

(8)正确指导老人家属与失语老人沟通,照护人员做示范,当老人有意主动参与交流时,应耐心仔细听,努力理解,给老人充分的时间组织语句,回答问题。逐渐让老人慢慢叙述熟悉的人和事。并鼓励家属经常与老人交流,以表达关爱。(见图 12-1)

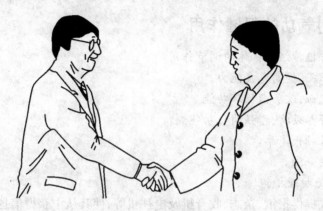

图 12-1　加强交流

12.2.4.2　指导老人功能训练

1.照护肢体偏瘫的老人时,应尽量保存其肢体活动和肌张力

向老人及其家属说明有关病情,帮助老人适应及朝自理方向努力。在康复早期协助老人做肢体被动运动。采取垫软枕等方法保持关节处于功能位,手臂保持外展位,肘部微屈;仰卧时,肩关节高过肩部水平。膝下放小软枕,用毛巾卷放在髋关节外侧;用夹板固定患侧踝关节于 90°屈曲功能位。

2.协助老人早日下床活动

当偏瘫老人第一次坐起时,应先摇起床头,支托老人患侧,特别是背部和头部,以保持平衡,以后让老人练习独自坐起。可将老人患侧手伸直,手掌支撑床面,然后让老人学习用健侧脚将患肢抬高,再将两腿同时移至床边,然后双脚着地。鼓励老人使用患侧手臂完成可能的自理活动。

3.协助老人训练平衡和协调能力

通过先集中训练近端肌肉的控制力,再训练远端肌肉的控制力,以有计划地训练老人肢体活动的协调性。指导老人坐位时臀部为着力点,站立时双足为着力点,以训练平衡的能力。

4.提供安静的环境,使肌肉强直的老人在训练时易于集中注意力

在活动之前,为减轻肌张力,可先热敷肢体,再轻柔地、有节律地伸展肌肉。同时通过理疗、温水浴减轻肌肉强直。

5.鼓励并协助脑出血恢复期的老人进行渐进性的活动

先摇高床头,将脚在床边摆动数分钟,下床时使用助行器,活动时间逐渐延长。

6.对帕金森病等协调功能障碍的老人,应有针对性地指导

指导病人学会利用辅助设施(如床栏和扶手等)自主移动躯体。鼓励病人行走时保持正确姿势,摆动双臂并目视前方。可让老人抓紧椅子扶手等,嘱老人抬高双脚走路,以脚跟先着地,手臂自然摆动。

【相关知识】气功的保健作用

(1)增强中枢神经对机体的调节作用。

(2)培育正气,提高免疫能力。

(3)调和气血,改善微循环功能。

(4)促进营养吸收,增强消化功能。

(5)降低基础代谢率。

(6)调节内分泌。

12.2.4.3 其他护理措施

(1)为老人提供报纸、杂志、收音机及电视机等,使其从中获得信息。

(2)鼓励病人表达并注意倾听其心理感受。与病人讨论身体健康状态改变对自身的影响。鼓励病人及其家属正确面对疾病,努力提供一切可能的支持系统。纠正错误观念,提供正确信息。教会病人必要的自我护理方法,努力提高自我护理能力,提高生活质量。必要时提供隐蔽的环境,尤其是协助饮食、起居、排泄等生活护理时。

(3)加强口、鼻护理,嘱老人进餐前后漱口,对于呼吸道分泌物多者,鼓励其及时咳出,痰液黏稠时可滴入化痰药,并为其叩背、吸痰等。

(4)移开障碍物,路面防滑,厕所防滑,确保环境安全。老人入厕下蹲及起步困难时,予以高位坐厕。端碗、持筷困难时,备金属餐具。从事日常活动时不要登高,不要操作高速运转的器械(轻病人)。运动锻炼时注意适宜的运动量与幅度,避免过劳。必要时给予生活协助,如倒大小便、喂饭等 ADI 协助,防止烫伤。老人外出活动或沐浴时,应有人陪护在旁给予帮助。

(5)安慰老人,消除其紧张恐惧心理,鼓励老人树立战胜疾病的信心。耐心向老人解释头痛的原因:颅内出血、水肿致颅高压引起头痛,并向老人仔细解释疾病的发生、发展及转归过程,取得病人配合。提供安静、舒适、光线柔和的环境,避免环境刺激,加重头痛。指导老人使用放松术,如缓慢的深呼吸、全身肌肉放松等。各项护理操作动作应轻柔。减少探视人员,保证老人充足的休息时间。遵医嘱给予脱水剂和

止痛剂。给药半小时后观察头痛有无缓解,无缓解时应通知医师。认真观察老人头痛的性质、持续时间、发作次数、程度及伴随症状等,并作好记录,报告医师。

(6)严密监测生命体征,瞳孔和意识状态的变化,每 1~2 h1 次,或遵医嘱监测并记录。掌握脑疝的前驱症状:头痛、呕吐、血压升高、脉搏加快、呼吸不规则、意识障碍加重、一侧瞳孔散大等。发现异常情况,及时通知医师处理。急性期老人绝对卧床休息,除呼吸、进食、排泄外,其他活动需严格禁止。发现脑疝前驱症状,及时遵嘱使用脱水剂。使用脱水剂要绝对保证快速输入,以达到脱水、降颅压的作用。在抢救过程中,注意保持呼吸道通畅,必要时给予负压抽吸痰液。将头偏向一侧,防止呕吐物返流造成误吸。呼吸无规律者,不宜频繁更换体位,但要采取必要的措施防止褥疮的发生,如垫气垫床、软枕,勤擦洗等。

(7)当老人出现大小便失禁时,应及时用温水擦洗,更换干净衣裤,在肛周涂保护性软膏,减轻皮肤刺激。保持床单平整、清洁、干燥、无渣屑,以免刺激皮肤。提供床旁便器和辅助器具(轮椅、拐杖等)或帮助老人入厕,必要时把尿壶、便盆放在老人旁。准备好卫生纸、温热水、水盆等卫生用品。建立排便规律,鼓励老人每天在同一时间排便。必要时指导老人选择合适的便失禁器具。遵医嘱使用体外接尿管——假性导尿或留置导尿管。观察尿的颜色、透明度等,必要时送尿培养,以监测是否有泌尿系感染。

【相关知识】关于老年人的睡眠

专家指出,60~70 岁的老年人,每天睡眠应保持在 8 h 左右,71~90 岁老年人每天睡眠应在 9 h 左右,90 岁以上老年人每天睡眠要保持在 10~12 h,女性老年人的睡眠时间应比男性更长些。睡眠姿势以右侧卧位为主。右侧睡眠姿势有利于人体器官的活动,如心脏不受压,有利于血液顺利排出,减轻心脏负担;肝脏处在右低位,血量增加,有利于代谢;胃内食物可顺利通过十二指肠进入小肠,利于营养吸收。

12.2.5　健康教育

12.2.5.1　正确使用药物

指导老人正确服用药物,安眠的药物应在睡前半小时服用,如安定等安眠药,小剂量可催眠,大剂量抗焦虑。若失眠情况有所好转应逐渐停药,以防突然停药影响疗效甚至出现反跳现象。如需更换药物,应保持逐渐交替过程。镇痛药物应在上床前服用。利尿药尽量避免睡前服用。而治疗帕金森病和抗抑郁药应在上床后服用。

12.2.5.2　坚持适量运动

老人坚持打太极拳、散步、游泳等适量的体育活动,可促进血液循环和大脑的新陈代谢,改善脑的营养状况,调节情绪等。同时,还应坚持学习新知识,使大脑功能不断利用。

12.2.5.3 合理平衡膳食

在饮食中增加鸡蛋、牛奶、鱼、坚果类、新鲜水果、蔬菜的补充,以保持均衡的饮食。

【相关知识】常念"三字经"防脑出血

稳血压 早期发现并及时治疗高血压,定期检查,确诊后就应坚持服药治疗。

调情志 保持乐观情绪,减少烦恼,悲喜勿过,淡泊名利,知足常乐。

戒烟酒 酒和烟都能使血管收缩、心跳加快、血压上升、加速动脉硬化。冠心病、高血压患者应戒烟酒。

择饮食 饮食要注意低脂、低盐、低糖,多吃蔬菜、水果。

避劳累 避免体力和脑力劳动过度,超负荷工作可诱发脑出血。

防便秘 大便燥结,排便用力,易使脆弱的小血管破裂引发脑溢血。多吃一些富含纤维的食物,做适当的运动及早晨起床前腹部自我按摩。

不蹲便 蹲便时下肢血管会发生严重屈曲,加上屏气排便,腹内压力增高,可使血压升高,就有可能发生脑血管意外。

防跌倒 老年人多有脑动脉硬化,血管壁较脆弱,跌倒后会发生颅内血管破裂的危险。

动左手 多用左上肢及左下肢,尤其多用左手,可减轻大脑左半球的负担,又能锻炼大脑的右半球。锻炼脆弱的右脑半球,最好的办法是在早晚时分,用左手转动两个健身球,帮助右脑半球的功能正常发挥。

饮足水 要维持体内有充足的水,使血液稀释。养成多饮水的习惯,睡前、晨起时,饮 1~2 杯温开水。

适寒冷 寒冷天是脑中风好发季节,血管收缩,血压容易上升,要注意保暖,使身体适应气候变化 进行一些适宜的体育锻炼,如散步等,以促进血液循环。

重先兆 中风会有一些先兆症状,如无诱因的剧烈头痛、头晕、晕厥,有的突感肢体麻木、乏力或一时性失明、语言交流困难等。

12.2.5.4 脑出血的家庭照护及健康指导

(1)病人平卧,保持安静,尽量减少搬动,以免再度出血。

(2)躁动时可给予镇静药物,如肌注或喂入 10 mg 安定等药物。

(3)高热时,可在头部、颈部、腋窝、腹股沟及腘窝等处放置冰袋或冷水湿敷等物理降温方法来降低脑代谢和耗氧量,增加脑缺氧耐受力以降低颅内压。

(4)血压高时,一般不急于用降血压药物,舒张压高于 13.3kPa(100 mmHg)时,可采取头高脚低位(头端床脚抬高 30°);当舒张压低于 13.3kPa 时,则采取头低脚高位(脚端床脚抬高 30°)。

(5)保持呼吸道通畅,呕吐病人采取卧位,并禁食。

(6)若出现休克、心衰及心跳骤停时，应即紧急处理后，送往医院急救。

(7)由于病情危重，死亡率较高，因此发病后，应尽快送往医院抢救。

【思考与练习】

1.老年人应如何防止老年痴呆症？

2.作为养老院的工作人员应如何维持老年人的家庭管理功能？

3.如何指导和协助偏瘫老人坐起时保持平衡？

4.汪老，男，64岁。2年来发现四肢颤抖，且逐渐加重，先是左侧肢体，1年来波及到右侧肢体，伴有行走困难。近1个月头部出现不自主晃动，说话声音变小，饮水时有呛咳，吞咽费力，流口水增多，写字困难，行动更加迟缓，时有走路跌倒，并常有便秘。医院检查后，否认高血压、糖尿病及脑血管病病史，无脑炎、外伤、中毒等病史。

(1)你对汪老的建议是什么？

(2)请为汪老制定照护计划？

参 考 文 献

[1] 卢桂珍.老年健康照护[M].长沙:中南大学出版社,2008.

[2] 殷磊.老年护理学[M].北京:人民卫生出版社,2000.

[3] 孙建萍.老年护理[M].北京:人民卫生出版社,2004.

[4] 大田仁史,三好春树.现代照护[M].赵红,周宇彤,李玉玲,译.北京:科学出版社,2007.

[5] 李曼琼,罗艳华.临床护理诊断及措施[M].北京:人民卫生出版社,1997.

[6] 周盛年,等.实用老年病学[M].北京:中国科学技术出版社,1997.

[7] 张理义.老年心理保健指南[M].北京:人民军医出版社,2002.

[8] 张国玺.细节决定健康[M].青岛:青岛出版社,2007.

[9] 藤野彰子,长谷部佳子.护理技术临床读本[M].赵红,郭永刚,译.北京:科学出版社,2007.

[10] 朱念琼.高级临床护理[M].长沙:中南大学出版社,2005.